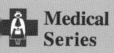

Medical Series

4

第 版
4th Edition

護理研究
過程與實務

胡月娟教授　總校閱

編著

胡月娟・彭孃慧・劉新莉・劉紋妙
林麗鳳・鐘淑英・李復惠・郭慈安
林夷真・周雪靜・穆佩芬・邱子易

NURSING RESEARCH　　PROCESS AND PRACTICE

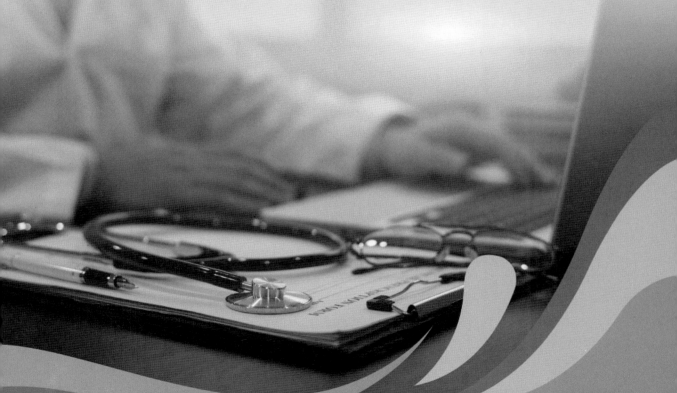

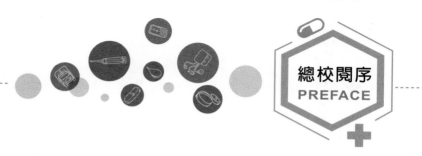
教師的影響無窮無盡，

永遠不知道影響遠至何處，

今日給學生一點點，

他們就以其全生命去放大，

教師本身就是給學生最好的生命禮物。

美國史學家　亨利‧亞當斯

　　護理研究是護理科系學生在養成教育，與汲取碩士、博士學位時必修的一門科目。就養成教育的護生而言，護理研究是啟點，藉此打開研究大門，引領學生一窺研究的輪廓，陪伴學生閱讀研究篇章，期使學生至少能不排斥、不害怕研究。由於研究是建構護理專業知識體系的途徑，其堆砌有賴每位護理從業人員，因此本書重點放在如何進行護理研究的過程，及其實際運用的例子，讓護生了解研究不是莫測高深，遙不可及，而是生活的一部分。每位護生都是一粒種子，教師在教與學的互動過程中，涵養了這粒種子的能量，日後這粒種子會長出多少果實是很難預測的。

　　新版除勘誤疏漏外，並更新相關研究之參考資料。此外，也期盼讀者們在閱讀本書後，能運用研究過程，解決己身周遭的實務問題，並將結果記錄下來，讓護理經驗的撰述成為護理專業茁壯的一種方式。

胡月娟

中臺科技大學講座教授

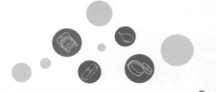
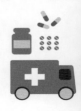

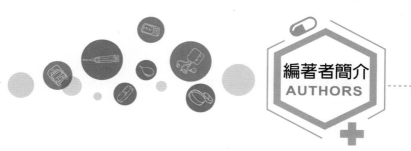

總校閱暨編著者

♥ 胡月娟

學歷：Ulster University at Northern Ireland, UK. Doctor of Philosophy in Nursing Science.

國立台灣大學護理學研究所碩士

現職：中臺科技大學講座教授

編著者簡介

♥ 彭孃慧

學歷：美國密蘇里州立大學護理學博士－聖路易分校

經歷：中臺科技大學護理學系助理教授

♥ 劉新莉

學歷：美國杜比克大學護理學碩士

現職：中臺科技大學護理學系助理教授

♥ 劉紋妙

學歷：美國德州大學奧斯汀分校護理學博士

現職：中臺科技大學護理學系副教授

♥ 林麗鳳

學歷：國立台灣師範大學衛生教育系博士

現職：國立臺中科技大學護理學系兼任副教授

❤ **鐘淑英**

學歷：靜宜大學食品營養學博士

現職：中臺科技大學護理學系副教授兼主任

❤ **李復惠**

學歷：國立台灣師範大學衛生教育系博士

經歷：中臺科技大學老人照顧系兼任副教授

　　　國立臺中科技大學護理系兼任副教授

❤ **郭慈安**

學歷：美國加州大學洛杉磯分校社會福利研究所博士

現職：中山醫學大學醫學系醫學人文學科副教授

❤ **林夷真**

學歷：澳洲拉籌伯大學護理助產部（社區護理）博士

現職：中臺科技大學護理學系副教授

❤ **周雪靜**

學歷：英國歐斯特大學護理學碩士

經歷：中臺科技大學護理學系講師

❤ **穆佩芬**

學歷：美國明尼蘇達大學博士

現職：國立陽明交通大學臨床護理研究所教授兼副院長

　　　台灣實證卓越中心主任

❤ **邱子易**

學歷：美國紐約州立大學賓漢頓分校護理學博士

現職：中臺科技大學護理學系助理教授

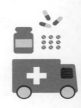

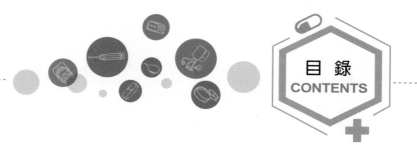

目　錄
CONTENTS

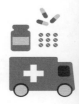

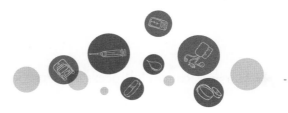

第二部分　研究過程篇—量性研究　123

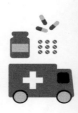

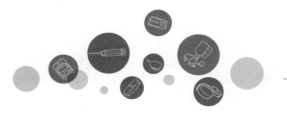

 第四部分　**倫理與法律篇 265**

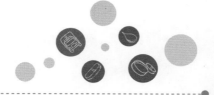
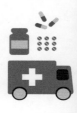

研究過程篇

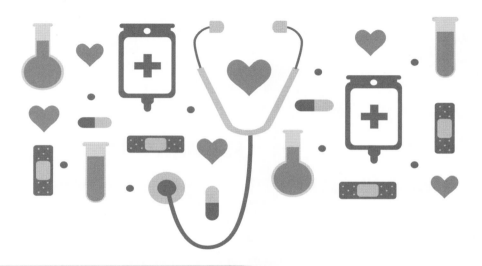

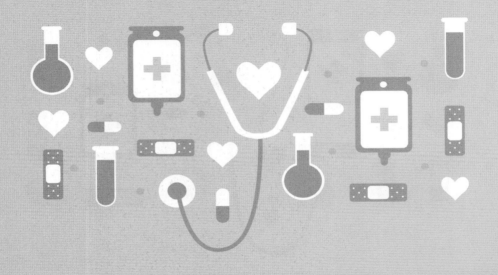

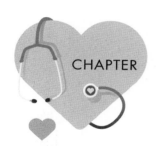

CHAPTER

胡月娟｜編著

01・護理研究的實務與發展

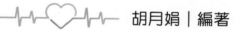

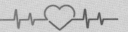

閱讀可使人學識淵博
討論可使人反應敏捷
寫作則可使人思考精確

 學習目標

讀完本章後，讀者應能夠：

1. 説出研究的意涵。
2. 了解研究對護理專業的重要性。
3. 舉例説明研究的類型。
4. 區別變項與操作性定義。
5. 陳述量性研究與質性研究的步驟。
6. 區分量性研究與質性研究的不同。

　　做為一位護理專業人員，不論身在臨床、教育、行政…任何領域，都需秉持質疑的觀點去面對所遭逢的人、事、物，以辨認需做研究探討的問題與議題。

　　猶記得四十年前自己步出校門，很想迅速累積自己的照護能力而走入重症護理的場域二年，之後轉入教職，在臨床帶學生實習近十年後，發現不論是在哪所醫院，哪個病房，一定會與腫瘤病人相遇，為增添與深化自己照護腫瘤病人的能力，又重返學校進修碩士學位，選擇腫瘤護理領域做研讀。取得碩士學位後，步入地區醫院兼任護理部主任，又發現十大死因中有七個為慢性病，包括腫瘤在內，許多病人在終生與慢性病共存下，衍生了許多自己處理疾病的方式，於是在取得碩士學位後十年，又赴英國攻讀博士學位，選擇慢性病照護為鑽研的領域。三十年走來，逐漸可以體會護理專業為何是一門科學，也是一門藝術；研究絕非無病呻吟，一定有其需求而產生，及小題大作的道理。

　　以自己的碩士論文為例，當時在北部一所醫學中心的血液腫瘤科病房實習，一邊照護病人，一邊在汲取研究與報告的素材。白血病患者在接受化學藥物治療後，口腔黏膜潰瘍直至喉嚨，病人連口水都無法吞，一直吐口水的痛苦呻吟表情，迄今仍猶歷歷在目。曾經檢視過一位病人口腔，他的上下唇幾乎粘連在一起，張口只容一指寬，我將病人情形報告其主治醫師，主治醫師回答我說：「不用管它，等CBC（全血球計數）回穩，嘴巴破就會好了。」筆者因此機緣開始查閱文獻，發現化學藥物療法是急性白血病患者常見的治療方法，在治療上所採用的許多強效抗癌藥物，不但會摧毀白血病細胞，連帶著也會破壞部分的正常細胞。因此，病人就會歷經許多擾人、甚至會危及生命的副作用；其中口腔黏膜改變是化學藥物療法後最顯著的副作用，其發生率介於29~58%間，有些研究更高達94%。

　　口腔黏膜是指唇、舌、頰、腭、懸雍垂及扁桃體等部位的鱗狀上皮組織。口腔黏膜的細胞週期為32小時，其增殖速率與腫瘤細胞同，故易受到化學藥物療法的影響。化學藥物療法對口腔黏膜的影響可分為直接和間接路徑。直接路徑是指干擾口腔黏膜細胞的生長、成熟，使得口腔黏膜萎縮、變薄、黏膜表層崩解。口腔黏膜遭破壞後，會引發炎症反應，造成黏膜充血、腫脹；此時，輕微的創傷，即足以使黏膜破裂，導致黏膜潰瘍。間接路徑是源自化學藥物療法引起的骨髓抑制，而至血小

板減少、顆粒性白血球缺乏。有不少學者認為急性白血病患者，在接受誘導緩解藥物療法時，口腔黏膜改變乃源自藥物的直接作用，而非間接路徑所引起。

口腔護理雖然不能驅逐藥物療法對口腔黏膜細胞增殖的抑制作用，但其可保持口腔黏膜的濕潤、潔淨與完整，以防感染，同時可解除病人的疼痛及不適，增加食慾，改變病人的營養狀況，使病人得以接受有效的藥物療法，而且可以減輕病人因口腔黏膜改變而與人有溝通障礙的問題，使病人得以擁有身、心、社會的安寧感。

在上述文獻查閱立論的支持下，本人就選定論文題目為「口腔護理方案對急性白血病患者口腔黏膜改變成效之探討」，研究結果也證實了縱使是在骨髓受抑、營養情況不佳等不利條件下，施行口腔護理方案，仍有助於預防或減輕病人口腔狀態的改變。此外，本研究也促成口腔護理方案為施行全身性化學藥物療法病人的常規護理計畫。於化學藥物療法之前，護理人員應確保病人學會如何正確的執行口腔護理程序，尤其是在化學藥物療法後的第2~2.5週。

筆者自執行此研究的過程，深深體悟護理人員的小動作，對病人是大體貼，更加深本人對護理專業科學與藝術面的確認。

1-1　研究的意涵

在日常生活中，我們常不知不覺的使用歸納或推論（演繹）法來收集資料、下結論、或對某事物有預感，然後搜尋佐證以支持我們的信念。

例如接受化學藥物治療的病人反應說根據他的經驗，當他感覺口腔有種灼熱不適感，隔日口腔黏膜就會破，他試著用各種方式來預防或避免口腔黏膜破損，結果發現葡萄柚很有效。如果接二連三，很多癌症病人都做如是說，你可能就可以下個結論，葡萄柚與口腔黏膜破損的預防上一定有某些關聯性，此就是一種歸納法。反之，如果我們先有一假設，葡萄柚在預防口腔黏膜破損上有效果，然後指導一些癌症病人在化療後使用葡萄柚，結果也發現這群病人的口腔黏膜破損較輕微或未發生，而下結論說上述假設是對的，此時所用的即是推論或演繹法。

因此，研究事實上是人生活中的一部分。每當人遇見問題，我們會藉著觀察、請教別人以搜集資料，繼而處理這些資料，而得到某些結論或答案。

科學的研究過程也是包括問題形成或設立假說，繼而運用研究方法（如觀察、訪談或問卷）搜集資料，最後做資料分析，以取得結論，只是研究者在此歷程會較嚴謹與具系統性。

例如研究者想探討「健康概念對慢性病患者健康行為的影響」，研究者首需藉由文獻探討，以取得可為人接受的「健康概念」與「健康行為」的定義。「健康概念」或「健康行為」的測量或觀察必須非常清楚，且充分顯現其概念內容。此外，搜集資料的對象，必須能代表研究問題所欲探討的慢性病族群。搜集資料方式的一致性，分析討論資料的確實性、客觀性與研究的可複製性…，皆是科學研究過程得慎思熟慮，嚴謹為之者。

所以只要是使用嚴謹、系統性的資料搜集與分析方式來做某些現象的探討，皆可泛稱為研究(research)。

護理專業的知識體系，有賴研究成果的不斷添注，方能發展、修正與擴充，即成長茁壯。例如鼻胃管位置的確認，雖然採X光確認是黃金準則，但實務面不可行，傳統的打氣聽診、回抽胃液又面臨效度不佳的挑戰，故執行實證統合分析，建議回抽胃液做pH測試乃為簡易、效度又高的方式，此有助於護理專業知識的發展(development)。當回抽胃液做pH測試加入鼻胃管位置確認的程序，此為護理專業知識的修正(refinement)。但在實務面是否可行(feasibility)？則可藉由專案、調查、介入性研究，整合研究結果，以做護理專業知識的擴充(expansion)。

· 相關研究請參酌：

1. 柯淑娟、林豐裕、謝玉賀、胡月娟、張景年(2014)·鼻胃管位置確認方式改善專案·*秀傳醫學雜誌，13*(3,4)，63-72。
2. 吳尚蓉、林豐裕、胡月娟、柯淑娟、張景年(2016)·加護病房鼻胃管照護的實證運用·*急重症醫學雜誌，1*，130-141。
3. 楊鳳凰、林豐裕、胡月娟(2017)·護理人員對鼻胃管位置確認知識、態度與行為的研究·*澄清醫護管理雜誌，13*(1)，55-63。
4. Yang, F. H., Lin, F. Y., & Hwu, Y. J. (2019). The discourse on measuring frequency of tongue strength. *Open Journal of Dentistry and Oral Health, 1*, 3-7.

1-2 │ 研究的發展與深化

　　隨著護理專業人員教育程度與研究訓練的提高，護理研究的質量大幅增加，由於研究是為解決問題而非無病呻吟，為做研究而研究，故研究的結果理當運用至改善實務，但實際上是否如此，乃值得做進一步探討。

　　一般而言，研究的使用或運用(research utilization or application)可分成二個層次，一為概念或認知上的使用，另一個則是操作上的使用(Parahoo, 2006)。例如化學藥物治療造成口腔黏膜破損的機轉可分成直接與間接二條路徑，直接路徑是藥物對口腔黏膜細胞分裂的影響，使口腔黏膜變薄變乾易破損；間接路徑則是透過骨髓抑制而表現在口腔黏膜上。護理人員無法施力於骨髓抑制此路徑上，但可著力於直接路徑，即藉照護措施來保持口腔黏膜的清潔、濕潤，以防止變薄、乾燥的口腔黏膜破損。若護理人員對研究結果的使用僅止於此，則屬於認知或概念上的運用。如果能更進一步將如何保持口腔黏膜清潔濕潤的研究結果，化為護理措施，行諸於臨床實務，則為操作上的運用。

　　此外，一些研究工具諸如問卷或量表，也可藉由研究成果的發表，而為護理專業所使用，例如護理品質量表、病人滿意度量表。

　　在護理政策的制定上，也需有許多研究成果做奠基，例如護病比對照護品質的影響、技術混合照護模式對護理人員留任與照護成本的效益。

　　現今全世界皆面臨醫療照護花費的日漸增多，健康照護變成一項產業，及健康照護管理上的改變等需求，以實證為基礎的實務成為全世界的趨勢。

　　護理研究的發展與演化，仰賴理論與實務的密切配合，以慢性病患者的健康行為而言，有哪些因素會影響慢性病患者的採取健康行為，若以計畫行為理論來導引研究架構圖的擬訂，自研究過程收集資料，以做計畫行為理論建構的印證，加上質性訪談，以了解慢性病患者健康行為的本土資料，即可提供該理論在台灣實務上的如何調整，而達理論、研究、與實務三者互為輝映的成效。

・相關研究請參酌：

1. 胡月娟、林豐裕(2005)・慢性病患之疾病衝擊、健康行為與因應結果之模式檢定・*實證護理*，*1*(2)，140-147。

2. 游金靖、胡月娟(2006)・慢性病患者健康行為的質性研究・*中臺學報*，*18*(1)，113-131。

3. Hwu, Y. J., & Yu, C. C. (2006). Exploring health behavior determinants for people with chronic illness using the constructs of planned behavior theory. *Journal of Nursing Research, 14*(4), 261-270.

　　護理專業的科學面欲獲普世肯定，研究一定是不可或缺的層面，只是護理研究的發展與深化如何達到變成護理人員生活的一部分，是自然長出來，而非刻意雕琢者，就有賴整個護理專業的教育、個人、情境，乃至更寬廣的社經與政治因素的影響，方能支持護理研究發展與深化此改變的過程。

　　就護理實務面而言，涵括描述(describe)某一情境者，例如困難梭狀芽孢桿菌感染長者之照護；闡釋(explain)某一現象者，例如照顧服務員協助吞嚥困難住民進食的經驗；預測(predict)某一現象的影響因子，例如影響護生實習壓力與睡眠品質的預測因子；控制(control)某一不良現象，例如慢性病患者（如糖尿病、高血壓）遵循治療與否的相關因素探討，以減緩不遵循治療的程度；與促進(promote)個案某一理想的行為，例如藉由多元照護方案，以促進慢性精神病患的潔牙行為，而改善口臭、牙斑情形。因此實務構面不同，會採取的研究方式就有異。

・相關研究請參酌：

1. 黃鈺雯、楊其璇、何淑儷、胡月娟(2011)・大學護理系學生實習壓力與睡眠品質之相關研究・*護理暨健康照護研究*，*7*(1)，14-25。

2. 劉巧蓮、林豐裕、胡月娟(2014)・多元照護方案對慢性精神病患口腔衛生成效之探討・*護理暨健康照護研究*，*10*(4)，286-294。

3. 莊雅婷、胡月娟(2018)・困難梭狀芽孢桿菌感染長者之照護・*護理雜誌*，*65*(2)，27-31。

4. Chiang, C. K., & Hwu, Y. J. (2018). *Feeding experiences of nursing aides for residents with dysphagia*. Geriatiac Nursing, 39, 436-442.

1-3 研究的類型

從上述可知，護理研究依不同標準，可有不同分類，例如依時間來分，可分成－時間定點的橫斷面研究(cross-sectional research)，或長時間追蹤的縱貫性研究(longitudinal research)。在此，僅單將護理研究分成觀察性研究與介入性研究二種(Parahoo, 2006)。

一、觀察性研究

(一) 描述性研究

護理專業是一門社會科學，其照護對象是人，人處在社會場域(context)，其呈現的種種現象(phenomena)，都是護理研究有興趣的主題。藉由研究過程，可將抽象的社會現象，轉成具體可觀察者。在描述性研究中最常見的是質性研究與調查性研究。

1. 質性研究 (qualitative research)

質性研究主要是藉由互動、歸納、反思等資料收集與分析的方式，以做某種社會現象的詮釋（楊、李、曾，2008）。常見的質性研究有人種學(ethnography)、現象學(phenomenology)、詮釋學(hermeneutics)、紮根理論(grounded theory)、田野研究(field study)等，其研究結果常以描述、議題、概念模式或理論的方式呈現。

2. 調查性研究 (survey)

特別是有關知識、態度、行為(knowledge, attitude, practice, KAP)方面的研究。例如青少年對吸菸或未婚懷孕的知識、態度與行為之研究；或觀察護理之家失智長者進食的問題（張，2006），研究結果重在對某種社會現象的深入描述。

(二) 分析性研究

如果研究者對某種社會現象進行觀察性研究，但結果不只在做描述此社會現象而已，還想更進一步探討相關或影響因素，此就會進入分析性研究。例如護理人員針扎影響因素之探討（謝、胡、張，2006）、慢性病患者健康行為與其相關因素之研究（胡、林，2004）。分析性研究可依時間而分成縱貫性研究(longitudinal studies)與橫斷式研究(cross-sectional studies)。前者研究者需持續觀察一段期間（日、

月、年、或世代），以探討某種社會現象隨時間遞移而產生的改變；後者則是在一特定時間內，對歷經某社會現象不同階段與不同族群對象，進行資料收集。

二、介入性研究

介入性研究重點在探討因(cause)與果(effect)，以確認或拒絕某一變項（因）對另一變項（果）的成效。

例如研究者對加護病房護理人員的洗手行為此社會現象很好奇，研究者可藉由深入訪談與觀察的質性研究，以了解加護病房護理人員的洗手行為，及促進或妨礙洗手行為的因素；研究者亦可用結構性問卷訪問加護病房的護理人員，以數字描述護理人員洗手的比率、時機，對洗手程序的認知等。若研究者想進一步了解有哪些因素會影響加護病房護理人員洗手程序的進行或對洗手的認知，則可做變項間的分析，以找出影響因素。一旦了解加護病房護理人員對洗手的認知與行為之相關因素，研究者可擬訂一套洗手方案（因），對加護病房的護理人員進行訓練，繼而觀察護理人員對洗手的認知與行為（果）之改變。由上面所述，可知同一個社會現象，研究者可依本身所欲探討的層面（研究問題），而採取不同的研究類型。

隨著實證健康照護的襲捲全世界，系統性回顧(systematic review)與統合分析(meta-analysis)成為專業發展的基石，這些研究成果，在各種中外期刊，皆可接受為原著(original articles)。因其樣本為發表或未發表的論文，不涉及人體，故不需做倫理審查。系統性回顧與一般研究的比較如下表。

❶ 表1-1　系統性回顧與一般研究

步驟	系統性回顧	一般研究
1. 主題形成	問題、假設、目的	問題、假設、目的
2. 整體研究設計	(1) 方案發展（計畫書） (2) 確認問題／狀況、族群、情境、措施、與興趣結果 (3) 界定涵括與排除準則	(1) 計畫書 (2) 確認關鍵架構、資訊需要 (3) 界定樣本特徵
3. 樣本	(1) 擬訂一抽樣計畫 (2) 樣本單元就是研究 (3) 考量所有全世界相關的研究 (4) 取得研究	(1) 擬訂一抽樣計畫 (2) 樣本單元可能是個人、群體 (3) 界定抽樣架構 (4) 樣本單元

⊕ 表1-1　系統性回顧與一般研究（續）

步驟	系統性回顧	一般研究
4. 資料收集	將研究數據依標準格式做萃取	藉由調查或會談收集資料
5. 資料分析	(1) 描述性資料：檢視研究性質、樣本、與措施特徵；計算效應大小 (2) 聚集效應大小與評估異質性（統合分析） (3) 統合分析、次群與調節性分析、敏感性、出版與小樣本偏誤分析 (4) Meta-regression	(1) 描述性資料：檢視質性與類別資料、連續性變項的次數與分布 (2) 測量中心傾向與變異性 (3) 二變項與探索性分析 (4) 多變量分析
6. 報告	(1) 以敘事、圖表描述結果 (2) 闡述與討論 (3) 對政策、實務與未來研究之應用	(1) 以敘事、圖表描述結果 (2) 闡述與討論 (3) 對政策、實務與未來研究之應用

參考文獻：Little, J. H., Corcoran, J., & Pillai, V. (2008). *Systematic reviews and meta-analysis*. N. Y.：Oxford University Press.

　　系統性回顧與統合分析的執行過程，得依循一定過程。例如(1)擬訂待回顧問題；(2)界定涵括與排除準則；(3)搜尋研究（文章）；(4)篩選研究（文章）；(5)評估研究品質；(6)萃取數據；(7)分析／摘述與統合相關研究；(8)陳述結果；與(9)詮釋結果／決定結果的運用性。

　　研究成果可依實證等級做臨床實務運用的建議，如蜂膠對牙斑的成效。依據實證整合(evidence synthesis)、實證轉移(evidence transfer)、與實證運用(evidence utilization)過程，可將實證整合結果變成指引，轉移至臨床，繼而做其施行成效的評值，例如護理之家住民口腔照護指引的建立與成效評值、重症病人身體約束照護指引的建立與成效評值。

・相關研究請參酌：

1. 胡月娟、江蕙娟、林豐裕(2014)・護理之家住民口腔照護指引的建立與成效評值・*護理暨健康照護研究，10*(2)，143-153。

2. 張惠君、簡慧足、胡月娟(2014)・俯臥對加護病房急性呼吸窘迫症候群病人之氧合與合併症成效－系統性回顧暨統合分析・*護理暨健康照護研究，10*(3)，178-189。

3. 柯慧青、劉彩娥、江蕙娟、林豐裕、胡月娟(2014)·中期照護模式建置與成效評估·*源遠護理，8*(3)，40-48。

4. 張夙娟、胡月娟、吳佩燁、張靜雯(2015)·懷舊治療對機構老人憂鬱、自尊及生活滿意度之成效一統合分析·*護理暨健康照護研究，11*(1)，33-42。

5. 詹琪文、全桂蘭、廖靜珠、胡月娟(2017)·重症病人身體約束照護指引的建立與成效評值·*急重症醫學雜誌，2*，10-21。

　　每一種社會現象、議題、情境、人、事、物…，其背後皆有真相，但真相是未知者，研究者藉由研究過程，希望能獲悉真相。實際上這是很困難的，因為探討真相的人（研究者）是站在某一立場，加上個人觀點（感知），所得到的是事實(facts)加偏誤，而非真相(truth)。無怪乎研究者在做某些社會現象的預測性時，其發現的相關因子，其加總解釋力很難達成百分之百。因此，做為研究者應秉持謙卑的心態，在探討任何社會現象時，除大膽假設，小心求證外，亦應包容各種不同的論點，因為各種研究所發現的事實，皆是讓護理人員了解照護對象的素材，惟有更貼近真相本身，護理人員方能提供更切合照護對象需要的護理舉措。

1-4 　變項及操作性定義

　　護理是社會科學的學門，社會科學的主題是人，人不但抽象、多變、難控制，且會隨場域而改變。從上述幾節可知護理旨在藉由研究來認識或了解社會現象。研究的開端一定始於研究者對某一社會現象發生興趣，在不斷問與答的過程，研究者所欲探討的社會現象就愈清晰，進而做此社會現象的描述。例如加護病房護理人員早上交完班就開始戴上手套執行晨間護理、治療措施，直至工作告一段落，才脫掉手套（未洗手）做紀錄。

　　研究者在描述某一社會現象後，會想要進一步了解為什麼會如此？有哪些影響因素？甚至希望能設計介入性措施。例如加護病房護理人員為何一套到底？為何手套脫除後不洗手？洗手方案的內容應該為何，方可幫助護理人員？這些皆涉及到影響因素與介入方案等變項，其必須藉由操作性定義，使其具象，方可精準的與人溝通。舉例而言，變項宛若印刷色卡的紅色、綠色或藍色，操作性定義則是某種顏色的第幾號色卡，放諸四海皆準。

一、變 項 (Variables)

變項乃指可加以觀察或量測者，變項位階的不同，涉及其準確度。依準確度來區分，由低至高分別為類別、序位、等距與等比。

（一）類別變項 (Nominal variable)

一般泛指基本屬性的變項，例如性別、省籍、宗教、職務、資格…，這些變項本身無所謂大小、高低之分。即使在鍵入電腦時，將男性=1，女性=2；或內外科病房=1，急診=2，精神科病房=3，兒科病房=4；這些數字只是代號，以方便做資料處理罷了。

（二）序位變項 (Ordinal variable)

在做態度、滿意度測試時，最常用序位變項，一般稱為Likert Scale，即非常同意（或非常滿意）、同意（或滿意）、普通、不同意（或不滿意）、非常不同意（或非常不滿意），依其類別分別給予5分、4分、3分、2分、1分。這些分類只是代表「非常同意」（5分）的同意程度高於「同意」（4分），而不是「非常同意」高於「同意」1分，或「同意」（4分）是「不同意」（2分）的二倍同意程度。

（三）等距變項 (Interval variable)

此種變項的準確度大於序位變項，因其間距是固定者，例如智商、溫度。智商140比智商100多40，攝氏20度比10度多10度。但等距變項沒有絕對的零點（起始點），因此很難說智商80的聰明度是智商40的二倍；攝氏20度比10度熱，但不是二倍熱。

（四）等比變項 (Ratio variable)

等距變項加上絕對的零點就是等比變項，例如：身高、體重。在零點就是無身高、無體重，不像溫度在零度還是有溫度，甚至有零下幾度者。

身高160公分比80公分高80公分，且是其二倍高；體重80公斤比40公斤重40公斤，且是其二倍重。因此等比變項不但可以算出差距多少，且可計算出倍數。

變項類別的不同,其使用統計方式也不同,例如類別對類別變項只能用卡方統計,等距或等比變項間則用相關統計方式,故研究者得熟習如何劃分變項類別。

二、操作性定義 (Operational definition)

操作性定義乃指研究者將所要探討概念的意義,及所欲觀察、記錄變項的方式,與人做準確溝通的過程。

在研究上,護理會用到許多社會心理的概念,例如焦慮、憂鬱、疼痛、害怕、疲累、快樂、適應、生活品質…。在與人溝通這些術語與概念時,若彼此無共識,將造成困擾不堪。誠如印刷論文時,若研究者只向廠商說封面要暗紅色,而未明指幾號色卡,廠商所認定的暗紅色與研究者的認知可能就有落差。因此就需有操作性定義,以讓大家在相同的平台上對話。同理在界定一個變項時,也需明確列出測量該變項所做的操作活動。

(一)量 表

例如口腔黏膜改變量表(見第11章表11-1)、壓瘡量表、生活品質量表、健康行為量表(表1-2)。

(二)儀 器

例如體外磁波乃指XXX廠商出品的磁波治療椅;心率變異(heart rate variability, HRV)乃指利用快速傅利葉轉換(fast fourier transfer, FFT)及能量頻譜密度分析(power spectral density, PSD),藉以對照人體心率變異與心情之間關聯性;利用頻譜分析將心率變異分為三個區域:高頻(high frequency, HF)0.15~0.4Hz、低頻(low frequency, LF)0.05~0.15Hz和極低頻(very low frequency, VLF)0.05Hz以下。其中低頻區(LF)受交感神經與副交感神經影響,而高頻區(HF)則與呼吸頻率有關,而呼吸則與副交感神經有關,因此高頻區與副交感神經活躍度有關,由此三區域來得知自主神經活躍度。

✛ 表1-2 健康行為量表與其執行情形

次量表與其題項	總是 5分	經常 4分	定期 3分	有時 2分	從不 1分
1. 自我處理					
定期回醫院做檢查					
按時服藥					
執行醫師交代的事項					
比較檢查報告					
收集資料					
觀察病程變化					
警覺身體狀況變化					
執行自我照顧技巧					
2. 生活調整					
採取均衡飲食					
依照身體狀況調整飲食					
進補以增加體力					
喝水以排毒					
多運動					
3. 心滿意足					
凡事往好的方向想					
知足常樂					
保持愉快心情					
常存感恩的心					
4. 和諧關係					
常保樂觀					
常與親友聯絡					
樂於助人					
願與人談心					
凡事包容					
5. 信仰活動					
定期到寺廟或教堂					
祈求保佑					
採宗教儀式					
6. 天賦靜力					
盡人事聽天命					
舉頭三尺有神明					
好人有好報					

*資料來源：胡月娟、林豐裕(2004)・健康行為量表建構的模式檢定・*中臺學報*，*15*，27-46。

（三）術語（名詞）

例如所謂慢性病患者、產後婦女、袋鼠式照護⋯所指為何，皆需在操作性定義中指陳清楚。例如慢性病患者乃指「20歲及以上者，能以國台語溝通，診斷為十大死因事故傷害、肺炎除外之八大慢性病，且罹患此症至少超過半年之患者為對象」。

1-5　研究步驟

研究過程主要分成四大部分：確立研究問題、收集資料、分析資料與散播研究發現。研究過程與護理過程有些雷同，皆是用以解決問題的過程，但兩者還是有些差異。例如護理過程旨在提供病人照護，在做資料收集時，比較不似研究非常系統化，得以經過信效度測試的問卷或其他工具來訪談病人。

研究過程一般而言可分成數個階段與步驟，階段與步驟也非直線性的單一方向進行。由於量性研究與質性研究相當不同，故分開陳述之。

一、量性研究 (Quantitative research)

（一）第一階段—確立與形成研究問題

此又可分成下列各步驟：

1. 研究者確認好所欲研究的主題後，就會形成一個或多個研究目的與問題。

研究主題源自有問題待解決，例如想獲知護理人員對鼻胃管位置確認的知識、態度與行為；或現況需做改變或改善，例如加護病房鼻胃管照護常規需做改善。研究主題一旦確認，即可撰述其研究目的。例如：

「有鑑於鼻胃管灌食是醫院照護的常見程序，若無法確認鼻胃管位置就灌食，其後果可能危急病人生命。儘管文獻皆指陳，確認鼻胃管位置最經濟有效的方式是做胃回抽液的pH值檢測，但臨床上護理人員執行此程序的情形為何？故激發筆者們想做護理人員對鼻胃管位置確認方式知識、態度、與行為的調查。」

「依據醫策會103~104年度推展之病人安全工作目標執行重點，其中一項即為提升管路安全。有鑑於此，經由醫院護理部媒合，單位護理長與學校護理教師，藉由產學合作，成立一實證運用計畫小組，收集鼻胃管位置確認實證，修正鼻胃管照護程序，繼而在加護病房試行，並評值執行前後，護理人員對鼻胃管照護認知、態度與行為的改變。」

2. 定義研究問題中所使用的術語與概念。

研究問題的陳述，需與研究主題與目的一致。例如描述護理人員對鼻胃管位置確認的知識為何？闡述口腔癌病人術後症狀困擾與其生活品質相關性為何？心臟手術方式能否預測病人術後的生活品質情形？施行口腔照護方案，口腔癌術後病人的吞嚥功能會較佳嗎？

3. 文獻查考，以澄清相關議題，讓研究者清楚別人如何擬訂類似的研究問題及定義概念。

4. 清楚明確的陳述研究假設。

（二）第二階段—資料收集

1. 選擇適合該研究的研究設計，若恰當亦可選用某一概念架構，其旨在做研究前擬訂一計畫，以能回答研究問題。

2. 選擇或發展工具以收集資料（例如問卷、訪談或觀察指引）。

3. 工具的測試（預試）以做修正。

4. 確認研究對象，並取得相關倫理委員會的許可。

5. 分析資料的方式。

6. 正式收集資料。

（三）第三階段—資料分析

1. 檢查所收回的資料。

2. 鍵入資料。

3. 資料的分析、解釋。

4. 研究結果的撰寫。

（四）第四階段—研究成果的發表與應用

　　以量性研究過程的階段與步驟而言，雖非一定線性進行，但有些階段是有先後順序之分的，例如在資料收集前，一定得先明確形成研究問題或假設，不可能在資料收集階段又再修正研究問題；再者資料分析一定是在資料收集後進行。有些步驟則是可同時發生，例如在設計問卷、招募研究對象的同時，又在選擇樣本。

二、質性研究 (Qualitative research)

　　質性研究的階段與步驟較具彈性，其進行方式也依所採質性研究的種類而異。

　　一般而言，採質性研究方式者，在收集資料前，不一定已確立研究問題。通常是先界定一個較寬廣的議題，在資料收集期間再決定最後要聚焦的研究對象。有些質性研究者會在研究進行前先做文獻查證，有些則不會，以免在分析時受到他人觀點的影響，而非忠於資料本身。至於概念或理論架構，以紮根理論而言，研究者堅信假說與理論皆衍生自所收集的資料，故不需先預設概念架構。

　　由於研究者本身就是資料收集工具的一部分，故質性研究者大都只會擬一些訪談大綱或指引，以便訪談受訪者，而不必依量性研究得在資料收集前，就建構好研究工具。

　　在資料分析方面，質性研究可以一邊收集資料，一面做資料分析；資料全部收集完畢，當然會做正式的分析。在資料分析後，研究者通常會回饋給受訪者，以做澄清及／或實證資料的可靠性。總之，質性研究中，研究者本身就是工具，研究的嚴謹度與研究者有絕對關係。

　　為何量性研究與質性研究在研究階段、步驟上會有上述不同，其涉及二者性質的差異，茲將二者性質比較如表1-3。

　　當別人送我們一粒白柚，若是量性研究，會仔細檢視白柚，秤一秤有多重；剝皮後，分開秤一下果肉與果皮之重量；分析果皮與果肉之成分，二者間有無差別；計數有多少粒種子，檢視種子裡面是什麼。

➕ 表1-3　量性研究與質性研究的比較

屬　性	量性研究	質性研究
焦　點	具體與狹窄	複雜與寬廣
觀　點	客　觀	主　觀
推　論	演譯、合邏輯	歸納、對話
目　的	因果關係 測試理論	揭發意義 發展理論
方　式	運用控制 使用工具	分享、詮釋 溝通、觀察
分　析	數字 統計方式	字句 個別詮釋
運　用	可推論	獨一性

＊資料來源：編著者自行整理。

　　質性研究則是端詳白柚的外觀、上下二側；摸摸看感覺如何；聞聞看；滾滾看；剝皮後吃一口描述一下其滋味、質地、溫度…；將種子埋在土裡，看看會長出什麼…。

　　由於護理的對象是人，人是很複雜、多元、易變者，在研究這些社會現象時，若能合併量性研究與質性研究(mix method)(Wu et al., 2020)，必能對所聚焦的社會現象有更透徹的了解，此對建構護理專業知識體系有莫大助益，也能提供照護對象更適切的照護。

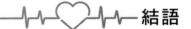 結語

　　護理要成為社會科學的一個學門，專業知識體系的建構是必要的，專業知識的奠基需要每位護理人員的沉思(contemplation)、回應(reflection)與思考(thought)。每位護理人員在接受養成教育後，步出校門，不論身處哪個照護領域，其經驗的累積恰似磚塊，皆能堆砌護理專業知識體系，所以千萬不要小看個人的力量；且讓研究成為我們生活的一部分，藉由研究讓各種護理實務與時代同步，研究質量的累積，將讓護理能與社會科學領域的各學門並駕齊驅。

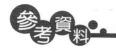

胡月娟、林豐裕(2004)・健康行為量表建構的模式檢定・*中臺學報，15*，27-46。

楊政議、李麗紅、曾雯琦(2008)・質性研究與實證主義的關係・*護理雜誌，55*(5)，64-68。

張佳琪(2006)・台灣護理之家失智長者進食問題探討・*健康管理學刊，4*(2)，223-228。

謝玉琴、胡月娟、張萃珉(2006)・護理人員對針扎預防之知識、態度、行為及其相關因素之探討・*實證護理，2*(4)，284-292。

Parahoo, K. (2014). *Nursing research: Principles, process, and issues (3rd ed.)*. NY: Palgrave Macmillan.

Wu, S. J., Wang, C. C., Kuo, S. C., Shieh, S. H., & Hwu, Y. J. (2020). Evaluation of an oral hygiene education program for staff providing long-term care services: A mixed methods study. *International Journal of Environmental Research and Public Health, 17*(12), e4429.

◆ 推薦讀物

李選、徐麗華、李絳桃、邱怡玟、李德芬、雷若莉、盧成皆、史麗珠(2006)・*護理研究與應用*・台北市：華杏。

李玉秀、何美瑤、孫凡軻、丘周萍、陳夏蓮、邱慧泇、賴嘉祥、黃玉苹、雷若莉、宋惠娟(2007)・*護理研究概要*・台北市：華杏。

徐南麗、王如華、黃璉華、劉雪娥、陳品玲、徐曼瑩、穆佩芬、蔡仁貞、蔡欣玲、白璐(2003)・*護理研究導論*・台北市：華杏。

張佳琪(2008)・探討不同統計方式分析縱貫性研究之成效・*健康管理學刊，6*(1)，17-22。

Anthony, S., & Jack, S. (2009). Qualitative case study methodology in nursing research: An integrative review. *Journal of Advanced Nursing, 65*(6), 1171-1181.

Chang, S. F., Hong, C. M., & Yang, R. S. (2007). Cross-sectional survey of women in Taiwan with first-degree relatives with osteoporosis: Knowledge, health beliefs, and preventive behaviors. *Journal of Nursing Research, 15*(3), 224-232.

Chou, M. H., & Lee, L. C. (2007). Initial formation of nursing philosophies following fundamental clinical practice: The experience of male nursing students. *Journal of Nursing Research, 15*(2), 127-137.

Gustafsson, C. Asp, M., & Fagerberg, I. (2009). Reflection in night nursing: A phenomenographic study of municipal night duty registered nurses' conceptions of reflection. *Journal of Clinical Nursing, 18*(10), 1460-1469.

Huntington, A., Gilmour, J., Schluter, P., Tuckett, A., Bogossian, F., & Turner, C. (2009). The Internet as a research site: Establishment of a web-based longitudinal study of the nursing and midwifery workforce in three countries. *Journal of Advanced Nursing, 65*(6), 1309-1317.

Moonie, S., Sterling, D. A., Figgs, L. W., & Castro, M. (2008). The relationship between school absence, academic performance, and asthma status. *Journal of School Health, 78*(3), 140-148.

Peng, N., Mao, H., Chen, Y., & Chang, Y. (2001). Effects of light intensity on the physiological parameters of the premature infant. *Journal of Nursing Research, 9*(3), 333-343.

Sun, V., Ferrell, B., Juarez, G., Wagman, L. D., Yen, Y., & Chung, V. (2008). Symptom concerns and quality of life in hepatobiliary cancers. *Oncology Nursing Forum, 35*(3), 45-52.

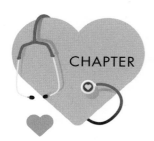

CHAPTER

彭孃慧、劉新莉｜編著

02 · 研究問題及研究假設

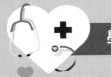

讀完本章後,讀者應能夠:

1. 自行設定研究題目及合適的研究目的。
2. 説出研究問題及研究假設的定義及區別。
3. 説出設立研究問題的意義及功能。
4. 説出設立研究假設的功能。
5. 説出研究問題及研究假設的類別。
6. 説出虛無假設及對立假設的定義。
7. 舉例説明研究問題及研究假設的書寫。

研究問題是主導研究的主幹，研究問題必定要針對研究主題具有專一性，亦即研究問題是研究者在進行研究的過程裡所試圖回答的問題，必須跟研究目的有相關聯；研究問題的書寫必須要簡潔、質詢式的語態，且敘述研究變項之間的可能關係。研究假設是根據一定的觀察事實與科學知識，對研究的問題提出假設性和猜測性的看法與說明。跟研究問題一樣，研究假設的設定必須跟研究目的有相關聯，且也需要包含研究變項間關係的探討，與研究問題的差別是研究假設必須說明各變項間相互依存的性質，研究結果將檢測或驗證研究假設所預測研究變項間的關聯性。本章將說明研究問題、研究假設的重要性及設定方法，並說明且舉例說明兩者之間的關聯性及差異。

2-1 　確立研究題目

　　研究題目的確立是一篇研究報告的主要靈魂。建議研究者選擇研究題目前需先自我審查，選擇研究題目之要素如下：

1. 選擇自己有興趣的主題。

2. 選擇與自我過往臨床經驗有關的主題。

　　在護理科學領域，若沒有實質照護的工作經驗，研究者常無法真實理解或解釋進行此研究的重點。例如，當你想要探討出院之早產兒的血氧濃度與呼吸型態之間的關係。首先，研究者必須要熟悉監測早產兒血氧飽和度及呼吸型態儀器的使用，以及哪些早產兒出院後還需要使用監測血氧飽和度及呼吸型態？由此可見，研究者最好選擇與過往臨床工作經驗有關的研究主題，如此一來，方可以充分的理解研究主題的重要性及有利於建立適當的研究設計。

3. 臨床護理工作中，有哪些平日覺得有疑問或不確定的疑點？平日護理工作中有哪些工作程序可以被改進之處？

　　例如，當你在新生兒加護病房內工作時，你發現早產兒無法與父母親建立良好的依附關係，進而可能影響後續母乳哺餵的狀況。所以你個人如此的猜測或者意見即可以是一個非常好的研究主題。

4. 探討臨床護理疑點與常規性護理措施間的關係？

　　　　你可能在每日執行常規性護理措施時，發現許多病患的問題來自於這些臨床性護理常規的執行。例如，當你依照母乳哺餵常規來衛教產後母親進行母乳哺餵技巧時，你可能發現產後母親雖然學習到母乳哺餵技巧，然而卻常因為某些個人的問題未獲得滿意的諮詢或協助，而中斷母乳哺餵的行為。所以，你或許可以進行改善母乳哺餵的衛教及執行技術內容之研究。

5. 閱讀與臨床問題相關的文章：由文獻的閱讀可以獲知你所感興趣的主題是否也有其他研究者感興趣，另外也可以探討過往相關研究報告所採取的研究方法。由文獻的閱讀你也可以了解關於此臨床問題是否已被解決，或了解相關研究被研究探討的進展，進而決定此臨床問題是否值得再探討。

6. 與同儕分享自己的研究構思：研究的進行絕對不是「閉門造車」的形式。當你已產生一個研究主題或將研究草案設計好，建議你盡可能將你的意見與其他同在臨床工作的同仁討論，藉由他們的意見來審核進行此研究的價值或探討你的研究方法的可行性。

2-2　確立研究目的

　　研究題目設定後，研究目的即需要設定，研究目的主要是闡述研究的主要宗旨。研究目的是由研究主題發展而來，以敘述的方式逐一清楚地陳述研究目的。研究目的將依據研究題目及研究方法而區分成：敘述性、相關性或比較性、實驗性研究目的。

1. 敘述性研究目的：主要是基於「了解」、「說明」、「敘述」、「探討」所要研究的主題。例如：研究主題是「探討社區照護護理人員對於安寧療護的了解程度」，則研究目的為「探討社區照護護理人員安寧療護的認知及接受程度」。

2. 相關性或比較性研究目的：探討研究變項間的關係及比較研究組別之間的差異性。例如：研究題目是「比較不同的臥姿與學齡前氣喘病童夜間氣喘發作相關性」，本研究目的是「比較仰臥及俯臥睡姿對於學齡前氣喘病童出現夜間氣喘發作的機率」，或者是「探討不同睡姿與夜間氣喘發作機率的相關性」。

3. 實驗性研究目的：主要是探討自變項與依變項之間的導因關係。實驗性研究一般需具備對照組、實驗性措施及隨機取樣的研究設計。例如：「比較施行系統性衛教與傳統性衛教關於緩解術後焦慮的成效差異」。

綜合上述研究目的的分類，書寫研究目的必須考慮研究性質，同時必須包括研究設計、研究變項（請參考第一章）、研究場所、研究所涵蓋的群體，以及所探討的研究變項。例如：研究主題是「探討水災後災區國小學生之生活適應及學習成果之關係」，本研究擬採取問卷調查法來進行（量性研究法）。依據研究的主題，研究目的可以書寫成：(1)探討災區國小兒童在水災過後六個月內生活適應的狀態；(2)探討災區國小兒童在水災過後六個月內學習成果的狀態；(3)探討災區國小兒童在水災過後六個月內生活適應狀態與學習成果之間的關係。研究目的已標示出研究主題的變項包括研究對象（災區國小兒童）、研究變項（生活適應、學習成果）及研究場所（災區國小）。

❤ 2-3 │ 簡介研究問題

研究問題是研究者在進行研究的過程裡所試圖回答的問題；研究問題必定要針對研究主題及研究目的具有專一性，所謂的專一性是指研究問題與研究主題及目的之間的關聯性。舉例而言：

研究主題是「比較不同的睡姿與學齡前氣喘病童夜間氣喘發作相關性」，研究目的是「探討不同睡姿與夜間氣喘發作機率的相關性」，則研究問題是「俯臥的睡姿是否會誘發氣喘病童夜間發作機率？」（專一性）；若研究問題設定為「充足的睡眠與減少氣喘病童的夜間發作是否有關聯？」，則不是一個具有專一性的研究問題。

研究問題的設定是依據研究目的而撰寫，Punch(1998)曾提出研究問題的設立對於研究的進行應具有五大功能：

1. 研究目的可以組織研究計畫，且指引研究的方向與連貫性。
2. 研究目的劃定研究計畫的界限，並顯示研究的範圍。
3. 研究目的讓研究者在計畫期間持續聚焦於研究計畫的進行上。
4. 研究目的提供一個撰寫計畫的架構。
5. 研究目的指出研究所需要的資料。

研究問題的分類：

1. 敘述性問題(descriptive question)：指就研究問題的特徵或現況加以分析，它只探討某些個別變項的特徵或狀況，亦即一次僅涉及一個變項，或是一個研究問題只涉及一個變項，藉由此類型的研究問題，研究者可以對某些變項或研究相關背景之現狀有更清楚的認識。

2. 關聯性問題(correlational question)：旨在探討變項與變項之間的關聯程度，而此變項數目並不限只有二個（但最少二個），若只有二個變項，則最後的結果只有一個相關係數，若變項是三個或三個以上，則可以形成變項間的相關矩陣。

3. 預測性問題(predictive question)：旨在探討預測變項對另一變項的影響能力，這些變項的關係可以是一對一，可以是多對一，也可以是多對多。

4. 因果性問題(cause-effect question)：是在探討二個變項間的因果關係，亦即變項對變項的影響作用。

5. 差異性問題(differential question)：指同一變項在不同群體或是不同條件之下的差異情形，亦即探討在前述狀況之下，所獲得的結果是否有所差異，進而可比較在何種條件或何種群體的表現較佳。

2-4 簡介研究假設

所謂的研究假設就是對研究問題的暫時性答案、針對研究結果可能的預測或是有待驗證的答案。而這種暫時性答案的形成，必須先依據過去相關的研究結果、相關的理論、個人的經驗，再以邏輯的方式進行分析、綜合後所做的合理推論。研究假設的設定必須有文獻的支持，研究假設標示出研究變項間的關係，顯示出研究要檢測的方向，研究假設應被設定為可以預測研究的結果。

一、研究假設的功能

1. 研究假設的形成，提供了研究的焦點。
2. 研究假設指出收集資料的方向。
3. 研究假設加強了研究的客觀性。
4. 研究假設可使研究理論的形成更趨完整。

二、研究假設的分類

1. 描述因果關係的研究假設。
2. 單純的描述兩個研究變項間的關係。
3. 複雜性的關係：描述三個或三個以上的研究變項之間的關係。
4. 方向性假設(directional hypotheses)：描述研究變項之間存在的直接關係。
5. 非方向性假設(non-directional hypotheses)：描述研究變項之間的關係，卻不直接的描述。
6. 具有研究統計意義的研究假設，可以分成兩類：虛無假設、對立假設。

（一）虛無假設 (Null hypothesis, H_0)

　　虛無假設係研究者「不想要」的結果，通常是沒有差異、沒有相關。虛無假設是關聯某母群體參數的敘述，符號標示為H_0，其中大寫字母H代表假設(hypothesis)以及下標0代表「沒有差異」。虛無假設是研究統計中常被用來檢定且常用「無效果」或「無差異」來表達沒有改變。只有在樣本資料提供具有說服力的證據，顯示虛無假設不為真時，我們才拒絕虛無假設。否則，我們不拒絕虛無假設。另外，基於樣本資料而沒有拒絕虛無假設時，我們不可以說這個虛無假設「為真(true)」，換句話說，沒有辦法拒絕虛無假設，並非證明H_0為真，只是表示無法否決虛無假設H_0。研究統計的測驗有四個結果，分別是：

1. 選擇顯著水準(level of significance)：當虛無假設為真時，拒絕虛無假設的機率。
2. 虛無假設是不為真的，假設檢驗正確達到這一結論。
3. 虛無假設為真的，研究統計結果卻拒絕它，此為第一類型誤差(type I error)。
4. 虛無假設不為真的，研究統計結果卻無法拒絕它，此為第二類型誤差(type II error)。

（二）對立假設 (Alternative hypothesis, H_1)

　　指研究者所欲探討的假設。係研究者「想要」的結果（有差異，有相關，或者大於或小於），對立假設與虛無假設應設定為相反的描述。假如研究統計結果說明「拒絕虛無假說」即接受對立假設(reject H_0 in favor of H_1)。當樣本資料提供足夠證據顯示虛無假設不為真時，所接受的敘述。

以統計符號寫出兩種研究假設為：

虛無假設$= \mu 1 = \mu 2$

對立假設$= \mu 1 \neq \mu 2$，$\mu 1 > \mu 2$，$\mu 1 < \mu 2$

第一類型誤差的發生機率為α，α也可解釋為拒絕一個真實的虛無假設之機率；當一個真實的虛無假設發生，而無法拒絕虛無假設的機率為$H_0 = 1 - \alpha$。第二類型誤差的發生機率β，即不拒絕一個假的虛無假設之機率。當一個假的虛無假設發生，而拒絕虛無假設的機率為$H_0 = 1 - \beta$。

真實情況檢定結果	H_0為真	H_0不真（H_1為真）
不拒絕 H_0	正確結論（發生機率為 $1 - \alpha$）	Type II 誤差（發生機率為 β）
拒絕 H_0	Type I 誤差（顯著水準 α）	正確結論（發生機率為 $1 - \beta$）

　　研究若採用統計性研究假設來解釋，須先設定α可容許數值，再依據α值決定臨界值(critical value)。為驗證哪一個假設是對的，須透過隨機抽樣，並將此隨機樣本組成一個統計量，再以此統計量之值的大小來判斷哪一個假設為真。檢定虛無假設真偽之統計量，統計上稱為檢定統計量(test statistic)。臨界值(critical value)區分虛無假設的拒絕域與接受域之間的分隔點。檢定力(power of a test)，$1 - \beta$又稱為檢定力，表示H_0為假，不拒絕H_0的機率。抽取樣本資料後，計算檢定統計量之值，再將其轉換成一個機率值。此機率值即為決策者在此樣本資料下，拒絕虛無假設之最小顯著水準，稱為p值。若p值小於決策者之α，則決策者應拒絕H_0，若p值不小於決策者之α，則決策者不拒絕H_0。

⊕ 2-5 ┃ 研究問題及研究假設的書寫

一、書寫研究問題的原則

　　研究問題的設定首先須先思考將研究想法轉變成問題，研究問題的書寫需要考量以下的要點：

1. 臨床上的要點澄清：對象(who)、研究介入措施(what)、理由(why)。

(1) 研究對象(who)：研究對象是否為病患，是否有特定收案標準(the criteria of research subject)。

(2) 研究介入措施(what is the intervention in this research)：研究的介入措施可以是增加環境光線、刺激或其他人為操作(manipulate)的介入措施。

(3) 理由(why)：選定研究對象及施行介入措施的理由為何。

2. 實施上的要點澄清：需要考量研究地點(where)、何時進行收集資料(when)及如何收集研究資料(how)。最後，一旦研究問題被確立後，再次考量研究問題是否值得進行研究探討。

(1) 研究場所(where)：研究地點的選擇需與研究的成果有關聯，並在臨床上推演。亦即任何研究成果如果僅止限於實驗室內，則研究的信度及效度將受限，此研究的價值恐需待加強或值得未來再度研究的必要。

(2) 何時執行(when)：研究不僅需要考量收案執行的時間，且需要考量在不同時間點的研究資料收集。例如，採用縱貫性研究法(longitudinal study)來進行研究資料的收集，必須要考量收集資料的間隔時間。

(3) 如何收集研究資料(how)：研究問題的設立也需要考量如何去進行此研究資料的收集。

依據上述書寫研究問題的考量要素，建議撰寫研究問題的原則為：

1. 依據研究目的的內容撰寫。

2. 以疑問句的形式呈現。

3. 研究問題中的相關變項需加以定義清楚。

4. 內容要具體明確。

5. 文字用詞應保持中立、維持客觀地態度且勿加入情緒性字眼。

二、書寫研究假設的原則

研究假設的書寫方式與書寫研究問題的書寫方式有許多相同原則，例如必須要針對研究目的來設定，描述內容包括研究對象、研究地點及研究變項間的關係。研究假設具有以下特徵：(1)是暫時性的命題，亦即所謂的未經證實的假設；(2)在多數研究中，可具體指出兩個或多個變項間的關係。研究假設的書寫需(1)簡潔、具體、

概念清晰；(2)可被驗證；(3)研究假設與研究文獻查考結論有密切關聯；(4)具有介入性研究措施的操作性。

三、舉例說明研究問題及研究假設的書寫

研究題目為「探討在環境壓力下早產兒的壓力生理訊息及壓力行為反應之間的關係」。相關的研究問題可以書寫成：

1. 當新生兒加護病房內環境壓力存在下，早產兒的壓力生理指標（心跳速率、呼吸速率及血氧濃度）與壓力行為之間是否有統計性關係？

   研究問題的設定包括：研究地點（新生兒加護病房）、研究介入措施（環境壓力）及研究變項（壓力生理指標、壓力行為），而研究問題是探討兩研究變項間的關聯性。

2. 在環境壓力下，早產兒的壓力生理指標及壓力行為是否具有反應的時間順序？

   此研究問題是屬於預測性問題，研究問題顯示：在環境壓力下，早產兒的壓力生理指標及壓力行為反應可能具有的先後時間順序。

3. 早產兒的壓力生理指標及壓力行為之間的關係是否會因為不同的睡眠─清醒行為狀態而有差異？

   此研究問題是屬於差異性研究問題，研究問題提問當早產兒在睡眠期時及在清醒期時，早產兒的壓力生理指標及壓力行為之間的關係是否有差異。

   我們也可以將上述研究問題改寫成研究假設，如下：

1. 在面臨新生兒加護病房的壓力時，早產兒的壓力生理指標及壓力行為之間將具有統計性關聯性。

2. 當面臨新生兒加護病房的壓力時，早產兒的壓力行為反應將較壓力生理指標提早出現反應。

3. 當早產兒處於清醒期，早產兒的壓力生理指標及壓力行為的關係將較明顯。

   上述兩個研究假設的例子，顯示研究假設是具有方向性的假設。

   統計性研究假設的例子：

1. 對立假設(alternative hypothesis, H_1)：增加新生兒加護病房內環境壓力將會顯著性增加早產兒的心跳速率、呼吸速率及降低血氧飽和度。

2. 虛無假設(null hypothesis, H_0)：增加新生兒加護病房內環境壓力將不會顯著的增加早產兒的心跳速率、呼吸速率及降低血氧飽和度。

四、如何將研究問題轉變成具體的研究假設？

　　由於研究問題是問題質疑而無法被測試(testable)，且研究問題將變項間關係的描述以問題的方式表達；而研究假設的設定是可以以統計方法來測試，且將所有變項間的關係依據文獻而事先建立假設性關係，研究問題及研究假設間常可以互相轉變。以下表2-1是建議我們如何將研究問題改寫成研究假設。

⊕ 表2-1　如何將研究問題改寫成研究假設

研究問題	研究假設
"A"是否與"B"有關？ 例如，新生兒加護病房的環境刺激是否會造成早產兒出現心搏、呼吸過速及血氧濃度降低？	假如"A"存在，則"B"將會出現？ 例如，當新生兒加護病房內環境壓力源增加，早產兒將會出現心搏、呼吸過速及血氧濃度降低。
是否"C"會影響"A"及"B"的關係？ 例如，提供早產兒按摩是否會影響早產兒面對環境壓力時所產生的壓力生理反應？	當給予"C"措施將會影響"A"及"B"的關係。 例如，施行早產兒按摩將會改變早產兒面對環境壓力所產生的壓力性生理反應？

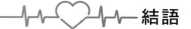 **結語**

　　進行護理研究是否一定要具備研究問題及研究假設，或者只要設置研究問題或研究假設？這個問題必須要視研究主題及研究方法而定。一般而言，當研究是採量性研究法，研究假設的設定將會被特別強調；相對的，當研究是採質性研究法則研究假設的設定將會被忽略，而研究問題的設定將會被更重視。至於，一個研究是否要同時具備兩者？答案是研究者不需要在一篇研究裡同時具備兩者。不論是研究問題及研究假設的設定及書寫，均著重於回答或探究研究目的及圍繞研究的變項之間的關係。當評價一篇研究報告，除了研究主題的重要性以外，研究問題及研究假設是否被適當的設定也是一個主要的重點。所以仔細的研讀本章節將是讀者發展一個好的研究的起始點，其次讀者也須在課後多練習書寫研究問題及假設。

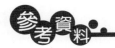

徐南麗等(2006)・*護理研究概論*・台北市：華杏。

Niang-Huei Peng (2008). *An exploration of the relationship between stress physiological signals and stress behaviors in preterm infants during the periods of environmental stress in the intensive care unit*. Doctoral Dissertation.

Polit, D. F., & Beck, C. T. (2007). *Nursing research: Principles and methods*. New York: Lippincott Williams & Wilkins.

Punch, K. F. (1998). *Introduction to social research: Quantitative and qualitative approach*. London: Sage Publish.

Shadish, W. R., Cook, T. D., & Campbell, D. T. (2002). *Experimental and quasi-experimental designs for generalized causal inference*. U.S.A: Houghton Mifflin Company.

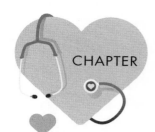

CHAPTER

劉紋妙｜編著

03 · 文獻查證

Nursing Research Process and Practice

學習目標

讀完本章後，讀者應能夠：

1. 認識文獻查證的重要性。
2. 了解文獻查證的目的。
3. 執行文獻查證的步驟。
4. 使用電子資料庫搜尋文獻。
5. 撰寫合適的文獻查證內容。

從事研究工作時，文獻查證是很重要的步驟，因為研究者會先根據自己的興趣而決定研究的題目，再來便是著手查證相關的文獻。研究者通常會執行一個詳細的文獻查證，讓自己能熟悉研究主題現有的知識範圍，但是不同種類的研究，對文獻查證的功能也可能不盡相同。例如量性研究的文獻查證，是想要了解目前對研究問題的現有知識狀況，所以文獻查證就像是一個根基，研究者從這個根基裡再去找尋新的證據；而在質性研究的某些方法學，例如紮根理論(grounded theory)，有些學者是不贊成先做文獻查證(Polit & Beck, 2008)。因為他們擔心如果研究者先檢視了文獻，將會影響資料的分析，所以認為應該等到資料分析結束，再比對研究結果與文獻的相同性和差異性。姑且不論是哪一種類的研究，文獻查證都扮演了相當重要的角色，由於查證的過程也是相似的，所以本章就一併探討。這一章將會介紹文獻查證的目的、文獻的種類、查證過程的步驟、文獻查證的撰寫、文獻資料庫的介紹及實例簡介。

3-1 文獻查證的目的

因為科技的進步，加速人類知識的產生與交流，進而形成眾多的知識種類。我們如何在有限的資源之下，能迅速且有系統性的找出與研究主題相關的文獻，進而釐清研究方向也就相形重要。一般說來，文獻查證具有多種目的（胡、黃、潘，2000；Creswell, 2003; Fink, 2005）：

1. 澄清並確認研究主題的範圍：藉由檢閱文獻的過程，我們可以逐漸縮小尋找文獻的範圍，並找出哪些文獻才是與主題相關的資料。

2. 傳達研究主題的重要性：透過文獻搜尋的歷程，除了我們對研究的主題更加清楚外，並可藉此傳達研究主題的重要性給讀者，讓其他人也可獲得與研究主題相關的知識。

3. 拓展研究主題的知識現況：經由相關文獻的查證，我們可以學習目前此主題被研究的範圍及現況，補強知識的缺口或產生新知識。

4. 協助引導研究方法：查證文獻的過程可協助我們判斷研究的種類（量性或質性）、方向（變項間的關係），提供我們決定研究主題的相關概念。

5. 建立研究主題重要性的架構：閱讀文獻可協助我們釐清研究方向、了解各個概念間(concept)的相關性、建立研究的架構(framework)，進而引導研究的進行。

6. 豎立標竿性(benchmark)的學習：文獻查證可提供我們了解與他人研究結果的相同性及差異性，不僅可從中學習別人的優點，並可減少我們發生錯誤的機會。

⊕ 3-2 文獻的種類及出處

　　隨著人類文明及科技的演變，書面資料的產生及累積也隨之增加。面對浩瀚無垠的書海，參考文獻的品質也不盡相同，如何選擇優良的文獻，在在考驗著研究者的經驗與智慧。以下將介紹不同的文獻種類及其特性，希望能提供研究者在選擇文獻時之參考(Burns & Grove, 2005; Polit & Beck, 2008)。

一、理論性文獻(Theoretical literature)

　　這類的文獻是指可以支持研究主題與研究目的的學術性文獻，例如理論(theories)、模式(models)、概念分析(concept analysis)及概念性架構(conceptual frameworks)等。理論性文獻常可見於學術性期刊、專論或專題研究報告等。

二、實證性文獻(Empirical literature)

　　實證性文獻強調的是經由觀察或實驗所獲得的知識，而不是對理論的闡述。實證性文獻的來源一般是透過實際研究的過程而取得，也就是原創型研究(original research)。實證型的文獻常出現在學術性期刊、書籍或未發表的碩博士論文等。

　　檢閱文獻時，不論是理論性或實證型的知識都是我們需要汲取的範圍，但是，根據研究主題或研究型態的不同，其文獻查證的方向與範圍也可能會有些差異。在查證文獻時，另一值得注意的事項是了解文獻的來源。一般我們將文獻的來源分為二類：初級（第一手資料）及次級（第二手資料）。

（一）初級／第一手資料 (Primary source)

在查證文獻時，很重要的觀念是我們需要了解他人研究的結果。所以在選擇文獻時，應以原創型(original research)的第一手資料優先，就是作者也是研究過程的執行者。因為這些文獻呈現作者本身對其研究過程及結果最真實的論述，沒有經過其他人的轉述，所以對研究結果的可信度也較高。

例子：

> 秦毛漁、盧德發與吳美惠(2008)探討社區老人跌倒現況及影響其跌倒相關因素。此研究採橫斷面之研究方法，共有118位65歲以上老人完成問卷訪談與平衡能力檢測。研究結果發現有34%的研究對象在過去一年有跌倒經驗。作者指出跌倒預測因子為整體自評健康、靜態平衡之單腳閉眼平衡及平衡之活動功能。作者從最初的確立研究問題、研究架構及研究設計，並實際收集資料及訪談研究對象，最後產生研究結果，此為第一手的資料。

（二）次級／第二手資料 (Secondary source)

將原創者的研究結果加以整理、分析並撰寫結論，此為第二手資料。這類型的文獻應少用，因為此類文獻的作者並不是原始的研究者，況且文獻內容是經過轉述，所以研究結果的真實性也就大打折扣。但是，第二手資料可提供我們快速了解研究主題的範圍及參考文獻，不失為開始文獻查證的入門。

例子：

> 羅元婷、羅慶徹、朱明若、許佩蓉、張俊喜與林金定(2007)以文獻回顧的方式提出目前老人跌倒的現況、老人跌倒的危險因子、老人跌倒後所造成的影響，並比較美國、英國和澳洲所發展的老人預防跌倒指引。作者的看法為，其實造成老人跌倒的原因很少是由單一的危險因子所造成，很多時候是因為老人的生理性、行為性、環境性與社會性因素交互作用所產生，因此預防的策略應採用多面向的介入措施為最適當。此類研究是經由統整其他作者的研究結果而產生結論及建議，並不是原創型的資料，也就是所謂的第二手資料。

3-3 進行文獻查證的步驟

　　要進行文獻查證前，需預先設立一個研究的問題；並且思考此問題是否具有實務性(practical)、有用性(useful)和研究性(researchable)，若答案為「是」，也就值得投資時間做文獻查證了，否則耗費大量精力做一個沒有實用性或不具研究價值的題目就太可惜了(Creswell, 2003; Polit & Beck, 2008)。

　　我們可先用幾個字將問題或有興趣的題目寫下來，而這幾個字也就是研究主題的中心價值，之後的文獻查證方向及撰寫內容需圍繞這個主題。例如從你的經驗或先前的知識發覺老年人在住院時易有跌倒的傾向，所以你希望能減少老年人住院時發生跌倒的機會。首先，你需思考此主題是否有實用性或值得研究？這個研究主題對個案是否有幫助？對護理專業是否有提升的效果？若是，則可進行下一個步驟—文獻查證。換句話說，「住院老人」、「跌倒」這些概念就是研究的主題，也就是要查證與這兩個概念相關的文獻。

　　文獻查證的步驟如下(Creswell, 2003; Polit & Beck, 2008)：

一、確認關鍵字

　　研究者若是還未訂定主題，可先從閱讀過的報告、文章或聽過的演講等，產生一些關鍵字(keyword)，再從這些關鍵字去搜尋文獻，這些關鍵字也可能協助研究者形成一個研究的主題。由於不同作者對關鍵字的認定可能不盡相同，所以可將關鍵字的範圍放寬，例如你的主題是「老人跌倒」，與跌倒類似的概念可包含步行安全、環境安全、意外事故等等。也可運用PudMed資料庫中的MeSH功能，找尋相關的關鍵字。

二、運用關鍵字搜尋電子文獻

　　由於網際網路的蓬勃發展，大幅提升搜尋資料的速度，研究者可先從中文資料庫找出相關的期刊文章或書籍，例如中華民國期刊論文索引或思博網(CEPS)等。除了查證中文資料，外文文獻的搜尋也很重要，與護理相關的外文資料庫最常用的是CINAHL及MEDLINE。此外，未發表的全國博碩士論文資訊網（國家圖書館），也是文獻查證的重要來源。以下將介紹中華民國期刊論文索引及CINAHL 的搜尋界面，讀者可以自行練習或到圖書館尋求專業協助，以提升文獻查證的品質。

例一：中華民國期刊論文索引

查詢模式：　⊙精確　○同音　○羅馬拼音　○漢語拼音　○通用拼音

篇　名：

作　者：

關鍵詞：老人跌倒

刊　名：

類　號：

摘　要：

電子全文：

資料語文：不限

出版日期：民國　　年　　月－　　年　　月

欄位間邏輯運算為 ⊙AND／ ○OR

每頁顯示 20 筆資料

例二：CINAHL

CINAHL - Cumulative Index to Nursing & Allied Health Literature
1982 to June Week 2 2005

ovid web gateway

⊕ Change Database ｜ 🖭 Help ｜ 🔒 LOGOFF
&ⓘ Personal Account (for Searches) ｜ 🔍 Saved Searches/Alerts

Need Help? Ask a Librarian

#	Search History	Results	Display
-	-	-	-

🔍 Combine Searches ｜🗑 Delete Searches ｜💾 Save Search/Alert

Advanced Search ｜ Basic Search ｜ Find Citation ｜ 🔍 More Fields ｜ 💼 Search Tools

🔍 Keyword ｜ Author ｜ Title ｜ Journal

Enter **Keyword** or phrase (use "$" for truncation):　☐ Map Term to Subject Heading

elderly AND falls　　　SEARCH

Limits →◻ More Limits

☐ Latest Update　　☐ Research　　☐ Abstracts
☐ English　　☐ Full Text　　☐ Revised Date
Publication Year ⌐ ▾ ⌐－⌐ ▾ ⌐

三、建立個人化圖書館

建議先找10份資料（包含期刊及書籍），再由此延伸文獻的搜尋。你可先從文章的摘要或瀏覽書籍的內容，決定要不要影印全文或申請館際合作。這個搜尋文獻的過程，不僅幫助研究者對主題知識有更深入的了解，也可思考如何訂定一個比較符合研究者想要探討的主題。建議運用電腦軟體整理文獻，例如Refwork或EndNote，這些軟體不僅可以收藏文獻，並可將文獻做歸類、重點提示、參考文獻撰寫等諸多功能，對文獻管理實有莫大裨益。

四、文獻圖(A literature map)

研究一個新主題時，如何將有關此主題的文獻做有效的整理是很重要的，因為這個步驟可讓研究者了解其研究主題是增加、延展或重複別人已完成的研究。文獻圖的畫法可有數種不同方式：階層圖（由上到下）、流程圖（由左到右）、圓形交叉圖等，端賴研究者的喜好或想法來決定。

五、草擬文獻的摘要

在搜尋文獻的同時，也可開始草擬相關文章的摘要(summary)。另外，也可同時建立文獻參考規格，例如使用美國心理學會(APA)的規格。最後將這些摘要彙整，就可形成文獻查證的內容。

六、整理及歸類文獻

完成文獻的摘要後，可根據文獻的主題將之整理歸類，或依據研究主題的重要概念，將文獻依序融入每個概念中。在結束整個文獻查證的章節時，需給予一個整體性的文獻查證摘要(summary)，並說明從審視文獻的過程中，仍有未臻理想之處，所以需要進行你的研究以彌補不足之處，藉此凸顯你研究的重要性。

3-4　文獻查證的撰寫

在查證相關文獻時，經常困惑研究者的問題有：「到底要查證多少份資料？」、「文獻的種類（期刊、書籍、研討會論文、未發表的碩博士論文）有無

限制？」這些問題的答案，目前並無定論，但最好以最近5年的文獻為查證範圍。Creswell(2002)指出在質性研究的文獻查證，需要去探索任何與研究主題相關的資料。例如你想要探索「居家老人跌倒後的生活經驗」，則需要先查證有關此主題的文獻。相對的，量性研究的文獻查證應包含主要的概念及概念間的相關性，例如自變項、依變項，以及自變項和依變項之間的文獻。

　　如何撰寫量性研究的文獻查證？學者建議可分為五個步驟(Creswell, 2002)：

1. 介紹文獻查證中所要探討的概念：先告訴讀者在文獻查證這部分，將要探討哪些項目，也就是研究者對文獻資料的整理與組織作一說明。

2. 討論與自變項相關的研究：此部分應探討與題目有關的自變項，可逐一列出討論。若是自變項數目眾多，可再將自變項分節討論，或是研究者需判斷與選擇重要的自變項（們）說明即可。

3. 探討與依變項相關的研究：與題目有關的依變項，可逐一列出討論。若是依變項數目眾多，可再將依變項分節討論，或是研究者需判斷與選擇重要的依變項（們）說明即可。

4. 呈現自變項與依變項之間的文獻：這部分的討論正是文獻查證的精髓所在，因為研究者需要說明引發他／她要研究此題目的動機。也就是說，經由文獻查證，研究者才發現在現存文獻中還有尚未釐清的相關因素，故需要進一步探索以了解變項間的關係，並藉此強調你的研究題目的重要性。

5. 結論：再次強調數篇重要研究的結果，並說明在文獻查證中發現值得研究的主題，並且建議為什麼需要在這一個主題上做更多的探討。簡言之，提供一個強而有力的結論，並在內文中說明你的研究主題對人類知識的貢獻。

例子：「跌倒對老人生活品質之影響」。

1. 先簡介在文獻查證中所要探討的概念（老年人、跌倒、生活品質）。

2. 討論自變項「跌倒」的文獻內容（老年人與跌倒的相關性、跌倒發生的原因、合併症及預防方法等）。

3. 討論依變項「生活品質」的文獻內容（生活品質的內涵、影響老人生活品質的因素等）。

4. 探討老年人在「跌倒」與「生活品質」相關的研究。

5. 強調跌倒對老年人生活品質的重大影響。

　　撰寫文獻查證時，很重要的概念是如何歸納、整理及批判相關資料，而不是把搜尋到的文獻再重新報告一遍。讀者想要知道的是，從你的文獻查證能看到研究主題的過去、現在及未來。此外，研究者要用自己的語言來分析資料並加入自己的看法，絕不是只在照抄文獻，否則就失去查證文獻的意義了。

3-5　文獻資料庫的介紹

　　一般而言，文獻資料庫可分為書籍及電子期刊資料庫，然而，未發表的碩博士論文資訊網也是查證文獻的良好來源。

（一）書　籍

　　依據各個圖書館或電子搜尋介面的不同，書籍的查詢方法也隨之改變。例如可輸入書名查詢、作者查詢、出版者查詢或ISBN等方式。

（二）電子期刊

1. 中文期刊中，除了上述的中華民國期刊論文索引，思博網(CEPS)也是常用的資料庫。

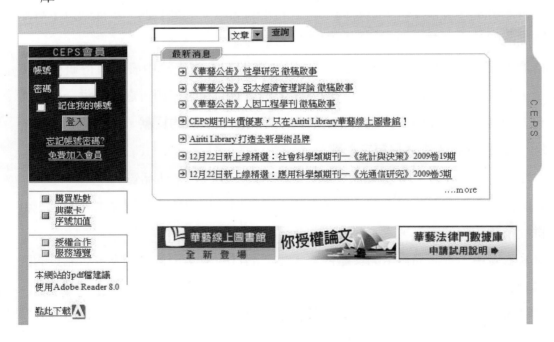

2. 未發表的全國博碩士論文資訊網（國家圖書館）。

國家圖書館

全國博碩士論文資訊網
Electronic Theses and Dissertations System

○簡易查詢　○進階查詢　○瀏覽查詢　○常見問題　○線上勘誤

（您尚未登入帳號.欲下載論文全文者,請先登入系統.）

簡易查詢　　　　　　　　　　　　進階查詢　　　指令查詢　　　查詢說明

查詢模式：　◉精確　○模糊　○同音　○漢語拼音　○通用拼音

限制條件：　□電子全文　或　□全文影像

請輸入查詢詞：　[　　　　　　　]　[查詢]　[清除]
　　　　　　　☑論文名稱　☑研究生　☑指導教授　☑關鍵詞　□摘要　□不限欄位

3. 外文資料庫。

　　與護理相關的資料庫還有ERIC（教育類文獻）、PsycINFO（心理精神類）與EMBASE（醫學類）等，這些資料庫都可提供研究者檢視與其研究主題相關之文獻。

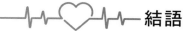結語

　　文獻查證是一個持續進行的過程，從我們開始對某個題目產生興趣，即可進行文獻的查證。經過文獻的檢視後，逐漸會縮小目標直到找出特定的研究題目。此時，往後的文獻查證需集中在與研究主題相關的範圍，不論是運用理論性或實證性的資料皆有助於我們釐清想法，並逐漸產生合理的想法，進而將想法轉化成概念化的研究主題。檢閱文獻是繁瑣且耗時、耗力的過程，但在研究過程中是非常重要的步驟，因為良好的文獻查證不僅可協助研究者完成完整的研究，也可提供讀者了解與主題相關的知識進展。

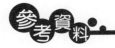

秦毛漁、盧德發、吳美惠(2008)・社區老人跌倒相關因素之探討・*護理雜誌，55*(3)，39-48。

羅元婷、羅慶徽、朱明若、許佩蓉、張俊喜與林金定(2007)・老人跌倒防制策略之探討・*台灣老人保健學刊，3*(1)，14-29。

Kumar, R. (2000)・*研究方法：步驟化學習指南*（胡龍騰、黃瑋瑩、潘中道譯）・台北市：學富。

Burns, N., & Grove, S. K. (2005). *The practice of nursing research: Conduct, cri-tique, and utilization.* St. Louis: Elsevier Saunders.

Creswell, J. W. (2003). Research design: *Qualitative, quantitative, and mixed meth-ods approaches* (2nd ed.). Thousand Oaks: Sage publications.

Fink, A. (2005). *Conducting research literature reviews* (2nd ed.). Thousand Oaks: Sage publications.

Polit, D. E., & Beck, C. T. (2008). *Nursing Research* (8th ed.). Philadelphia: Lippin-cott Williams & Wilkins.

CHAPTER

胡月娟｜編著

04 · 研究設計與 研究架構

讀完本章後，讀者應能夠：

1. 說出研究設計的目的。
2. 舉例說明研究設計的類別。
3. 陳述質性與量性研究設計的特點。
4. 指出研究設計的誤差來源。
5. 實際操作研究架構的擬訂步驟。

在第一章護理研究實務與發展中，已明確指陳：護理專業知識體系的建構，必須奠基在研究上。每一位護理人員皆須對護理專業有堅定的承諾，讓研究成為護理實務的一部分，藉由研究過程不斷地改善照護人的品質。一旦擁有承諾堅定，接下來就是決策科學與行動迅速，方能讓承諾付諸實踐。因此在確立研究問題與周詳的文獻查證後，就必須設計策略，將重要變項繪製成架構圖，以收集、分析資料，及思索如何達成研究目的。

　　職是之故，研究設計不只涉及所欲採取的步驟或行動，研究設計還可呈現研究者探索問題的邏輯程序、想法、信念與策略。

4-1　研究設計的定義與目的

　　設計(Design)這個詞彙，有時會與「方法」(methods)與「方法學」(methodology)為人交替使用。一般而言，研究設計(research design)乃指解答研究問題的計畫過程，即描述如何(how)、何時(when)與何地(where)做資料的收集與分析(Parahoo, 2006)。換言之，研究設計的目的就是要把一個研究的情境與資源，做最有效的安排，使研究者得以最經濟的方式，依照研究目的取得正確的資料，並做正確的分析。

　　為達上述研究設計的目的，研究設計就必須含括研究方法（質性、量性，或兩者合併；有或無概念架構）；資料收集的方式與倫理考量；資料收集的時間、地點與來源；及資料分析的方式。綜合上述層面，一個研究設計應包括六大元素：研究場所(setting, where)、研究對象(subject, who)、研究樣本數(sample, how many)、介入措施或研究情境(treatment or condition, what & when)、資料收集方法(data collection, who & how)及資料分析方法(data analysis, how)。

4-2　研究設計的類別

　　理論上為達研究目的，研究者必須選擇最適當的研究設計。但實務面，研究設計的選擇則取決於研究者的信念、價值觀或準備度（例如專長在質性或量性研究）；可資利用的資源（如研究經費、時間）；研究對象取得的難易度與倫理委員會的審核等。不論如何，研究者在選擇研究方式、權衡妥協之際，切勿忘了最低防線，那就是資料的信度與效度，以免落入垃圾資料進入，垃圾結果產出的窘境。研究設計可依研究目的與資料收集時段做分類。

一、依研究目的

　　一般而言，依研究目的，可將研究設計分成下列三種。

（一）描述性研究

1. 描述性調查：例如台灣新移民的適應問題，若採深入訪談方式，做訪談內容分析則為質性研究；若以問卷來做資料收集，則為一般量性的問卷調查。

2. 描述性縱貫性研究：例如長年追蹤台灣新移民第二代的學業表現或教養問題。

3. 個案研究：針對某特殊個案，做全面性的探討或研究。例如隔代教養的小孩，或父母都是精神分裂病的小孩，其就養、就學、就醫、就業…等問題與需求的描述。

4. 比較性調查：例如吸菸與否，其罹患各種疾病的比較；或是否遵從醫囑服藥的高血壓患者，其血壓控制的比較。

　　總而言之，描述現象的研究，旨在回答這是什麼，亦即回答 "what" 問題，或尋找因素(factor-searching)。

（二）探索關係或相關性研究

1. 相關性研究：例如護理人員針扎情形，其對針扎的知識、態度與防範行為如何，並探討影響護理人員對針扎的知識、態度與防範行為之相關因素，即檢查同一情境中變數間的關係。

　　此層次的研究，除了關心到底發生什麼事外，還要回答 "how" 的問題，即找尋關係(relation-searching)或解釋現象。

2. 預測現象：利用迴歸分析資料方法，以一變數預測另一變數，例如成人癌症篩檢
   行為預測因子的研究。

（三）因果或模式測試

其重點在探討「如果…會發生什麼？」即回答 "if-then" 的問題，所以得做關係或假設的測試(association or hypothesis-testing)。此屬於「如何能使…發生？」回答 "why" 問題。例如鬆弛方案介入，對手術前後病人焦慮程度成效之探討。

二、依資料收集的時段

研究設計依資料收集的時段可分成橫斷式與縱貫式研究兩種。

（一）橫斷式 (cross-sectional) 研究

即在一特定時間針對某一樣本收集資料；例如大一新生新陳代謝症候群罹患情形之調查。

（二）縱貫式 (longitudinal) 研究

1. 趨勢研究(trend studies)：即從同一群體中不同的時間重複抽出不同的樣本。例如對98學年度入學的大一新生，在四年修業期間，每年抽出不同樣本，調查其新陳代謝症候群的罹患率。

2. 世代研究(cohort studies)：從特定年齡群體中不同的時間重複抽出不同的樣本。例如針對50歲以上更年期年齡群的婦女，每年抽出不同樣本，測其骨質密度流失情形。

3. 小組研究(panel studies)：此指使用同一的樣本於不同的時間重複收集資料。例如四技護理系學生，其專業核心能力逐年堆疊情形之研究。

4. 追蹤研究(follow-up studies)：即經過某項措施或特別情況後，個案的發展情況。此一般是屬介入性措施，例如施行口腔護理方案後，化療病人口腔黏膜變化情形之探討。

4-3 | 質性研究設計與量性研究設計

一、質性研究設計

　　質性研究認為真理是動態的，必須透過研究者的參與其中及互動關係中獲得。質性研究旨在探討問題在脈絡中的複雜性，以參與觀察、深度訪談等方式，進入研究對象的世界，系統地記錄所看到、所得到的資料，然後加以分析，並以其他資料，如記錄、圖片來補充，在研究法上相當具有彈性。

　　質性研究的過程，從發現問題到解釋研究發現，並非步驟分明，循序漸進的直線進行，而是一個週而復始的循環過程。質性研究重在人類行為的主觀意識、當事者的內在觀點、自然情境的脈絡、與人們解釋其經驗的過程。質性研究的學派有現象學、人種誌、紮根研究、田野研究、歷史研究、哲理探討…等。

(一) 現象學 (Phenomenology)

　　現象學來自20世紀初德國哲學家赫塞爾(Husserl)，其焦點在個人對自己經驗的詮釋，例如個人經歷某一現象（如化療不適症狀、癌症診斷確立）的描述。護理人員與病人互動時，常會陳述道：「我了解您歷經這些化療不適症狀的感受」，但若自現象學的觀點，只有親身經歷化學藥物治療，且發生不適症狀者，才有能力向外界說明他們是如何的不舒服，即其「活生生的經驗」為何。

　　研究者必須有自知之明，將自身的感知、偏見、信念「存而不論」，切勿讓其干擾或影響對研究參與者經驗的描述。黑格爾(Heidegger)是赫塞爾的學生，他主張對個案經驗的了解，即個案如何經歷現象，此深受其背景所影響。黑格爾認為研究者不可能做到「存而不論」，這些既有的觀點乃為了解人為何會同中存異，即經驗相同現象，感受卻不同，而發展出詮釋現象學。例如李等人(2014)欲探討臨床護理人員交班經驗的意涵，採用詮釋現象學，依詮釋循環分析以尋求護理人員交班經驗的意義；以深度訪談、參與觀察及田野紀錄收集資料，徵求自願者及滾雪球方式進行收案，總共26位在醫院從事臨床工作，與護理同事有交班互動經驗的護理師受訪。結果呈現台灣護理人員交班經驗意涵可以用三個主題來說明：接力完成團體照

顧服務、共同承擔連帶責任、既是經驗傳承也是權力展演，從中顯示台灣護理人員在單位中自我轉化、適應及自我安頓的生存奮鬥樣貌（李、康、劉、許，2014）。

（二）人種誌 (Ethnography)

人種誌在人生活的自然環境下，收集資料，因個體的行為表現，會受其環境生活的文化所影響。例如欲了解蘭嶼人對罹病的經驗，研究者必須採取參與式觀察，故得投身至蘭嶼人的生活情境。

現代人種誌，其地點可在醫院、學校、監獄、診所、護理之家…。例如研究者想了解加護病房護理人員的臨床推理過程，就必須進入加護病房一段時日，以親身體驗加護病房的忙碌，各種監測器的嘈雜聲響，24小時燈火通明，護理人員的挫敗、喜怒哀樂，及護理人員如何做決定與採取行動。例如許等人(2015)欲了解台灣糖尿病婦女疾病經驗，以詮釋人種誌方法透過深度訪談與田野觀察，於台灣南部某糖尿病診所收案18名罹患糖尿病至少一年以上、能以國台語溝通且有意願接受訪談與錄音之婦女。參與女性年齡分布在24~79歲。結果發現台灣女性糖尿病患者疾病經驗的故事主軸是「生活世界失序」，建構此失序經驗的四個主題是：身體失序，仰賴醫療他者來理解自己身體；生活失序，從控制食物到被食物控制；家庭失序，生病者即為無能者；自我失序，為他（家）人控制身體（許、徐、許、王，2015）。

（三）紮根研究 (Grounded theory)

紮根研究乃指藉由研究某一現象，即系統性的收集與分析資料，從而發現、發展出某一理論，即理論乃根基於資料，故稱為紮根理論(grounded theory)。例如蔡等人(2016)欲探索首次腦中風病人初期之調適過程，以立意取樣，訪談十二位初次腦中風病人，並以紮根理論為研究方法及分析的方式，使用譯碼程序進行資料分析及統整。研究結果發現，首次中風病人初期的調適過程包含兩個範疇、六個次範疇及一個核心範疇，其分別為「中風的衝擊」：失去身體自主權、喪失自我價值、難以承受產生社交隔離；及「中風後的因應」：積極復健重獲自主權、家人支持努力不成為負擔、由苦難中昇華轉趨正向概念。核心範疇為「面對中風，懷抱希望，人生就此改變」，依此提出首次腦中風病人在初期調適過程的原貌（圖4-1）。

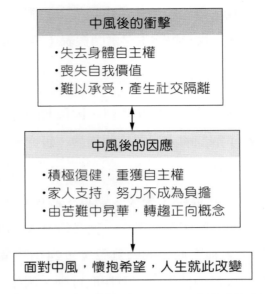

中風後的衝擊
- 失去身體自主權
- 喪失自我價值
- 難以承受，產生社交隔離

中風後的因應
- 積極復健，重獲自主權
- 家人支持，努力不成為負擔
- 由苦難中昇華，轉趨正向概念

面對中風，懷抱希望，人生就此改變

✛ 圖4-1　首次腦中風病人初期之調適過程

參考資料：蔡惠如、曾詩蘋、王守玉、張瑛瑛、趙玉環(2016)・探討首次腦中風病人初期之調適過程・*護理雜誌*，*63*(2)，103-112。

有些質性研究很難冠以上述三類，或其他術語：歷史研究、田野研究…，在研究設計上就以質性研究統稱之。由其研究目的，可將質性研究分成：

1. 探索病人的經驗與行為；例如慢性病患者的健康概念與健康行為；罹患乳房膿瘍婦女持續哺乳之經驗（游、胡，2006；劉、陳、陳，2016）。

2. 探索健康照護專業人員的經驗與行為：例如專科護理師參與培訓課程之學習經驗、從護理臨床教師及學員之經驗反思護理臨床教師培育課程（韓、許，2014；蔡、李，2015）。

3. 評值某項措施與服務：例如大學護理學系應屆畢業生對醫院補助護生獎助學金的看法與期待（陳、蔡、邵、徐，2016）。

4. 探索與護理、健康有關的核心概念：例如台灣婦女經歷死產後再次懷孕與生產的經驗（曾、陳、鄭、袁、郭，2016）。

二、量性研究設計

　　量性研究認為人類行為是客觀、有目的、可控制者；即社會現象是獨立存在者，不涉及個人的主觀狀況。研究的目的在探討社會的客觀事實與原因，並建立能預測、控制未來的理論。研究者以自然科學研究模式，運用問卷、量表和統計分析等方式，收集客觀社會事實，以實證的驗證來做為評判標準。

　　量性研究設計的建構是擬訂研究題目、確認研究目的、提出待答問題、設定研究假設、發展研究工具（信效度）、尋找研究對象（抽樣原則）、假設驗證（統計分析及驗證）、拒絕或接受之可能原因、針對原因提出結論建議。

　　量性研究設計一般分成三類：描述性、相關性與因果性，此三類研究方式，多少有些重疊之處。

（一）描述性研究

　　描述性研究旨在有興趣探討變項或現象的情形，其目的不在做變項的詮釋、預測或控制。因此一般質性研究或敘事性、口述歷史、調查皆屬於描述性研究。例如以半結構式問卷訪談留宿型長照機構的照顧服務員，以了解其在協助有吞嚥困難住民進食的經驗為何？或用結構性問卷調查這些照顧服務員對吞嚥困難的知識為何？

（二）相關性研究

　　相關性研究旨在獲知所欲探討變項間的關係，研究者不會操縱所欲探討的變項，故不會做任何因果性的推論。

1. 黃等(2017)以健康信念模式了解糖尿病病人執行自我照護行為與相關因素，採橫斷式研究設計，以方便取樣，選取宜蘭縣某區域教學醫院165位糖尿病共同照護網之第2型糖尿病病人為研究對象。以糖尿病知識量表、糖尿病健康信念量表、糖尿病行動線索量表、糖尿病自我效能量表、糖尿病自我照護行為量表進行問卷調查。結果發現糖尿病自我照護行為的得分百分率為62.93%，其中以藥物行為最好，血糖監測行為最差。糖尿病健康信念以行動利益性認知得分最高，行動障礙性認知得分最低。藥物治療方式、加入糖尿病共同照護網時間、糖尿病行動線索、年齡及糖尿病自我效能，是影響糖尿病自我照護行為的重要因素，解釋變異

量為20.2%。本研究結果可提供醫護人員日後擬定糖尿病健康照護計畫及介入研究之參考（黃、林、張、李，2017）。

2. 林等(2017)探討職場霸凌與女性護理師照護病人安全態度之相關性，以橫斷性研究設計，採方便取樣，研究對象為某區域教學醫院的女性護理師，結構式問卷包括「個人基本資料表」、「負向行為事件量表」及「病人安全態度量表」。研究發現女性護理師有29.8%的人表示曾遭受不同程度的職場霸凌，對病人安全態度平均得分為3.58 (± 0.55)分，職場霸凌對女性護理師照護病人安全態度為顯著負相關($p < .01$)，且職場霸凌是女性護理師照護病人安全態度的顯著預測因子。本研究建議主管主動關心及教育人員面對衝突時的因應技巧；組織管理者設置相關的通報機制以建構安全的工作環境，如此可減少職場霸凌，進而提升護理師照護病人安全態度，間接提升病人照護品質（林、蕭、林、楊、鍾，2018）。

（三）因果性研究

　　此可分成實驗性研究與類實驗研究，前者為隨機分配，實驗組接受介入措施（自變項，因），成效為依變項（果）。類實驗研究的目的與實驗性研究同，一樣有介入性措施，但可能只有實驗組（缺乏對照組），或者樣本無法隨機分派，採立意取樣或方便取樣。

1. Chueh等人(2018)想探討磁石耳豆對有睡眠障礙護生睡眠品質、焦慮、與憂鬱的成效，採單組類實驗設計，為36位研究參與者施行四週的磁石耳豆治療，結果呈現其睡眠品質、焦慮、與憂鬱程度皆呈顯著改善(Chueh, Chang, & Yeh, 2018)。

2. 相與胡(2017)探討口腔照護方案對口腔癌術後病人吞嚥功能之成效，採類實驗設計，以口腔癌術後病人為對象，實驗組($n = 20$)執行口腔照護方案12週，對照組($n = 20$)接受一般照護；繼而比較兩組改良式鋇劑吞嚥(modified barium swallow)攝影結果，與病人自覺吞嚥困難程度，以檢視介入措施的成效。結果接受口腔照護方案的口腔癌術後病人，其改良式鋇劑吞嚥攝影與自覺吞嚥困難改善之成效，皆比對照組佳($p < .001$)（相、胡，2017）。

4-4 | **研究設計可能發生的誤差**

一、不適合的研究問題

　　一般而言，研究問題可分成三個層級，第一個層級(Level 1)重在描述現存現象 (what)，以單一主題呈現；層級二(Level 2)則以知識背景為依歸，解釋變項間的關聯性(relationship)；層級三(Level 3)重在理論知識的整合，測試理論、驗證假設，以回答「為什麼」(why)。例如護生壓力源的探討是層級一的研究問題；護生壓力源與其影響因素的探討是層級二的研究問題；鬆弛訓練對護生壓力源改變成效之探討則是層級三的研究問題。若欲測試有何方式可以減輕護生實習的壓力源，卻採取描述性的研究設計，當然就不適合所欲探討的研究問題。因此，研究問題的層級不同，所採的研究設計也不同。

二、收集到偏差的資料

　　研究設計涉及如何收集資料，即資料的收集與測量。在資料收集計畫內，應詳列資料收集的方法（如個別訪談、團體調查、觀察記錄…等）、測量工具的選擇（如生理、觀察、問卷、現有資料等）、環境、樣本、支持系統、時間、經費、資料收集者、倫理問題、偏差的防範、預試與資料收集流程等，資料收集計畫內的任一部分有問題，皆可能收集到偏差的資料。

三、使用不恰當的統計方法分析資料

　　變項的測量尺度可分成類別、序位、等距／等比，就描述性統計方法而言，在表達資料的集中趨勢時，類別變項得用眾數，序位變項採中位數，等距／等比變項則是平均數。若欲呈現資料的變異性，類別變項用頻數，序位變項是範圍，等距／等比變項是標準差。

　　在推論性統計方法部分，得先將變項分成連續性與非連續性二種。再依自變項與依變項是連續性與否，選擇適當的統計方法（表4-1）。

● 表4-1　推論性統計方法

自變項	依變項	統計方法
連續性	連續性	相關 (correlation) 回歸 (regression)
連續性	非連續性	邏輯回歸 (logistic regression)
非連續性	連續性	t 檢定 (t-test) 配對 t(paired t-test) 變異數分析 (ANOVA)
非連續性	非連續性	卡方檢定 (Chi-square test)

　　若研究設計未將變項屬性考慮清楚，而錯用統計方法分析資料，當然研究結果就成為「垃圾進、垃圾出」。

4-5　研究架構

　　研究架構旨在藉由「看圖說故事」，以引導別人來認識該研究的目的、主要變項內容、變項間的關係、如何統計分析資料，與呈現研究結果。研究結構可以用圖或表呈現，也可以是一段文字敘述。一般而言，量性研究通常會有研究架構；質性研究則因探討的研究現象尚不清楚，有待歸納整理，且不預設理論與假設，故不先設定研究架構。

　　以下將以「謝玉琴、胡月娟、張萃珉(2006)‧護理人員對針扎預防之知識、態度、行為及其相關因素之探討‧*實證護理*，*2*(4)，284-292。」一文，來說明研究架構的功能，與擬訂研究架構的步驟。

一、研究架構的功能

(一) 統整文獻查閱內容

　　做研究時，文獻查證是一個必要的過程，藉此過程，研究者可查閱與所欲探討現象、問題有相關的知識、概念、理論、模式…，藉由一概念架構，以做文獻查證知識的統整。例如影響護理人員對針扎預防知識、態度與行為的因素，藉由文獻查證，可知護理人員的人口學特性，如性別、年齡、教育程度、工作年資、任職科

別、針扎經驗及接受預防針扎在職教育…等，皆是相關的影響因素。經由統整後即可將這些影響因素放入研究架構中（圖4-2）。

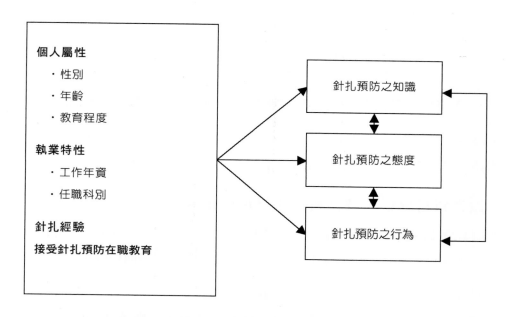

⊕ 圖4-2　護理人員對針扎預防之知識、態度與行為之研究架構圖

（二）呈現研究相關概念及概念間關係

　　圖4-2的研究架構圖，研究者可以清楚的表達該研究的目的，例如探討護理人員對針扎預防之知識、態度與行為的情形；了解影響護理人員對針扎預防知識、態度與行為的因素；探討護理人員針扎預防知識、態度與行為間的相關性。此外，由研究架構亦可呈現自變項與依變項的內容，例如前者是護理人員的個人屬性、執業特性、針扎經驗、接受針扎預防在職教育；後者則是針扎預防之知識、態度與行為。

（三）呈現研究設計方式

　　研究架構可以清楚的陳述自變項與依變項的關係，故可判斷其隸屬何種研究設計。例如圖4-2就顯示影響護理人員針扎預防知識、態度與行為的因素，及針扎預防知識、態度與行為間的關係，故屬於相關性研究設計。

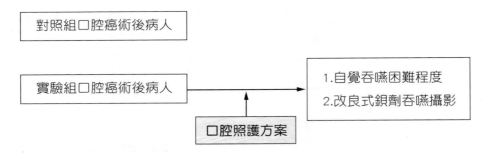

◉ 圖4-3　口腔照護方案對口腔癌術後病人吞嚥功能成效之研究架構圖

從圖4-3可見介入措施為口腔照護方案，其成效指標為自覺吞嚥困難程度，與改良式鋇劑吞嚥攝影，故為類實驗設計。

（四）做為資料分析、解釋與結果呈現的依據

由圖4-2的研究架構，研究者可做為資料分析的依據，依變項性質，研究者可列表陳述描述性統計與推論性統計的分析方式（表4-2、4-3），繼而依分析結果做解釋。

在研究結果呈現部分，亦可依架構圖，先呈現自變項內容（如護理人員的個人屬性、執業特性、針扎經驗、接受針扎預防在職教育），與依變項內容（如針扎預防之知識、態度與行為）。接著陳述自變項對依變項的影響（即影響護理人員針扎預防知識、態度與行為的因素），及依變項間的相關性（即針扎預防知識、態度與行為間的相關性）。

◉ 表4-2　描述性統計分析

變項		性質	統計方法
個人屬性			
性別	男	類別	次數分配、百分率
	女		
年齡		等比	平均值、標準差
教育程度	高職	類別	次數分配、百分率
	專科		
	大學		
	研究所		

⊕ 表4-2 描述性統計分析（續）

變項			性質	統計方法
職業特性				
工作年資			等比	平均值、標準差
任職科別	內科		類別	次數分配、百分率
	外科			
	婦兒科			
	洗腎室			
	手術室			
	加護病房			
	其他			
接受針扎預防在職教育	有		類別	次數分配、百分率
	無			
針扎預防知識	22 題，答對 1 分，答錯 0 分，總分 0~22 分		等比	平均值、標準差、最小值、最大值
針扎預防態度	13 題，依 5 等級計分，總分 15~65 分		等比	平均值、標準差、最小值、最大值
針扎預防行為	11 題，依 5 等級計分，總分 11~55 分		等比	平均值、標準差、最小值、最大值

⊕ 表4-3 推論性統計分析

自變項	性質	依變項	性質	統計分析
性別	類別	知識	等比	t-檢定以平均值、p 值、95%C.I. 判定其差異性
		態度	等比	t-檢定以平均值、p 值、95%C.I. 判定其差異性
		行為	等比	t-檢定以平均值、p 值、95%C.I. 判定其差異性
年齡	等比	知識	等比	以 Persaon 積差相關分析兩兩變項之間的相關，r 為正值時，為正相關；r 為負值時，為負相關。r 值越大，表示相關性越強
		態度	等比	以 Persaon 積差相關分析兩兩變項之間的相關，r 為正值時，為正相關；r 為負值時，為負相關。r 值越大，表示相關性越強
		行為	等比	以 Persaon 積差相關分析兩兩變項之間的相關，r 為正值時，為正相關；r 為負值時，為負相關。r 值越大，表示相關性越強

➕ 表4-3　推論性統計分析（續）

自變項	性質	依變項	性質	統計分析
教育程度	類別	知識	等比	One-way NOVA（單因子變異數分析）以 F 值、p 值判定其差異性，有顯著差異的變項，再以 Scheffe's test 做事後檢定
		態度	等比	One-way NOVA（單因子變異數分析）以 F 值、p 值判定其差異性，有顯著差異的變項，再以 Scheffe's test 做事後檢定
		行為	等比	One-way NOVA（單因子變異數分析）以 F 值、p 值判定其差異性，有顯著差異的變項，再以 Scheffe's test 做事後檢定
工作年資	等比	知識	等比	以 Persaon 積差相關分析兩兩變項之間的相關，r 為正值時，為正相關；r 為負值時，為負相關。r 值越大，表示相關性越強
		態度	等比	
		行為	等比	
任職科別	類別	知識	等比	One-way NOVA（單因子變異數分析）以 F 值、p 值判定其差異性，有顯著差異的變項，再以 Scheffe's test 做事後檢定
		態度	等比	
		行為	等比	
針扎經驗	類別	知識	等比	t- 檢定以平均值、p 值、95%C.I. 判定其差異性
		態度	等比	
		行為	等比	
在職教育	類別	知識	等比	t- 檢定以平均值、p 值、95%C.I. 判定其差異性
		態度	等比	
		行為	等比	
知識	等比	態度	等比	以 Persaon 積差相關分析兩兩變項之間的相關，r 為正值時，為正相關；r 為負值時，為負相關。r 值越大，表示相關性越強
知識	等比	行為	等比	以 Persaon 積差相關分析兩兩變項之間的相關，r 為正值時，為正相關；r 為負值時，為負相關。r 值越大，表示相關性越強
態度	等比	行為	等比	以 Persaon 積差相關分析兩兩變項之間的相關，r 為正值時，為正相關；r 為負值時，為負相關。r 值越大，表示相關性越強

二、擬訂研究架構的步驟

（一）具體呈現研究問題與相關變項

　　以上例而言，研究者所欲探討的研究問題是護理人員對針扎預防的知識、態度與行為的現況；護理人員個人屬性對其針扎預防知識、態度與行為的影響。此研究的相關變項有「影響護理人員針扎的相關因素」、「針扎預防知識」、「針扎預防態度」與「針扎預防行為」。

（二）變項的選擇與界定

　　變項的選擇來自研究者個人的實務經驗與文獻查證，這些變項的組合需能反應所欲探討的研究問題與研究目的。再者，需對每一變項做操作性定義，以成為可供操控或測量的研究變項（表4-2、表4-3）。

（三）變項間關係的確認

　　依時間先後發生的關係，或因果發生的次序來做變項間關係的確認與排列。例如假設「影響或相關因素」發生在先，才有「護理人員針扎預防的知識、態度與行為」，則變項間的關係是「影響或相關因素」是自變項，依變項是「護理人員針扎預防之知識、態度與行為」。

（四）繪出研究架構圖

　　將變項內容、變項間所確認的關係以圖做呈現。例如變項以長方形框框標示，以呈現變項主要內容。接著以線條、箭頭表示變項間的關係。單箭頭所指表示發生時間在後（或果），一般是由左向右表示，左方是自變項，右方為依變項。例如護理人員個人屬性會影響其對針扎預防之知識、態度與行為。雙箭頭則表示變項間是相互影響的關係。例如護理人員對針扎預防的知識、態度與行為，此三者會互相影響。

　　總而言之，研究者在繪製完研究架構圖後，一定得再三檢視，務必力求其研究架構能呈現研究目的之內容、自變項與依變項為何、自變項與依變項的關係，及研究所欲呈現之結果。

有時現存的理論架構，可做為擬訂研究架構的參酌，以助於研究設計與護理知識體系產生的連結。例如計畫行為理論(theory of planned behavior, TPB)可用於與身體健康有關所採取各種行為的研究，其理論架構圖如4-4。

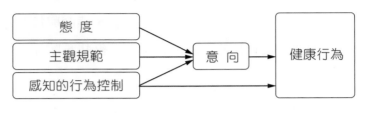

⊕ 圖4-4　計畫行為理論

根據此架構可執行質性研究，例如「計畫行為理論已運用至研究多種健康行為的執行，但尚未用以探討台灣各種不同診斷慢性病患者的健康行為。有鑑於此，本研究採質性設計，以36位不同診斷的慢性病患者為研究對象，確認出計畫行為理論各建構的決定因子，以作為日後量性研究的擬訂量測指標。將逐字稿做內容分析後，發現慢性病患者在執行健康行為所持態度的決定因子為優點與缺點；影響健康行為執行的重要他人為家人、社會網路、及健康專業人士；所感知行為控制的決定性因子則為有助及阻礙健康行為執行者。對於以計畫行為理論來探究慢性病患者的健康行為，本研究結果提供了一個新的視野。」(Hwu & Yu, 2006)

上述理論架構亦可據以執行量性研究，例如「本研究目的在運用計畫行為理論，以預測慢性病患者健康行為的意向與執行。結構式問卷訪談400位不同慢性病診斷的門診患者。受訪對象男女比例相當，近一半的受訪對象，其教育程度在高中以下，計畫行為理論中的變項：態度、主觀規範、感知的行為控制，與健康行為意向，皆以問卷題項建構的量表做評估。健康行為的執行，則以健康行為量表做測量。以皮爾森相關檢定計畫行為理論的四個變項，與健康行為執行間的相關性。α值定在.05，以作為研究結果統計分析是否顯著的判定標準。複迴歸分析顯示計畫行為理論可解釋健康行為意向47%的變異量，健康行為的執行則只有6%的變異量。研究結果顯示運用計畫行為理論，有助於詮釋慢性病患者採取健康行為的意向；但在健康行為的執行上則無法充分呈現慢性病患者的認知決策過程。因此需添增其他變數，以提升此模式的預測效度。護理人員應盡心力以改善慢性病患者的態度與提供支持，以促進其健康行為的執行。」(Lin & Hwu, 2010)

因此選擇一合適的理論做為研究架構之依據，以執行質性、量性研究，亦為另一種方式。

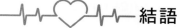 **結語**

　　儘管在分類上可將研究設計分成許多類別，研究者在實際執行研究的過程，就會發現研究設計的類別間還是有些許重疊。不論如何，最重要的是衡量己身個別情況，選擇最適當的研究設計方式，以完成研究目的。

　　研究架構的繪製是研究過程中很重要的一環，藉此可以引導研究者自我檢視研究目的、變項內容、資料分析方式、結果呈現與討論的一致性，以讓研究的執行與書寫更趨完整。

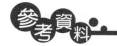

李慧鶯、康宜靜、劉雅惠、許敏桃(2014)·台灣臨床護理人員交班經驗之現象學研究·*護理雜誌，61*(6)，39-47。

林育萱、蕭淑代、林秋芬、楊勤熒、鍾明惠(2018)·職場霸凌與女性護理師照護病人安全態度之相關性探討·*護理雜誌，65*(1)，51-60。

相青琪、胡月娟(2017)·口腔照護方案對口腔癌術後病人吞嚥功能之成效·*護理雜誌，64*(2)，88-98。

許敏桃、徐慧君、許秀月、王瑞霞(2015)·生活世界的失序—台灣糖尿病婦女疾病經驗之探討·*護理雜誌，62*(2)，34-44。

陳冠玲、蔡芸芳、邵榮華、徐亞瑛(2016)·大學護理學系應屆畢業生對醫院之護理公費生獎助學金的看法與期待·*護理雜誌，63*(5)，55-64。

曾英芬、陳宇平、鄭碧姿、袁綺蘋、郭佩晴(2016)·台灣婦女經歷死產後再次懷孕與生產的經驗·*護理雜誌，63*(3)，52-61。

游金靖、胡月娟(2006)·慢性病患者健康行為的質性研究·*中臺學報，18*(1)，113-131。

黃喬欣、林碧珠、張媚、李碧霞(2017)・糖尿病病人自我照護行為及相關因素研究・*護理雜誌，64*(1)，61-69。

劉羽嫣、陳威志、陳淑齡(2016)・罹患乳房膿瘍婦女持續哺乳之經驗・*護理雜誌，63*(2)，49-57。

蔡玉梅、李皎正(2015)・從護理臨床教師及學員之經驗反思護理臨床教師培育課程・*護理雜誌，62*(3)，49-56。

謝玉琴、胡月娟、張萃珉(2006)・護理人員對針扎預防之知識、態度、行為及其相關因素之探討・*實證護理，2*(4)，284-292。

韓慧君、許麗齡(2014)・專科護理師參與培訓課程之學習經驗・*護理雜誌，61*(1)，54-63。

Lin, F. Y., & Hwu, Y. J. (2010). Applying the planned behavior to assess health behavior intention and performance of chronic illness outpatients. *中臺學報(人文社會卷)，21*(3)，103-120。

Chueh, K. H., Chang, C. C., & Yeh, M. L. (2018). Effects of auricular acupressure on sleep quality, anxiety, and depressed mood in RN-BSN students with sleep disturbance. *The Journal of Nursing Research, 26*(1), 10-17.

Hwu, Y. J., & Yu, C. C.(2006). Exploring health behavior determinant for people with chronic illness using the constructs of planned behavior theory. *The Journal of Nursing Research, 14*(4), 261-270.

Parahoo, K. (2014). *Nursing research：Principles, process and issues* (3rd ed.). NY：Palgrave Macmillan.

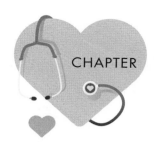

CHAPTER

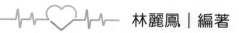

林麗鳳｜編著

05 · 樣本與取樣策略

本章大綱

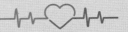

取樣可以節省研究的經費和人力
精確的取樣可獲得具有代表性的樣本
具有代表性的樣本才能推論母群體

讀完本章後,讀者應能夠:

1. 說出母群體與樣本的意涵。
2. 了解取樣的目的與重要性。
3. 了解質性和量性研究的取樣方法。
4. 了解樣本數大小的估計方法。

每逢選舉期間看報紙、電視新聞或聽廣播，經常看到或聽到「…本次調查成功訪問了1,067位成年人，…在95%的信心水準下，抽樣誤差在正負3個百分點…，依據最新民意調查結果發現……」等，記者在報導民意調查結果時都會交代「信心水準」和「抽樣誤差」，以強調調查的可信度和代表性。

在教學經驗和指導學生執行專案或研究的過程中，最常被問到的是：「需要多少樣本？」「要如何取樣？」，學生擔心被批判樣本數太少，不足以支持研究所需，又擔心樣本數太多，沒有時間也沒有經費做完。

事實上，在進行研究時，固然要考慮樣本的大小，但是樣本的代表性，更是不可忽略的一環；唯有具代表性的樣本，所得的研究結果才能做推論。要如何選取具有代表性的樣本呢？本章將討論如何抽取具有代表性的樣本，和如何估計所需樣本大小的方法，以帶領初學者，輕鬆的進入研究的領域。

5-1 母群體與樣本

母群體是研究者想研究的全部對象，所以嚴格來說，母群體每一個「個體」都是收集資料的對象。但是由於母群體的範圍很大，包含的個體數也相當多，要收集到每一個個體的資料，必須花費極龐大的人力、物力和時間，實非一般研究者所能負擔，因此除了普查(census)之外，沒有研究者會這樣做，取樣的需求因應而生。

例如研究者想知道護理系學生身高的分布情形。研究者並不需要實際去測量每一位學生的身高，只需要應用取樣的方法，從**全體**學生中，抽取具有代表性的**一小部分**學生進行測量，就可以**估計全體**學生的身高分布情形。

因此，研究者會應用取樣的方法，自母群體中抽取一小部分的個體，作為收集資料的對象。這一小部分的個體就稱為「樣本」，而從母群體抽取樣本的過程，就稱為取樣或抽樣(sampling)。

抽取樣本進行研究的過程，不但節省人力與物力，也縮短了取得資料和整理的時間。提供研究者以樣本資料為基礎的研究結果，進一步推論和解釋母群體。母群體、樣本和取樣的關係如圖5-1。

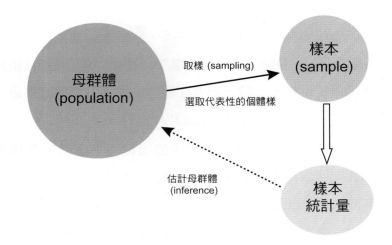

❶ 圖5-1 母群體、樣本和取樣的關係圖

一、母群體 (Population)

　　研究者想研究或探討某一議題之全體研究對象所組成的集合，稱為**母群體**或母體或研究母全體(study population)。

　　例如：研究者想知道護理系學生的身高分布，則護理系全體學生就是母群體；研究者想知道孕婦接受產檢情形，則全體孕婦就是研究母群體；研究者想了解高中生吸菸的比率，則全體高中生即為母群體。

二、樣　本

　　從母群體中選取一部分具有母群體特質的個體，這些個體所組成的群體稱為**樣本**。

　　例如：研究者想知道護理系學生身高的分布情形，則從護理系全體學生中所選取的一部分學生就是樣本，研究者透過測量、統計分析，就可依此估計護理系學生身高的分布情形。又如研究者想知道孕婦接受產檢情形，可以應用取樣方法，選取具有代表性的孕婦，收集這些孕婦的資訊，推估孕婦接受產檢情形。同樣的，研究者想了解高中生吸菸的比率，也可透過取樣的方法，選取一部分高中生，來估計高中生吸菸的比率。

5-2 取樣的目的

一、目 的

　　一般來說，研究者通常是在有限的時間、精力及經濟資源的狀況下來進行研究，極少能夠研究一個既存母群體內的每一個成員。取樣的目的為經由取樣的過程，選取具有代表性的小群體樣本，研究者可以由此推估母群體，達到**節省時間、財力、人力和資源**的目的。

二、重要性

　　取樣的**優點**在於**節省時間、財力、人力和資源**，但是也有可能因為取樣的方法或選取樣本的偏誤，導致從樣本估計母群體的情況時產生錯誤。因此，如何正確取樣降低錯誤的機率，成為取樣過程重要的考量因素。具體言之，樣本的代表性(representativeness)為影響推論母群體的關鍵，樣本的代表性越高，用來推論母群體的情形就越正確。故樣本的代表性成為取樣的基本準則，也是評定樣本是否適當的依據。

5-3 取樣的方法

　　取樣的方法大致可分為二大類：一為「非機率取樣」或稱為非隨機取樣(non-probability sampling)，另一為「機率取樣」或稱為隨機取樣(probability sampling)，其概念如圖5-2。**質性**與**量性**的研究者，抽取研究樣本的方法有很大的差別，**質性**的研究者選取研究對象的方法，是**取決於他們與研究主題的關聯性**，因此，質性的研究者較少從母群體中依據機率理論取樣。而**量性**的研究者，在研究取樣時，強調如何從母群體中抽取出**具有代表性的樣本**，取樣的方法常依據數學的**機率**理論。

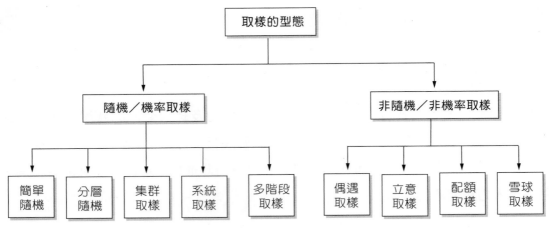

● 圖5-2　取樣的方法

一、非機率取樣

　　非機率取樣是依據研究者的研究目的做主觀判斷，或依客觀條件的方便性來取樣。因為不涉及機率原則，故稱為非機率取樣，又稱為「便利取樣」(convenience sampling)，所取得的樣本稱為「便利樣本」(convenience sample)。例如：研究者為某校的護理系教師，想了解護生「健康促進生活型態」的一般情形，故以其服務學校的護理系學生為研究樣本，此即為便利取樣，取得的護理系學生即為便利樣本。

　　另一種情況是：基於研究的需要，選取具有某一種特質的人為樣本，此稱為「立意／目的」取樣(judgemental or purposive sampling)。例如：學務處生活輔導組教官想知道學生對學校伙食的滿意度，故選取「有搭伙」的住校生為研究對象，這就是一種符合研究目的的取樣。

　　一般來說，便利取樣和目的取樣所得的樣本，都是非機率所得的便利樣本，較不具代表性，故所得結果無法推估母群體的一般情形。常見的取樣類型如下：

（一）偶遇取樣（Accidental sampling）

　　偶遇取樣主要是利基於方便，常見於市場調查或電視節目的訪問，電視上記者帶著攝影機和麥克風上街，跟幾個方便受訪的人做訪問，以聽取其意見和看法。對於訪問者來說，這些願意受訪的人，可能是比較「友善」不會「拒人於千里之外」的人，所以並不能代表一般民眾。另一種常見的例子是：報紙的「有獎徵答」

活動，請讀者「剪下問卷填妥寄回即可參加抽獎」。因為不是每個人都有訂這份報紙，有訂報紙的讀者也不一定看到這個有獎徵答活動，即使看到，也不一定會將問卷填妥寄回。所以，會寄回問卷的人他們可能具備某種特質，因此他們也不能代表全體的報紙讀者。

（二）立意／目的取樣 (Judgemental or purposive sampling)

立意取樣最基本考量在於研究對象的特質或屬性是否符合研究者想探討的議題，或是能提供研究者所需要的資訊。例如研究者想探討「建築工人飲用提神飲料」的情形，最佳選樣的地點就是建築工地，工地的工人就是最佳的訪談對象。又如學校想了解「機車通勤學生對停車位的需求」，最佳選樣對象當然就是騎機車的學生了。這種以符合研究者想探討的議題作為取樣考量，選取符合研究需求的特質或屬性的研究對象之取樣方法，就稱為立意取樣或目的取樣。

（三）配額取樣 (Quota sampling)

配額取樣是偶遇取樣的改良版，研究者在使用配額取樣時，先找出研究相關組群的類別特質，如：性別、年齡組，然後決定每個類別需要多少人，才開始依據所需的人數選取樣本。例如：研究者決定選取男性、女性各50人，分配到30~50歲的年齡組；<30歲，男性、女性各10人；31~40歲，男性、女性各20人；41~50歲，男性、女性各20人。說它是偶遇取樣的改良版，是因為研究者有考慮到研究相關組群的類別特質之分布。不過，這種取樣雖然有性別和不同年齡組群的分布，終究因為它不是隨機樣本，所以無法正確的反應母群體的特質。

（四）雪球取樣 (Snowball sampling)

「雪球取樣」顧名思義，選取樣本的方式就像滾雪球一樣，剛開始時雪球小小的，在滾動的過程中，黏到更多的雪，因此雪球越滾越大。研究者在收案時可能是從一個或少數符合研究主題特質的個案開始，透過個案的連鎖轉介，達到所需的樣本數。

例如：研究者想探討國中生吸菸的議題，於是從校園中因吸菸違規被輔導室教官登記約談的學生開始訪談，訪談後再由這位學生介紹認識訪談其他也吸菸的

學生。如此，研究者只需要先和一小部分的個體接觸，便可以由他們的指引收集到團體中其他重要的資訊。這種取樣法取決於研究對象與研究主題的關聯性，整體的樣本選擇有賴於第一次所接觸到的個體或少數人，雖然方便，但也有缺點；假如這些人對於研究者想探討的議題，有特定的看法或強烈的偏見，則容易產生研究的偏誤，而影響研究結果。

二、機率取樣

機率取樣是以「機率」為基礎的取樣法，其基本精神是：每一個個體都有一個**相等**且**大於**「零」被抽中的機會，取樣的過程是隨機(random)的。「隨機」並不是「隨便」的意思。隨機取樣是沒有任何人為的主觀判斷和取捨，個體是否被選取，完全是依據機率原理為準則。因此，依據機率被選取的樣本就能代表母群體。

機率取樣的方法包括：簡單隨機取樣、分層隨機取樣、集群取樣、系統取樣與多階段取樣等。

(一) 簡單隨機取樣 (Simple random sampling)

所謂「簡單隨機取樣」的方法，其取樣的概念是依據隨機取樣原則最基本的取樣法，嚴格說來，「簡單隨機取樣」是取樣的概念簡單，其取樣方法並不簡單，因為，要符合每個個體都有「**相等**」且**大於**「**零**」被抽中的機會，研究者需要有全體研究對象的名冊，才能進行取樣。最常採用的方式有抽籤、亂數表(random number table)和電腦程式取樣。

1. **抽籤**：抽籤的方式就像一般的彩券摸彩，參加者將彩券投入摸彩箱，再依據獎額數量抽出，人人都有機會被抽中，被抽出的就是樣本。

2. **亂數表**：使用**亂數表**，須先將母群體中所有的個體逐一編號，自1號開始編到最後一個個體，再應用亂數表取樣，取樣的步驟，以圖5-3、表5-1為例，說明如下。

例如：某校護理系二技學生共150位學生，擬隨機抽取5位學生為樣本，應用亂數表取樣如下：

(1) 選取**起始點**：研究者可以矇起眼睛，以手指隨意在亂數表移動數秒，停下來以手指所指的位置為起始點，也可以原子筆或鉛筆豎立在亂數表上隨意轉動後，筆停下來後，筆尖所指的數字即為起始點。

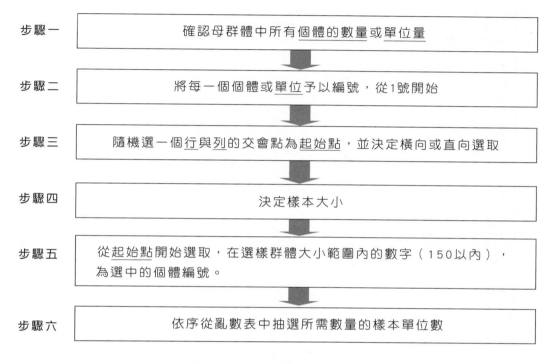

步驟一	確認母群體中所有個體的數量或單位量
步驟二	將每一個個體或單位予以編號，從1號開始
步驟三	隨機選一個行與列的交會點為起始點，並決定橫向或直向選取
步驟四	決定樣本大小
步驟五	從起始點開始選取，在選樣群體大小範圍內的數字（150以內），為選中的個體編號。
步驟六	依序從亂數表中抽選所需數量的樣本單位數

✛ 圖5-3　應用亂數表抽樣的概念圖

(2) 由起始點開始，橫向或直向選取三位數，數值在150以內者即選取為樣本。

(3) 若起始點落在第05列和第6欄數字2，由此數字橫向取3位數為211，此數超過150，捨棄，下3位數為591，此數超過150，捨棄，下3位數依序為623、950、595、625，均超過150，也都捨棄。接下來096、120，在150之內，選取為樣本，接下來786、816、299均超過150，捨棄，接下來022，選取為樣本，接下來339、572、640，均超過150，捨棄，接下來368，捨棄，接下來077、142，選取為樣本共5個樣本。

➕ 表5-1 亂數表

	1 2 3 4 5	6 7 8 9 10	11 12 13 14 15	16 17 18 19 20	21 22 23 24 25	26 27 28 29 30	31 32 33 34 35	36 37 38 39 40	41 42 43 44 45	46 47 48 49 50
01	13962	70992	65172	28053	02190	83634	66012	70305	66761	88344
02	43905	46941	72300	11641	43548	30455	07686	31840	03261	89139
03	00504	48658	38051	59408	16508	82979	92002	63606	41078	86326
04	61274	57238	47267	35303	29066	02140	60867	39847	50968	96719
05	43753	**21**159	16239	50595	625**09**	**6120**7	86816	299**02**	**2**3395	72640
06	368**07**	**7142**0	35804	44862	23577	79551	42003	58684	09271	68396
07	19110	55680	18792	41487	16614	83053	00812	16749	45347	88199
08	82615	86984	93290	87971	60022	35415	20852	02909	99476	45568
09	05621	26584	36493	63013	68181	57702	49510	75304	38724	15712
10	06936	37293	55875	71213	83025	46063	74665	12178	10741	58362
11	84981	60458	16194	92403	80951	80068	47076	23310	74899	87929
12	66354	88441	96191	04794	14714	64749	43097	83976	83281	72038
13	49602	94109	36460	62353	00721	66980	82554	90270	12312	56299
14	78430	72391	96973	70437	97803	78683	04670	70667	58912	21883
15	33331	51803	15934	75807	46561	80188	78984	29317	27971	16440
16	62843	84445	56652	91797	45284	25842	96246	73504	21631	81223
17	19528	15445	77764	33446	41204	70067	33354	70680	66664	75486
18	16737	01887	50934	43306	75190	86997	56561	79018	34273	25196
19	99389	06685	45945	62000	76228	60645	87750	46329	46544	95665
20	36160	38196	77705	28891	12106	56281	86222	66116	39626	06080
21	05505	45420	44016	79662	92069	27628	50002	32540	19848	27319
22	85962	19758	92795	00458	71289	05884	37963	23322	73243	98185
23	28763	04900	54460	22083	89279	43492	00066	40857	86568	49336
24	42222	40446	82240	79159	44168	38213	46839	26598	29983	67645
25	43626	40039	51492	36488	70280	24218	14596	04744	89336	35630
26	97761	43444	95895	24102	07006	71923	04800	32062	41425	66862
27	49275	44270	52512	03951	21651	53867	73531	70073	45542	22831
28	15797	75134	39856	73527	78417	36208	59510	76913	22499	68467
29	04497	24853	43879	07613	26400	17180	18880	66083	02196	10638
30	95468	87411	30647	88711	01765	57688	60665	57636	36070	37285
31	01420	74218	71047	14401	74537	14820	45248	78007	65911	38583
32	74633	40171	97092	79137	30698	97915	36305	42613	87251	75608
33	46662	99688	59576	04887	02310	35508	69481	30300	94047	57096
34	10853	10393	03013	90372	89639	65800	88532	71789	59964	50681
35	68583	01032	67938	29733	71176	35699	10551	15091	52947	20134
36	75818	78982	24258	93051	02081	83890	66944	99856	87950	13952
37	16395	16837	00538	57133	89398	78205	72122	99655	25294	20941

3. **電腦程式取樣**：Excel的亂數產生器內鍵在電腦程式中，是隨機取樣的好幫手。若仍以某校護理系二技學生共150位學生，擬隨機抽取5位學生為樣本為例，其操作步驟為：

(1) 開啟Excel，於新工作表上任一位置，執行「工具(T)／資料分析(D)…」，選「亂數產生器」。

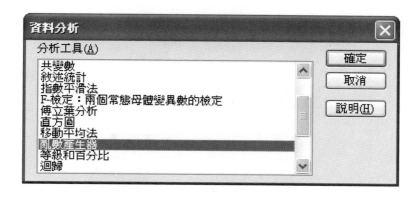

(2) 在「變數個數」欄位填入「1」（以「編號」為取樣的**變數**，變數的數量為一個）／「亂數個數」欲抽取的樣本數「5」／分配方式選擇均等分配／參數介於0~150／「亂數基值」可以不填或填入任一數值／「輸出範圍」可在工作表單上適當位置點任一儲存格即可列出所抽到的樣本編號。

(3) 樣本編號有小數點，可以透過減少小數點位數，變成整數編號，69、66、137、52、119共5位，即為所抽取的樣本數。

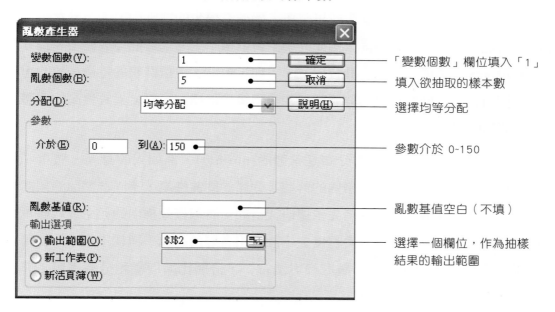

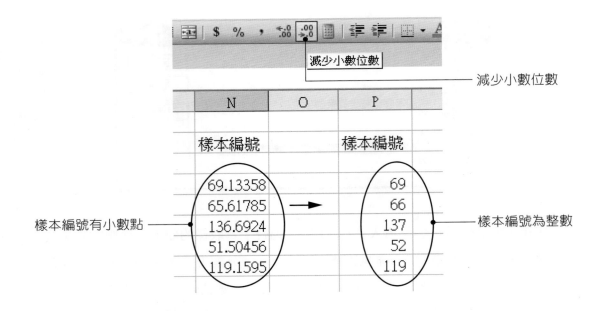

(二) 分層隨機取樣 (Stratified random sampling)

在一個群體中,個體的特徵並不完全相同,例如相同年齡群的男性身高通常比女性高,護理系學生的性別女生較男生多,機械系學生的性別則男生多於女生。學生的學習能力和興趣也有不同,例如高中生會依據學生的學習能力或興趣專長分為「資優班」、「常態班」、「社會組」、「理工組」。這種群體內特徵一致的程度稱為「同質性」,同質性高的群體就稱為「**同質性群體**」,反之異質性高的群體就稱為「**異質性群體**」。

理論上群體內個體特徵的分布是常態的(normal),例如人的身高、體重、智力。分層取樣的特質是:同一層內的群體其個體的**同質性高**,不同群體間的個體**異質性高**。因此,在取樣時研究者先依據研究目的,將取樣架構內的元素或取樣單位分成若干層(性別、年齡、教育程度),計算出各層所占比率與樣本大小,使用簡單隨機或系統隨機取樣本。分層取樣方法有二,**分層比率取樣和分層等量(非比率)取樣**。

1. 分層比率取樣

研究者先將抽樣架構內的元素或取樣單位分成若干層,計算各層所占母群體的比率,決定每一層所需抽出的樣本大小,再使用簡單隨機或系統隨機取樣本。

例如：某校學生性別分布比率為3:7。研究者想了解該校學生的平均身高，由於身高可能受性別的影響，通常男生身高較女生高，故研究者先依據學生性別分層，應用簡單隨機取樣，自男生中抽出30人，女生中抽出70人合計100位，性別比率仍為3:7，以測量身高計算平均值。

2. 分層等量（非比率）取樣

取樣前，研究者依據取樣架構內的元素或取樣單位分成若干層後，直接使用簡單隨機或系統隨機取樣本，抽樣過程不考慮每一層的大小及其分布比率。

例如：延續上述的例子，研究者也考慮了性別對身高的影響，因此應用簡單隨機取樣，分別抽出男生50人，女生50人合計100位（男生、女生的樣本數相等），測量身高，計算平均值，在這個取樣中，研究者雖然考慮了性別的差異，但並未考慮性別真正的分布比率為3：7，故實際取樣的性別分布比率為1：1。

（三）集群取樣 (Cluster sampling)

延續上述的概念，研究者想研究的對象在群體中是以「**集群**」的方式存在，每一個體都有其歸屬的集群，母群體是由若干集群所組成的群體。

以某校的學生為例，學校有數個學系，每個學系有不同的年級，每個年級分別有數個班級，每個班級有數十位學生，每一位學生都歸屬在自己的班級之內。在這種情況下，若想收集具有代表性學生的資料，以「班級」為單位來收集是最方便的。這種以班級（集群）為取樣單位的取樣方法，就稱為**集群取樣**。

例如：學務處想了解學生對校園勞作制度的滿意度，隨機抽取10班學生進行校園勞作制度滿意度問卷調查。

集群取樣最大的優點是可以節省時間、人力和物力，但若母群體分布廣，或是集群的屬性特徵大小差別很大時，取樣的結果會有偏差，例如：全校90班學生中護理學系班級學生數有35班，視光學系只有5班，若直接進行隨機集群取樣，此時所抽取的樣本有可能集中在班級數多的系科，班級數少的系科可能抽不到，樣本的代表性就有偏差。此時可配合分層取樣來改善，先依據系科分層，再抽取所需的班級數，就可避免樣本代表性的偏差。

（四）系統取樣 (Systematic sampling)

系統取樣是依據個體排序的順序，每隔一個固定的間隔，抽取一個樣本，直到研究者設定的樣本數為止。這種取樣法的先決條件是研究群體中個體是事先排序好的群體。例如：學生的名冊依據班級座號排序。研究者想要對全校的學生進行取樣，只要將全校不同系科學生的班級名條，依照學校的系科排序，應用系統取樣法，依照一定的間隔來抽取樣本，直到所需的樣本數為止，以此種方法抽取所得的樣本，其所具備的特質最接近母群體的特質。因為系統取樣是依據個體排序的順序，每隔一個固定的間隔，抽取一個樣本，直到研究者設定的樣本數為止，所得的樣本就像是母群體的縮小版。

例如：某班學生的名冊由1號排序到50號，研究者想抽取10個樣本，故以隨機抽樣的方式，在1~10之中選取一個號碼為起始號，然後每5號抽取一位學生為樣本，直到抽取10個樣本為止。

N=母群體

n=樣本數

k=抽樣間隔

$$k=\frac{N}{n}=\frac{50}{10}=5$$

R=取樣起始號

R=1~10之中以隨機取樣的方式選取一個號碼為起始號

假設R=3

則系統取樣法索取的的號碼為

系統取樣的起始號3

3+k=3+5=8

8+k=8+5=13

13+k=13+5=18

↓

依此類推直到抽取10個樣本為止。

所抽取到的樣本號碼應為3, 8, 13, 18, 23, 28, 33, 38, 43, 48。

　　應用電腦的Excel程式也可以做系統取樣。方法如下：

　　若仍以某校二技護理系共150位學生，以系統取樣每隔10位抽取一位學生為樣本，其操作步驟如下：

1. 以亂數產生器，在1~10之中隨機產生起始號。操作方法如下：

　(1) 開啟Excel，於新工作表上任一位置，執行「工具(T)／資料分析(D)…」，選「亂數產生器」。

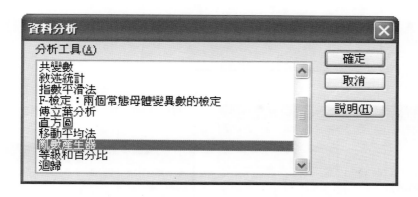

　(2)「變數個數」欄位填入「1」（以「編號」這個變數為取樣的變數，所以變數個數為1個）。

　(3)「亂數個數」欲抽取的樣本數「1」（只需要一個起始號）。

　(4)「分配方式」選擇「均等分配」／參數介於1~10（因為要在1~10之間選一個起始號）。

　(5)「亂數基值」可以不填或填入任一數值。

　(6)「輸出範圍」可在工作表單上適當位置點任一儲存格即可列出所產生的編號。

　(7) 如下圖：研究者先以亂數產生器所取得起始號為「9」。

　(8) 再應用工具列的「編輯」選取「填滿」中的「數列」選項。

　(9) 在「數列」中的「數列資料取自」選取「欄」類型選取「等差級數」。

　(10)「間距值」的欄位依據抽樣間隔設定為「10」，「終止值」的欄位依據母群體數設定為「150」。

　(11)「確定」後即得下列數值號碼為取樣的樣本編號：9、19、29、39、49、59、69、79、89、99、109、119、129、139、149共15位。

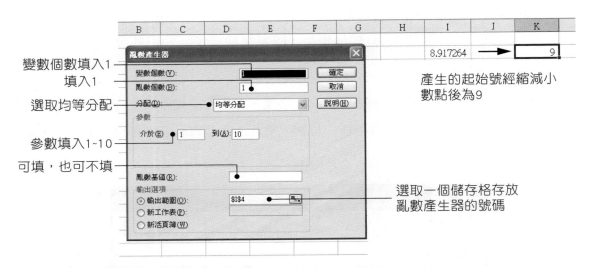

變數個數填入1
填入1
選取均等分配
參數填入1~10
可填，也可不填

產生的起始號經縮減小
數點後為9

選取一個儲存格存放
亂數產生器的號碼

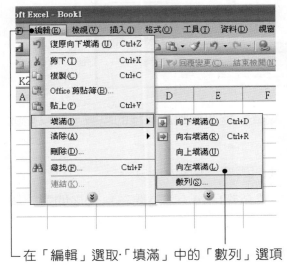

在「編輯」選取「填滿」中的「數列」選項

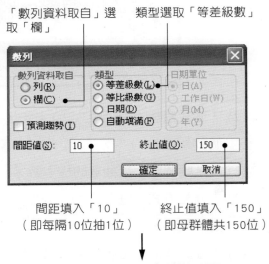

「數列資料取自」選取「欄」

類型選取「等差級數」

間距填入「10」
（即每隔10位抽1位）

終止值填入「150」
（即母群體共150位）

I	J	K
8.917264		9
		19
		29
		39
		49
		59
		69
		79
		89
		99
		109
		119
		129
		139
		149

（五）多階段取樣 (Multistage sampling)

所謂「**多階段取樣**」就是取樣的步驟經過多個步驟，取樣的本質是建構在集群取樣的基礎上。取樣時，研究者先依照研究對象的屬性，進行分層，再依據研究設計取樣。

多階段取樣可為二階段取樣、三階段取樣，或甚至更多。雖然取樣調查的最後對象為個別事物基本單位的屬性，但是在取樣的過程中，是先由全體抽出各基本單位的集合體當作樣本單位，再從這些先行抽出包含「大集合體」的樣本中，抽出包含「小集合體」的樣本，最後，再從這些「小集合體」中抽出基本單位，這就是多階段抽樣。簡而言之，即是將選擇樣本的過程，分為二個或二個以上階段來完成。

多階段取樣法的基本步驟有三：(1)決定取樣要分幾階段進行，以及每一階段的取樣架構(frame)為何；(2)決定各階段的取樣方法及樣本大小；(3)以前一個階段取樣所得之每一個取樣單位，作為下一階段的各個母體，分別進行取樣，一直進行到最後一階段為止。

例如：研究者想了解某縣市居民的健康生活型態，故先抽出數個「**鄉鎮行政區**」，再針對抽中的鄉鎮行政區抽出數個「**里**」，再由抽到的里中抽出若干「**鄰**」，最後，再從鄰抽取若干「**戶**」作為問卷調查對象。

三、機率取樣與非機率取樣之比較

（一）取樣成本和結果接受度之比較

➕ 表5-2　機率取樣與非機率取樣的比較

	取樣設計種類	
	機率取樣	非機率取樣
成本	要花較多成本	成本較低
正確性	較正確	較不正確
時間	要費較多時間	費時較少
結果的接受度(acceptance of result)	普遍的可被接受	尚好
結果可概化性(generalizability of results)	良好	較差

（二）機率取樣比較表

⊕ 表5-3　機率取樣比較表

取樣法	簡單隨機取樣	系統取樣	亂數表取樣	分層隨機取樣	集群取樣	多階段取樣
定義說明	將母群體中的每一個個體均編碼，再從中隨機抽取數個樣本的取樣方法	從母群體中有系統的每隔相等若干個體，抽取一個做為樣本的方法	將母群體中的每一個個體編號，然後再利用亂數表所抽出的號碼做為樣本	取樣之前，研究者根據某些標準，將母群體分為若干組，然後在各組中抽出若干個體做為樣本	取樣以母群體為單位，先將母群體按照某一標準，分成若干類，再從這些母群體中以隨機取樣抽出若干群體為樣本	先將母群體依據某特質分為若干層，利用隨機法抽出幾個層，再從所抽的層中，隨機抽出若干樣本
優點	簡單容易進行	所得的樣本的組成類似母群體的縮小版	樣本相當隨機，實施方便	每一層均可能抽中具代表性的樣本	樣本集中，可節省調查時間，同時能配合行政上的方便	
缺點	母群體人數眾多時，編碼費時費力	未完全符合隨機原則，易產生抽樣誤差	母群體人數眾多時，編碼費時費力		1.若樣本過於集中，則代表性低 2.則無法精確控制樣本人數	實施起來比較複雜
備註	簡單隨機取樣適合用在具有同質性的母群體			為使樣本結構與母群體結構完全一致，自各層中抽出的樣本數，占全部樣本數的比率，應與每一層總人數占母群體總人數的比率一致		通常用於大型的研究計畫

（三）非機率取樣比較表

⊕ 表5-4　非機率取樣比較表

	便利取樣	立意取樣	配額取樣	雪球取樣	偶遇取樣
定義	以研究者方便接近的群體為研究對象所取得的樣本	研究者依據研究目的，有意選取某些符合研究需求與特質的樣本來進行研究的取樣法	與分層隨機抽樣法相似，但配額取樣各層的樣本並非以隨機取樣法自母群體中選出，而是以非隨機抽樣得來	研究者選擇自己認識的人作為研究對象，再請這些人介紹他們認識的人，來接受調查或實驗	偶遇取樣主要是利基於方便，常見於市場調查或電視節目的訪問或街頭訪問
優點	容易實施	可隨研究者心意選取樣本			容易實施
缺點	易造成樣本偏差	不一定能代表母群體		易造成樣本誤差	代表性差，易造成樣本偏差
備註					願意受訪的人，可能是比較「友善」的人，故不能代表一般民眾

5-4 ｜ 樣本數

一、如何決定樣本大小

　　經常看到學生的專題研究報告，提到發出100份問卷或是200份問卷，然後就根據回收的問卷資料非常努力地進行各項統計分析，這樣的結果在敘述統計都可以被接受，但是如果要用到推論統計時，就有待商榷了，因為如何決定樣本數的大小，是需要一番計算的。研究進行時，樣本數的大小是研究者最常考慮的問題之一，到底要多大的樣本數才足夠呢？**樣本過大浪費成本；過小則取樣誤差太大**。如何決定適當的樣本大小？在機率取樣的情況下，有關樣本大小的決定及樣本統計顯著性的判斷，可藉由機率法則的運用；在非機率取樣的情況下，則要依靠研究人員的主觀判斷和假設。一般說來**決定樣本大小必須考慮兩個因素：信心水準和取樣誤差**。

（一）信心水準 (Confidence level)

信心水準是以百分比來表示，意思是有多大的信心可以用樣本來推論母群體。通常是設定在95%或99%，換句話說，通常是在95%的信心水準或是99%的信心水準下，由樣本推論到母群體；而大部分的研究人員都選用95%的信心水準。

（二）取樣誤差 (Confidence interval)

或稱為誤差容忍度，一般在媒體或是學術論文中都是以正負數值來表示，如：取樣誤差在正負3個百分點以內。因為是由樣本推論到母群體，勢必有誤差，研究者可以容忍多大的誤差，就是所謂的抽樣誤差。

例如：某校教務處為了解學生對學校推行數位媒體教學滿意度，對全校學生進行取樣調查，以95%的信心水準，±3%的誤差進行取樣，樣本數1,067位學生進行問卷調查。實際回收問卷1,054位，統計學生的滿意度，結果為對「數位講桌」滿意度是43%；對老師「教學態度」的滿意度為72%。如果要由這1,054位學生推論到全校學生的話，「數位講桌」的滿意度為40~46%之間，因為取樣誤差是3%，那麼推論到母群體的話就要往上往下調整3%，即40%(43-3)和46%(43+3)。對老師「教學態度」的滿意度為69~75%之間，因為取樣誤差是3%，那麼推論到母群體的話就要往上往下調整3%，即69%(72-3)和75%(72+3)。

二、樣本的計算

樣本數大小的計算可應用網路上現有的軟體計算，例如Sample Size Calculator是Creative Research Systems在網路上提供的服務軟體（網址http://www.surveysystem.com/sscalc.htm），只要點選信心水準（95%或是99%），輸入取樣誤差和母群體人數，就可以算出樣本大小，相當簡便。

例如：學務處諮商中心想了解學生交友的態度，依據全校現有15,870位學生，進行取樣，在95%信心水準和取樣誤差在正負3個百分點以內時，必須抽取1,000位學生為樣本。

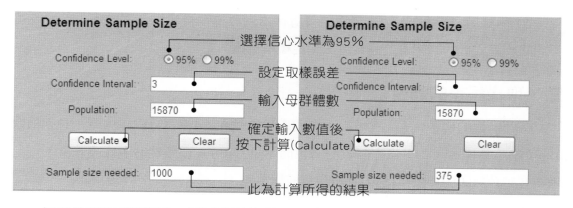

　　如果放寬取樣誤差為5個百分點的話，只要抽取375位學生即可。如果提高信心水準為99%，取樣誤差一樣是5個百分點的話，必須抽取639位學生；如果信心水準是99%，而取樣誤差提高到3個百分點以內的話，則必須抽取1,656位學生為樣本。

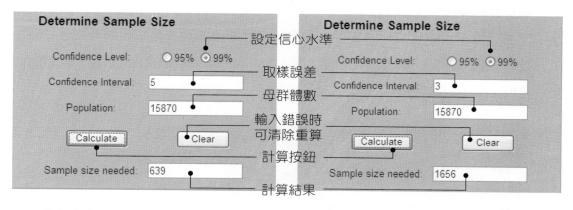

　　若想進行全國性的調查，因為母群體很大（或未知）Population一欄可以直接空白。此時，應該抽取多少樣本呢？若同樣以95%信心水準和取樣誤差在正負3個百分點以內時，必須抽取1,067位學生為樣本。實際上若依據教育部網站97學年度大學生人數為922,972人，實際計算得到的樣本數是1,066人。兩者是非常接近的。

在進行問卷調查時，別忘了還要考慮樣本回收率，再決定該寄發多少份問卷，不然回收率太低的話，還是沒有辦法滿足樣本規模的要求。

三、取樣誤差的調整

依照前述的例子，在95%信心水準和取樣誤差在±3個百分點以內時，必須抽取480位學生為樣本。如果實際回收的有效問卷是350份，很顯然的取樣誤差就不可能維持在正負3%以內，所以必須重新計算取樣誤差。

Sample Size Calculator的功能第二部分就是計算取樣誤差，只要選取信心水準，再輸入樣本數和母群體大小，就可以計算出新的取樣誤差為4.41。其中在輸入欄位的Percentage一項的預設值是50，是要反映樣本的差異或離散情形；舉例來說，如果有99%的學生都回答「是」，只有1%回答「否」，表示樣本的一致性相當高，那麼與樣本大小就沒什麼關係；如果有52%的學生說「是」，而有48%的學生說「否」，那麼誤差的機會就大多了；所以Sample Size Calculator做最大誤差的假設，將Percentage預設為50。

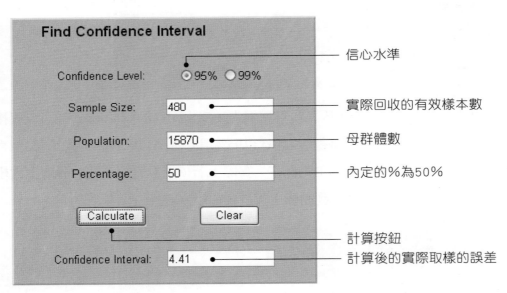

這也就是為什麼我們經常看到媒體或學術論文所交代的取樣誤差經常是「3.4%」或「3.45%」，而不是整數的原因。試試吧！計算樣本數和取樣誤差，真的很簡單！如果不採用這個計算法也可以應用母群體與樣本數的對照表，查表得到樣本數(Krejcie & Morgan, 1970)，如下表5-5所示。

○ 表5-5　母群體與樣本數對照表

母群體數	樣本數	母群體數	樣本數
100	80	2400	331
200	132	2600	335
300	169	2800	338
400	196	3000	341
500	217	3500	346
600	234	4000	351
700	248	4500	354
800	260	5000	357
900	269	6000	361
1000	278	7000	364
1100	285	8000	367
1200	291	9000	368
1300	297	10000	370
1400	302	15000	375
1500	306	20000	377
1600	310	30000	379
1700	313	40000	380
1800	317	50000	381
1900	320	75000	382
2000	322	1000000	384
2200	327		

* 資料來源：Krejcie, R. V., & Morgan, D. W. (1970). Determining sample size for research activities. *Educational and Psychological Measurement, 30* (3), 607-610.

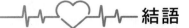

結語

　　取樣是一種在我們人力、物力與財力不足時，幫助研究者了解母群體特性的方法。取樣可分為機率取樣和非機率取樣。非機率取樣的結果則可幫助我們初步了解事物或做專家訪談。隨機取樣的結果更可以幫助研究者推估母群體的特性。機率取樣和非機率取樣的方法沒有孰好孰壞，主要在於研究者本身如何有效、正確的去使用這些取樣方法，達到輔助研究的功能。

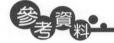

吳明清(1991)・*教育研究—基本觀念與方法分析*（214-240頁）・台北市：五南。

Creative Research Systems (1982). *Sample size calculator*. From http://www. surveysystem. com/sscle.htm

Krejcie, R. V., & Morgan, D. W. (1970). Determining sample size for research activities. *Educational and Psychological Measurement, 30* (3), 607-610.

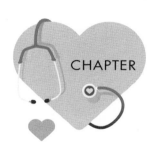

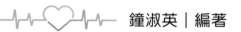

CHAPTER

鐘淑英｜編著

06・資料收集的方法

讀完本章後，讀者應能夠：

1. 定義運用在護理研究的資料型式和收集方法之種類。

2. 列出這些方法的優缺點。

3. 認識量性與質性資料的處理技巧。

研究者在擬訂好研究目的、假設和預定採取的方法後，接著考慮資料的收集方式要採取何種方法？才能真正反映出研究者現階段研究之主題與內容。資料收集是研究進行過程中須有明確操作與評估的部分，護理人員可從照顧病患的實務工作中，以專業能力進行護理評估收集資料，如護理行政專案或進行實證護理，以針對病人的需求，策劃臨床照護模式。凡是依據既定的研究計畫進行資料收集都應採取客觀性與系統性的操作方式，所謂客觀性指的是此資料不受收集資料他人的影響，而系統性則是指此資料的收集步驟，必須是每個人都可以相同的操作方式而得到的東西。因此，研究者欲將與研究主題相關的現象轉譯成可分析的資料時，其使用的變項資料應該是具有相同性(identifiable)和重複性(repeatable)的操作步驟，使收集來的資料能提供此研究計畫結果具有普及性，能印證至廣大的族群樣本。

許多型式的資料可以用多種方法學獲得，例如研究者有興趣於測量焦慮的生理現象，他可能使用測汗腺活動的生理儀器或焦慮量表評估，或者也可以觀察受試者是否表現出焦慮的行為，其所選擇的方法是依照研究者想探討的問題、研究對象的性質和操作方式的成本與利益而做決定。本章將陳述資料的型式及討論測量方式的選擇，與資料收集過程的執行，以提供研究者選擇和評值不同的資料收集方式，並考量此方式的使用與操作之可行性。

6-1 介紹質性、量性研究資料的型式

質性研究收集的資料多以文字描述的方式呈現，資料內容包括訪談記錄、文件檔案、照片、圖片、錄影帶等，藉由言語、行為觀察或訪談，來說明現況中所探討的特質與問題。研究者重視個案所經歷的主觀經驗而加以整理的資料，舉例來說，在「台灣兒童疼痛經驗之質性探討」（鄭，2003）研究中，探討5~14歲住院病童具有急性疼痛的經驗，運用會談方式收集資料，並將資料分析後發現台灣兒童在疼痛的經驗上可歸為七個主題概念，包括疼痛定義、疼痛性質、過去疼痛經驗、預期疼痛、疼痛接受度、疼痛原因及意義。從護理知識構面來看，屬於護理倫理、個人內

在的認識、護理藝術方面的知識皆比較抽象，無法用數量來解釋，此資料性質趨向於主觀性，受到個人經驗、文化背景和人生觀之不同所影響，因此質性研究適用於建構這些護理知識的過程。

量性研究收集的資料大多為生理性資料、複雜環境資料和自己陳述資料，護理人員有興趣於健康的生理性指標，例如血壓、心跳，但也對患者複雜的心理社會問題感到興趣，例如焦慮、希望、社會支持和自我概念，或者詢問民眾自己陳述的資訊，例如詢問有關住院治療、手術前害怕或促進健康之習慣的感受。研究者可採用一種或數種資料來了解一種現象，例如：在「吞嚥訓練護理方案對改善巴金森氏病患者吞嚥障礙成效之前趨研究」（陳，2000）研究中，探討10名巴金森氏病患者接受執行吞嚥訓練護理方案，其成效評量指標有嗆咳頻率、吞嚥溫水測試、吞嚥障礙嚴重程度等級、憂鬱狀態、自評療效及體重變化，研究者採用這些客觀指標能證實吞嚥訓練之成效。一般屬於護理科學性的知識適用於量性研究方式，其研究過程的每一步驟具邏輯思維，且每一步驟均息息相關，研究者運用控制變項的概念於研究設計中，研究所得的知識較具有說服力。

6-2　常用的資料收集方法

研究者在進行資料收集前先思考是否有現存的資料可得，或者要特別為此研究再收集新的資料，許多研究致力於發展新的資料，但也經常取用現有的資料。在護理研究中使用現存記錄是一項很重要的資料收集來源，例如：醫療記錄、病歷、醫囑單、護理計畫陳述；假使現存記錄不能滿足研究主題之需求，則研究者需要運用各種方法來收集新的資料，例如藉由會談、觀察或使用生理儀器測試來獲得資料。無論採用何種方式，資料收集的方法應重視四個面向，即為結構性(structure)、可計量性(quantifiability)、對研究者的強制性(researcher obtrusiveness)和客觀性(objectivity)，換句話說在決定收集資料的方式之前，應考慮到：(1)資料的內容具結構性與否視研究主題需要而定，一般量性研究的資料常根據結構性計畫收集，例如自我管理問卷中包括一系列已設計好的問題，受試者依著被指示的反應，如同意或不同意回答即可，而多數的質性研究則幾乎採取非結構或半結構方式收集資料，

以便於使參與研究者有機會在自然方式下顯露資料的真實面；(2)為了強化研究的嚴謹度而將量性和質性資料做轉換，意味著將質性資料給予計量方式轉化，或者量性資料轉化至質性資料。Sandelowski主張結合質性與量性研究方法進行選取樣本、收集和分析資料，例如質性研究者能從收集的文字檔中找出疾病症狀出現頻率多的原因歸為感染類別，然後說明感染為高盛行現象，再依此現象資料出現的頻率歸類成「肺結核疾病似乎是一個常見而易被忽略的重要疾病」之主題；或者將表現人類特質的資料如希望、孤單、疼痛、壓力等現象，賦予程度分類形成量化的問題結構；另外，德懷研究(Delphi study)法則使用開放式議題引導參與者表達意見與經驗，從收回的問卷資料中加以歸類出完整的項目與類目，再計算圈選該項目人數的百分比。事實上大部分量性分析的資料是從質性資料開始進行的，例如詢問受試者有關憂鬱的反應，其回答的程度有嚴重憂鬱、中度憂鬱、稍微憂鬱和一點也不憂鬱四種，其所用的形容方式是文字而非數字，只是在處理資料時將它轉譯成量性歸類而已；(3)研究者應重視受試者的基本人權保障，盡到告知受試者有關研究實施之詳細步驟，研究的結果須予以告知，並維護其隱私權，避免產生其身體、情緒、經濟與社會關係之損傷，受試者應有自行決定參加與否的權利，因此研究者在提出研究計畫時須將計畫書提請醫學研究倫理委員會(institutional review board, IRB)審查，以確保基本人權之保障；(4)所謂客觀性是指兩位獨立的研究者，對感興趣的主題之操作內容達到相似的標準與觀察力，在判斷受試者的屬性與行為時，不會受到個人感覺或信念之偏差所影響。若收集資料時需要更主觀地判斷能力時，則需要進行研究者的訓練，因為研究者本身便是研究工具，以確保研究結果的準確性。

　　一般資料收集的方法可分為五類：生理測量、觀察、會談和問卷、現有的資料。每一種方法皆有其特殊的目的，用法上也都有正反兩面的意見，以下逐一介紹每一種方法的使用方式與存在的問題。

一、生理測量

　　在每日的工作中，護理人員收集病人的生理資料，例如體溫、脈搏、血壓、血糖、尿比重和體液pH值，於護理研究中也常應用這類資料。在收集生理資料時須使用特殊的儀器檢測受試者的生理值，同時也需要訓練測試人員操作的一致性。張瑩如等人(2007)的研究，則是一種使用生理指標做資料收集的典型例子。比較兩種型

式的奶嘴對早產兒餵食之影響，收集有關餵食奶量、餵食時間、吸吮效率、心跳、呼吸及血氧飽和濃度等資料，整個過程皆由一名研究人員進行，應陳述每日固定的餵奶時間、如何操作餵奶的動作以及收集生理指標的步驟。使用生理測量的收集方式之優點是資料客觀、正確與敏感，使用儀器功能良好的狀況下，不同的兩個人在同一時間下所測得的數據應相同結果，對監測的數據資料之些微變化能正確與敏感的顯示，避免人為故意扭曲生理資料。然而生理測量並非沒有缺點，例如儀器不易取得、儀器的操作需要專業知識與技術的訓練，此外，影響儀器監測的環境因素，例如病人焦慮的情緒會增加心跳次數、測體溫前喝熱水。有時研究者可能過於強調生理參數而努力增加測量的次數，如此儀器無法真正反應數據的變化，其使用的效度將被質疑。

二、觀察

有時研究者對受試者在某些情況下的行為表現感興趣，例如小孩子如何反應疼痛狀況，若直接問他疼痛的經驗如何，可能他不會回答這個問題或不會描述其疼痛的性質，或者為了取悅研究者而扭曲疼痛的反應，因此採取觀察方式比用問的更能針對問題得到正確的行為圖像。科學性的觀察強調客觀與系統性的特質，研究者不僅能看出發生什麼，更須具備訓練的眼光看出某些特殊事件。依據研究的主題進行觀察，備有一套標準且系統性的計畫從事觀察和記錄資料，所有觀察到的事項均須再檢視與可被控制，並且根據科學概念與理論作觀察。觀察的方式可應用在複雜的研究情況，例如研究護理過程的處理、父母與小孩的互動、團體動態變化。廖珍娟等(2006)根據文獻定義新生兒盆浴洗澡的三階段為準備期、浸水期和擦乾安頓期，以錄影觀察早產兒被例行洗澡時發生窘迫的行為、眼睛活動、哭泣驚嚇和不安狀況。測量者間信度為0.82~0.99，從觀察錄影資料中整理出窘迫行為出現的內容，包括吃驚、顫抖、抽搐的次數，手張開、手抓握、握拳的次數，身體扭動、拱起、手臂或腳伸展的次數，以及作鬼臉次數。

科學性觀察具有許多優點，最主要優點是使護理研究者將他感興趣的主題概念化，尤其描述個人的特徵與情況，例如特質、症狀、語言和非語言溝通的行為、工作和技術才能、以及環境特徵等。使用觀察法能切題所收集到資料的深度與變化，而且可以彈性地使用在實驗與非實驗設計的研究。觀察法的缺點方面，例如反應倫

理方面的問題、觀察者誤差，情緒、偏見和價值觀會影響觀察者所觀察到的內容，觀察者人數越多越容易扭曲資料，因此觀察的工具一定要具體化，如何訓練觀察者觀察與判斷也是很重要的研究步驟。

三、會談和問卷

研究的方式也可以從詢問受試者獲得資料，藉由研究人員親自口頭訪問、透過電話會談或填寫問卷。會談與問卷兩者均以要求受試者自己回答內容為目的，會談是透過語言向受試者詢問而收集資料，可能面對面或是以電話方式進行，採取開放式或者結構式的問題引導會談；而問卷是以收集個人有關的知識、態度、信念和感覺方面的資料，設計成紙筆填答的方式。

調查性的研究經常仰賴會談或問卷方式向受試者問問題，包含受試者的基本資料如年齡、教育程度等，以及研究者有興趣探討的主題如智能、情緒等。制訂一份智能、情緒測試的內容，須先參考其他研究做過的指標，從閱讀文獻中收集有關智能、情緒的量測尺度與會談的重點。

馬素華等(2008)應用針刺治療關節炎病人以緩解疼痛程度，使用疼痛視覺類比量表、膝部骨性關節炎醫療照護成效量表；陳惠姿等(2009)則使用巴氏量表和體能活動準備度問卷作為篩選受試者的工具。欲探索罹患乳癌婦女的心路歷程與生命意義之心靈經驗，以開放式問題如「您罹患乳癌前後的日常生活經驗是什麼？」、「這些經驗對您人生的意義是什麼？」等，做為引導會談的內容。

會談與問卷方式能直接獲得受試者的反應結果，這種反應形式稱為社會期待(social desirability)，意味著這種反應是否說的是真話？研究者經常被迫假設反應受訪者是說出真話的。面對面和電話會談比問卷填答更能獲得受試者較高與正確的反應，且有助於減少樣本誤差。此外會談方式適用於小孩、盲者和不識字的民眾參與；郵寄問卷方式的填答內容可能是家中的任何人回答的資料，失去選樣的意義。

四、現有的資料

使用現有、可獲取的資料主要應用在歷史學研究的領域，然而醫院記錄、照護計畫、歷史文件或錄影帶也被用來分析研究的問題。例如以回溯性研究法分析醫

院記錄資料，目的在於探討2年來精神科病房新住院病人被隔離的頻率，區別隔離與不隔離病人的特徵，並以修正版服務品管標準(level of service inventory-revised, LSI-R)來評估隔離的正確性；以歷史文件回顧法及深度訪談方式分析台北市某醫院2003年3月至7月面對SARS危機處理成功之關鍵因素。

現有資料也可用在輔助篩選研究對象之參考，例如選樣懷有唐氏症胎兒之初孕婦，由羊膜穿刺檢查診斷胎兒為21三染色體症，經孕婦自己選擇決定終止妊娠，並以會談方式分析其生活處境之感受。

以現有資料研究的優點是：(1)若資料是以有系統的方式被保存，如全國健康資料庫，可減少人為誤差以及不需要受試者參與研究，但是研究者在使用這些資料之時，需送計畫書經由IRB審查；(2)研究者不必再耗用大筆經費去收集資料。其缺點是：(1)資料可能有缺漏之處，研究者必須睿智地猜測資料合宜性，例如探討社經地位與自殺率的關係，然而民眾對自殺視為恥辱而有隱晦不報的情形，記載的資料便有誤差；(2)保有資料者不肯合作，不願意提供資料的協助時，尤其涉及業務上的保密需要；(3)倘若現有資料的測量工具及測量單位和研究者擬訂的操作步驟不一致，研究者常必須遷就修正其擬出的測量步驟。

6-3 資料的處理技巧

在決定資料收集方法前，必須同時決定以後的資料處理方式，詳細了解資料處理程序，備妥應用軟體，並配合軟體模式收集資料，以便於日後分析資料能順利進行。量性資料的處理如問卷方式，處理的資料繁多，須先將變項資料全部轉成數碼以便於輸入電腦處理分析，在問卷中具有結構式問題的部分，並且題目與回答皆已採用數字編號，則資料的登錄工作可迅速進行。習慣上此過程須分為三個步驟進行：(1)預譯碼(precoding)；(2)製作譯碼表(coding table)；(3)譯碼(coding)，以表6-1飲食習慣問卷為例，加以說明。

❖ 表6-1 「飲食習慣」問卷

1. 性別：□(1)男　□(2)女　　　　　　　　　　　　　　　　　　　　01 　　　　　　　　　　　　　　　　　　　　　　　　　　　　　　　□ 2. 出生年月：＿＿＿＿年＿＿＿月，年齡：＿＿＿＿＿歲（由研究者計算）　02 　　　　　　　　　　　　　　　　　　　　　　　　　　　　　　　□ 3. 最高教育程度：□(1)國小以下　□(2)國中　□(3)高中（職）□(4)專　03 　　科　□(5)大學　□(6)研究所以上　　　　　　　　　　　　　　□ 4. 婚姻狀況：□(1)未婚　□(2)已婚　□(3)其他，請寫出來＿＿＿＿＿　04 　　　　　　　　　　　　　　　　　　　　　　　　　　　　　　　□ 5. 您目前是否使用減肥方法? □(1)是　□(2)否　（續答6）　05　06　07　08 　　　　　　　　　　　　　　　　　　　　　　　　　　　□　□　□　□ 　5-1. 您最常採用何種方式減肥（可複選，最多選三種，請依您的 　　　實際採用情況在□內標示1、2、3順序來）？□(1)吃減肥食品 　　　（包括代餐）　□(2)塗抹減肥乳液或肥皂　□(3)針灸　□(4)吃 　　　減肥藥　□(5)節食　□(6)運動　□(7)其他，請寫出來：＿＿＿＿＿ 6. 身高：＿＿＿＿＿公分　　　　　　　　　　　　　　　　　　　09 　　　　　　　　　　　　　　　　　　　　　　　　　　　　　　　□ 7. 體重：＿＿＿＿＿公斤　　　　　　　　　　　　　　　　　　　10 　　　　　　　　　　　　　　　　　　　　　　　　　　　　　　　□

1. 預譯碼：指問卷資料中所需要統計的每一個項目預先保留譯碼的位數，日後依序將資料輸入電腦的應用軟體中。例如：Excel譯碼的位數以方格表示，其上面註明第幾位數，如表6-1的問卷中，性別只有男女，保留一位數就足夠；出生年月計算為歲數，以訪視問卷的第一天為基準所算出，需要一位數；最高教育程度和婚姻狀況各保留一位數；使用減肥方法的第一位數答是否，而答是者所採取減肥方法的123順位占三個位數；身高以公分表示，需要一位數；體重以公斤為單位至小數點第一位，也需要一位數。

2. 製作譯碼表：就是將填寫的問卷資料如何譯成數碼，填入記錄表中，以表6-2說明如何將上述的飲食習慣問卷資料製成譯碼表。依據譯碼表的規定，研究人員就可以知道每一筆問卷的資料有幾位數。第一變項為"性別"，是第一位數，如果是"1"代表"男"，"2"代表"女"；第二變項為"年齡"，占一位數；…；

第五變項為 "使用減肥方法"，由第5到第8位數，占四位數等等。將資料輸入電腦中，則電腦依照指令呈現每一筆問卷資料的第五變項，也就是從第5到第8位數讀出，加以統計算出平均值、標準差等。

✚ 表6-2 飲食習慣問卷譯碼表

變項編號	變項名稱	欄位		範圍		組數	譯碼代號
		起	至	最小值	最大值		
1	性別	1	1	1	2	2	1=男，2=女
2	年齡	2	2	1	5	5	1=20歲以下，2=21~30歲，3=31~40歲，4=41~50歲，5=51歲以上
3	最高教育程度	3	3	1	6	6	1=國小以下，2=國中，3=高中(職)，4=專科，5=大學，6=研究所以上
4	婚姻狀況	4	4	1	3	3	1=未婚，2=已婚，3=其他
5	使用減肥方法	5	5	1	2	2	1=是，2=否
		6	8	0	7	8	0=無，1=吃減肥食品（包括代餐），2=塗抹減肥乳液或肥皂，3=針灸，4=吃減肥藥，5=節食，6=運動，7=其他
		備註：6, 7, 8分別為第一、二、三順位					
6	身高	9	9	100	200	0	以公分為單位填入
7	體重	10	10	50	100	0	以公斤為單位填入
...							

3. 譯碼：資料收集之前須完成問卷的預譯碼及製作譯碼表的工作，研究人員再進行問卷的收集。待所有或是大部分的調查結果回收後，將已完成的問卷記錄依照譯碼表從事譯碼工作，也就是將問卷內的每一項資料轉化成數碼，依序填寫在預先擬訂好的方格內。

　　質性資料的處理在資料收集的同時，就開始進行資料分析，此點有異於量性研究的資料處理過程，可以等到資料收集完畢才進行資料分析。為了使質性研究資料之收集與分析達到有效的整合，研究者必須在資料收集之前，先擬訂一套簡單明瞭、合乎邏輯的資料管理原則，也就是訂出用以測量的「行為單元」或「分析單元」。在分析質性資料時必須不斷地對所有收集到的文獻深入閱讀反思和了解，然後有系統地將收集到的資料進行歸納和演繹。以訪談錄音的方式收集資料為例，加以說明資料處理的過程。

1. 資料概念化(conceptualization)：先確認訪談內容能對受訪者整個經驗有一整體性的了解，再將錄音的訪談內容逐字謄寫出來，謄寫的內容形成有意義的句子，例如涉獵文獻談到與研究主題相關的母性行為和認知行為（皆為「分析單元」）之句子。因此進行此步驟時，研究者需深入其境的了解受訪者的經驗，並保持忠實且完整的文字記錄，以萃取出有意義的句子。分析文本資料時找出關鍵字、關鍵事件或主題，並在旁邊加以編碼，運用電腦軟體逐步有系統的註記分析單元，作為資料歸類的基礎架構。

2. 歸納(induction)：指重複檢視建構的行為類目或關注的主題之認知步驟予以具體化，而達成概念的形成，例如分析資料時，從細讀資料開始，經「認出」各要素、形成「具體行為類目」之印象，甚至是抽象概念的成立。

3. 演繹(deduction)：研究者以歸納法進行質性資料的分析時，必須事先對研究主題相關的理論或研究結果有所涉獵，以演繹法來檢視及確認行為類目或關注的主題的正確性，例如依據「母育行為理論」、「角色理論」以及「認知理論」為參考架構，一層一層地反覆進行資料分析以及行為組形(behavioral pattern)的檢視工作。

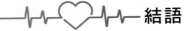 結語

　　收集資料的階段是研究過程中最令人感到興奮的時候，經由事先縝密的規劃以及通過IRB審查後，最後進行真實資料的採樣，此時研究者應對研究主題已深入了解，並決定收集資料的型式為文字描述或量化的數字，選擇合適的資料收集方式，考慮研究人員素質的訓練，事先熟悉資料處理的步驟與電腦軟體的操作方法等。於是，在取得受試者的合作之下，完成資料的收集，再依據量性資料或質性資料的處理技巧，進行資料分析。

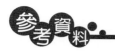

余玉眉、蔣欣欣、陳月枝、蘇燦煮、劉玉秀(1999)・質性臨床護理研究之方法學及認識學的探討・*護理研究，7*(3)，276-288。

李選(2006)・護理研究概論・*護理研究與應用*（三版，2-23頁），台北市：華杏。

林惠如(2007)・質性研究方法與研究設計・*護理實務─研究與應用*（352-382頁）・台北市：高立。

邱麗蓮(1999)・與乳癌共生婦女在生命意義探索上之現象學研究・*護理研究，7*(2)，119-128。

馬素華、孫茂峰、吳基銓(2008)・針刺治療對於膝部骨性關節炎病人之疼痛和活動成效的前驅試驗・*Journal of Nursing Research，16*(2)，140-148。

張瑩如、林君萍、林毓志、林其和(2007)・比較圓型及十字奶嘴對早產兒餵食成效及生理指標之影響・*Journal of Nursing Research，15*(3)，215-223。

陳妙言、盛華、陸清松、吳肖琪、林麗嬋(2000)・吞嚥訓練護理方案對改善巴金森氏病患者吞嚥障礙成效之前趨研究・*護理研究，8*(4)，396-409。

陳淑齡、余玉眉(2000)・懷有唐氏症胎兒的初孕婦接受終止妊娠過程的生活處境・*護理研究，8*(2)，177-189。

陳惠姿、林建勳、游麗惠(2009)・社區老人體適能常模・*Journal of Nursing Research，17*(1)，30-41。

曾信超、陳彩鳳、周守民(2005)・SARS：危機處理之關鍵因素探討・*Journal of Nursing Research，13*(1)，30-41。

楊志良(1986)・*生物統計學新論*（一版，285-291頁）・高雄市：巨流。

楊國樞、文崇一、吳聰賢、李亦園(1982)・*社會及行為科學研究法*（上冊）（五版，262-266頁）・台北市：東華。

雷若莉(2006)・質性研究・*護理研究與應用*（三版，212-236頁）・台北市：華杏。

廖珍娟、楊立華、喻永生、尹玓(2006)・盆浴洗澡步驟對早產兒的行為影響・*Journal of Nursing Research，14*(4)，297-305。

潘淑滿(2003)・*質性研究─理論與應用*（初版，317-349頁）・新北市：心理。

蔡秀鸞(2006)‧量性研究簡介‧*護理研究與應用*（三版，138-160頁）‧台北市：華杏。

鄭夙芬、Roxie, L., Foster, Nancy, O., Hester, 黃筑榆(2003)‧台灣兒童疼痛經驗之質性探討‧*Journal of Nursing Research*，*11*(4)，241-250。

穆佩蓉(1996)‧現象學研究法‧*護理研究*，*4*(2)，195-201。

謝臥龍、駱慧文(2004)‧德懷研究‧*質性研究*（初版，319-377頁），新北市：心理。

Oppenheim, A. N. (2002)‧*問卷設計、訪談及態度測量*（一版，239-255頁）（呂以榮譯）‧台北市：六合。

Polit, D. F., & Beck, C. T. (2004). Designing and implementing a data collection plan (chapter 14), D. F. Polit & C. T. Beck, *Nursing research-principles and methods* (7th ed.). Philadelphia: Lippincott Williams & Wilkins.

Sandelowski, M. (2001). Focus on research methods-Real qualitative researchers do not count: The use of numbers in qualitative research. *Research in Nursing & Health, 24,* 230-240.

Sandelowski, M. (2000). Combining qualitative and quantitative sampling, data collection, and analysis techniques in mixed-method studies. *Research in Nursing & Health, 23,* 246-256.

Sullivan-Bolyai, S., & Grey, M. (2002). Data-collection methods (chapter 14), In G. LoBiondo-Wood & J. Haber, *Nursing research – methods, critical appraisal, and utilization*(5th ed.). Missouri: Mosby.

Sullivan-Bolyai, S., & Grey, M. (2002). Data-collection methods (chapter 14), In G. LoBiondo-Wood & J. Haber, *Nursing Research-methods, critical appraisal, and utilization* (5th ed.). St. Louis: Mosby.

Thomas, S. D. M., Daffern, M., Martin, T., Ogloff, J. R. P., Thomson, L. D. G. & Ferguson, M. (2009). Factors associated with seclusion in a statewide forensic psychiatric service in Australia over a 2-year period. *International Journal of Mental Health Nursing, 18,* 2-9.

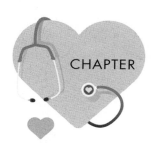

CHAPTER

李復惠｜編著

07· 研究工具 的信效度

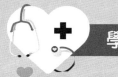

學習目標

讀完本章後，讀者應能夠：

1. 說出信效度的意涵。
2. 了解信效度對研究的重要性。
3. 舉例說明信度的種類。
4. 描述信度的測量方式。
5. 舉例說明效度的種類。
6. 描述效度的測量方式。

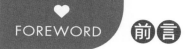
　　量化研究中，不論是藉由操縱自變項以了解依變項隨之產生何種變化的介入成效之探討的實驗研究法，或是探討變項分布狀況及變項之間關係的調查研究法，都需要研究者對變項加以測量以收集資料進行分析。若所欲收集的資料為生理性資料，可以使用儀器作為研究的測量工具；但若所欲收集的資料為心理或社會性資料，則問卷(questionnaire)或量表(scale)是較常被採用的測量工具。不論是使用何種測量工具，此工具必須具備信度與效度，才能收集到可靠又有效的資料。

　　例如用體重計測量一個人的體重，早上測出是60公斤，中午測量同一人卻測出是65公斤，由於人不大可能半天內增加5公斤，所以這台體重計是不穩定、不可靠的，也就是信度有問題。另外若要使用體重計由指針抖動的次數來測量人的心跳，那麼測出的數據是無法代表真實的心跳次數，也就是效度不佳。因此測量工具是否值得信任，或是測量工具所測得的資料能否代表研究者想探討的變項特質，都是十分重要的，此即稱為測量工具的信度和效度。

7-1 信效度的功能與意義

　　研究工具信效度的作用、涵義，以及信效度的影響因素和增進方式如下所述：

一、信效度的功能

　　信度(Reliability)是測量工具的精確性，或所得測量值的可重複性；而效度(validity)是測量工具可以測得資料的真實程度、推論變項特徵的適切性。透過信度與效度的檢驗，可以了解測量工具如問卷或量表本身是否優良適當，以作為改善修正的根據，並可避免做出錯誤的判斷。因此，信度強調工具可不可以相信，而效度強調該工具收集的資料是不是正確；所以量化研究的測量工具最好都經過信度與效度的檢測，並具備足夠的信度與效度數值，以確保所收集資料的可信度及有效性。

二、信效度的意義

　　信度是指測量工具的穩定性(stability)及一致性(consistency)。穩定性是指在不同時間點重複衡量相同的事務或個人，比較兩次衡量的相關程度；一致性是指在測

量的各個項目之間具有一致性或內部同質性。信度越高代表研究工具足以被相信的程度越佳。

效度是指測量工具的測量結果能否正確衡量出研究者所欲了解的特質、測得真正代表涵義的程度。效度越高代表研究工具確實有效的程度越佳。

三、影響信效度的因素

影響測量工具信度的因素包括：

1. **受測者因素**：受測者在被測量時的身心健康狀況、動機、注意力、持久性、作答態度等變動情形，可能影響到測量的結果。

2. **主測者因素**：施行測量時若有非標準化的測量程序如特殊的人事物狀況，或是主測者的偏頗與暗示、主測者評分的主觀性等，可能影響到測量的結果。

3. **測量情境因素**：測量時環境條件如溫度、通風、光線、聲音、空間、周遭人群、受測所需設備（如筆、桌、椅、床）等因素皆會對受測者產生影響作用，可能影響到測量的結果。

4. **測量內容因素**：測量工具如問卷或量表的題目不當、題目之間內部一致性低、題數過少等，可能影響到測量的結果。

5. **時間因素**：各次測量時間相隔太久，受測者可能受外界影響而改變了回答的一致性。

了解影響信度的原因後，可以藉由一些方法及注意事項來增加測量的信度。例如：讓受測者處於正常狀態、施測程序的標準化、計分程序的標準化、測量工具問卷或量表中，正確不含糊且題意清楚的題目、具有適當難易度的題目、題數足夠以容納好的題目等，均是可以努力的方向。

影響測量工具效度的因素則除了受測者、主測者因素及測量情境因素外，主要包括：研究變項的操作性定義不當、設計題目時未與操作性定義配合、測量工具不足以信賴等。為了提高工具的效度，除了測量過程標準化以外，研究者應該做更廣泛充實的文獻閱讀，確保對研究主題、變項的深度了解，並廣徵專家的意見，使測量工具問卷或量表中的題目確實能測出所欲測量的特質。

7-2 信度的種類

信度的估計方式有下列數種，研究者可自行選擇適合其研究特性的方法：

一、再測法(Test-retest method)

一群受測者在不同時間接受同樣的工具測量二次，此前後二次測量結果的相關係數即為再測信度(test-retest reliability)。

二、複本法(Alternate-forms or equivalent-forms method)

一群受測者在同一時間接受不同二套內容類似的工具測量，此二套工具測量結果的相關係數即為複本信度(alternate-forms reliability)。

三、折半法(Split-half method)

一群受測者接受一套測量工具如問卷或量表的測量，將量表的題目平分成二部分計算結果，通常以奇數題為一部分、偶數題為另一部分（亦可前半為一部分、後半為另一部分，或是隨機抽出一半的題目為一部分、剩下的題目為另一部分），此二部分測量結果的相關係數即為折半信度(split-half reliability)。

四、評量者間信度(Inter-rater reliability)

不同的評量者使用同一套測量工具做評量，此二個評量者評量結果的相關係數即為評量者間信度。

五、內在一致性(Internal consistency)

一群受測者接受測量工具如問卷或量表的測量，為衡量問卷題目間的同質性，可計算其內在一致性信度係數。常用的內在一致性信度有庫李信度和Cronbach's α 信度，在社會科學研究所使用的問卷工具中，以庫李信度係數檢測知識量表、Cronbach's α 係數檢測態度和行為量表是相當常見的信度方式，庫李信度係數和Cronbach's α 係數越大，表示量表的內在一致性越佳。

7-3 | 信度的測量方式

信度係數的測量方式可採用下列數種：

一、相關係數

使用再測信度時所計算的二次測量結果的相關係數、使用複本信度時所計算的二套測量結果的相關係數、使用折半信度時所計算的二半測量結果的相關係數，以及使用評量者間信度時所計算的二個評量者評量結果的相關係數，這些相關係數均採用皮爾森積差相關係數(Pearson's product-moment correlation coefficient)，其計算公式如下：

$$r_{xy} = \frac{\sum xy - \dfrac{\sum x \cdot \sum y}{n}}{\sqrt{\sum x^2 - \dfrac{(\sum x)^2}{n}} \cdot \sqrt{\sum y^2 - \dfrac{(\sum y)^2}{n}}}$$

再測信度－	x：第一次測量結果	y：第二次測量結果
複本信度－	x：第一套測量結果	y：第二套測量結果
折半信度－	x：奇數題測量結果	y：偶數題測量結果
評量者間信度－	x：第一評量者評量結果	y：第二評量者評量結果

現以某10位受測者接受8題的知識量表之測量為例，答對計1分、答錯0分，測量結果見表7-1，計算折半信度係數為0.719。

● 表7-1 折半信度計算例題

受測者編號	第1題	第2題	第3題	第4題	第5題	第6題	第7題	第8題	奇數題得分 x	偶數題得分 y	xy
1	1	1	1	1	0	1	1	0	3	3	9
2	0	0	1	1	0	1	0	0	1	2	2
3	1	1	1	1	0	0	0	1	2	3	6
4	1	1	1	1	1	1	1	1	4	4	16
5	1	1	0	1	0	1	0	0	1	3	3
6	0	0	1	1	0	1	0	1	1	3	3
7	1	1	1	0	0	1	0	1	2	3	6
8	0	0	0	1	0	0	1	1	1	3	3
9	1	1	1	1	0	1	0	1	2	4	8
10	0	0	0	1	0	1	0	0	0	2	0
									$\Sigma x=17$	$\Sigma y=30$	$\Sigma xy=56$
									$\Sigma x^2=41$	$\Sigma y^2=94$	

$$r = \frac{56 - \dfrac{17 \times 30}{10}}{\sqrt{41 - \dfrac{17^2}{10}} \cdot \sqrt{94 - \dfrac{30^2}{10}}} = \frac{5}{\sqrt{12.1} \times \sqrt{4}} = 0.719$$

二、折半信度係數

由於折半信度係數只代表量表一半的相關係數，若要估計完整量表的信度係數則需使用斯皮爾曼-布朗公式(Spearman-Brown formula)來計算，公式如下：

$$r = \frac{2r_{xy}}{1 + r_{xy}}$$

以表7-1的折半信度係數0.719為例，則整個8題知識量表的信度係數為0.837。

$$r = \frac{2 \times 0.719}{1 + 0.719} = \frac{1.438}{1.719} = 0.837$$

三、內在一致性庫李信度係數(Kuder-Richardson reliability)

Kuder和Richardson對於答對或答案符合某特質計1分、答錯或答案不符合某特質計0分的二分法題目（dichotomously scored items或binary scored items），而且題目難度不一的測量，建議採用K-R 20公式來計算其信度，稱為庫李信度係數，K-R 20公式如下：

$$r = \left(\frac{k}{k-1} \right) \times \left(1 - \frac{\sum_{i=1}^{k} pq}{St^2} \right)$$

k：測量題數
p：每題得1分人數的百分比
q：每題得0分人數的百分比
St^2：測量總分的變異數

四、內在一致性Cronbach's α係數

Cronbach對於多重計分的測量，建議採用Cronbach's α係數來計算其信度，公式如下：

$$\text{Cronbach's } \alpha = \left(\frac{k}{k-1} \right) \times \left(1 - \frac{\sum_{i=1}^{k} Si^2}{St^2} \right)$$

k：測量題數
Si^2：每題得分的變異數
St^2：測量總分的變異數

所謂多重計分的測量方式，例如態度或行為常常使用的李克特量表(Likert Scale)即為多重計分法，見表7-2，其中態度及行為的題目包含正向題及反向題(reversal items)的設計。態度題目請受測者依照個人對某種態度的敘述句符合本身感覺的強弱情形勾選同意的程度，計分時由「非常同意」(strongly agree)、「同意」(agree)、「中立意見」（neutral或undecided）、「不同意」(disagree)至「非常不同意」(strongly disagree)依序計為5、4、3、2、1分，若某題為反向敘述（如表7-2態

度題第2題），則由「非常同意」、「同意」、「中立意見」、「不同意」至「非常不同意」依序反向計分為1、2、3、4、5分。而行為題目則是請受測者依照個人對某種行為的敘述句符合本身實際情形的程度勾選不同的頻率，計分時由「總是如此」(always)、「經常如此」（very often或usually）、「有時如此」（sometimes或about half the time）、「很少如此」（rarely或seldom）至「從未如此」(never)依序計為5、4、3、2、1分，若某題為反向敘述（如表7-2行為題第2題），則由「總是如此」、「經常如此」、「有時如此」、「很少如此」至「從未如此」依序反向計分為1、2、3、4、5分。

⊕ 表7-2 李克特量表

態度題	非常同意	同意	中立意見	不同意	非常不同意
1. 參加宴會時我會注意食物的內容	☐	☐	☐	☐	☐
2. 我覺得測量血糖是件麻煩的事情（反向題）	☐	☐	☐	☐	☐
行為題	總是如此	經常如此	有時如此	很少如此	從未如此
1. 我用餐時能遵守糖尿病飲食原則	☐	☐	☐	☐	☐
2. 我沒有固定時間測量血糖的習慣（反向題）	☐	☐	☐	☐	☐

五、信度係數的範圍

　　經過前述各種信度檢測後，所計算出的信度係數其數值越大表示測量工具的信度越高，越精確。建議信度係數數值的參考範圍如表7-3。

⊕ 表7-3 信度係數參考範圍

信 度 係 數	可 信 程 度
信度 ≦ 0.30	不可信
0.30 ＜信度 ≦ 0.40	初步的研究，勉強可信
0.40 ＜信度 ≦ 0.50	稍微可信
0.50 ＜信度 ≦ 0.70	可信（最常見的信度範圍）
0.70 ＜信度 ≦ 0.90	很可信（次常見的信度範圍）
0.90 ＜信度	十分可信

7-4 效度的種類

效度的估計方式有下列數種，研究者可自行選擇適合其研究特性的方法：

一、表面效度(Face validity)

表面效度是指測量工具外顯形式上的有效程度，如問卷或量表中題目的遣詞用句、問題形式、字型、大小、空間是否合宜等。

二、內容效度(Content validity)

內容效度是指測量工具內容在涵蓋性與豐富性上的適切程度，也就是問卷或量表中題目依循研究架構、涵蓋所界定範圍、反映出切合研究主題的程度。

三、效標關聯效度(Criterion-related validity)

效標即效度標準，效標關聯效度是指測量工具的測量結果和效度標準之間的相關程度。若效標分數在實施測量的同時可以取得，則計算測量工具的測量結果和同時效標分數之間的相關係數，此稱為同時效度(concurrent validity)；若效標分數在實施測量一段時間後才能取得，則計算測量工具的測量結果和預測效標分數之間的相關係數，即稱為預測效度(predictive validity)。因此效標關聯效度取決於是否能找到適合測量工具的另一個客觀存在、可用來判定目標的獨立且有效的外在標準。例如某研究者所發展測量大學新生的適應困難量表是否合適，可以使用學校輔導中心的曾氏憂鬱量表為同時效標；而高中學校老師出的模擬考試題是否恰當，則可以等學生畢業後採用其大學入學測驗成績做為預測效標。

四、建構效度(Construct validity)

建構效度是指測量工具所能衡量到某種理論的概念或特質的程度。其中測量工具可以測得該種概念的程度稱為聚斂效度(convergent validity)，而測量工具不包括其他概念和誤差的程度稱為區辨效度(discriminant validity)。

7-5 效度的測量方式

效度的測量方式可採用下列數種：

一、內容效度指標CVI值(Content validity index, CVI)

由研究領域的學者或有關研究主題的實務領域工作者檢視測量工具，進行專家效度。請專家針對測量工具問卷題目的正確性、需要性、適切性、內容涵蓋面或是字詞用句是否恰當等層面逐題評分。專家評分的計分方式常見的有五點、四點或三點計分法，見表7-4。

⊕ 表7-4 內容效度專家評分方式

計分法	評分	意義	適用情形
五點計分法	5 分	非常適當	此題極恰當，不需修改且不可省略之題目
	4 分	適當	此題需要且適用
	3 分	尚可	此題有意義且值得保留，但辭句須修正
	2 分	不適當	此題不適用或不需要，考慮刪除或作大幅度修改
	1 分	非常不適當	此題無意義，應予刪除
四點計分法	4 分	非常適用	此題為本研究所需，與研究概念相符，不需修改
	3 分	適用	此題為本研究所需，與研究概念相符，但需做小幅度修正
	2 分	不適用	此題應做大幅度修正
	1 分	非常不適用	此題無意義，應予刪除
三點計分法	3 分	可採用	此題合適
	2 分	修改後採用	此題修改後合適
	1 分	不採用	此題不合適

測量工具經專家逐題評分後，便可以計算問卷中每題的內容效度指標：該題評定適用的專家人數除以全部評分的專家人數之比值，此即為CVI值。CVI值的計算方式和判定標準見表7-5。

⊕ 表7-5　CVI值的計算及判定

CVI值計算方式	實際意義	判定標準
五分法：評定 4 分以上的人數／全部評定人數 ≧ 0.9 四分法：評定 4 分以上的人數／全部評定人數 ≧ 0.9 三分法：評定 3 分以上的人數／全部評定人數 ≧ 0.9	90% 以上的專家評定該題為「適合」	最高標準
五分法：評定 4 分以上的人數／全部評定人數 ≧ 0.8 四分法：評定 4 分以上的人數／全部評定人數 ≧ 0.8 三分法：評定 3 分以上的人數／全部評定人數 ≧ 0.8	80% 以上的專家評定該題為「適合」	高標準
五分法：評定 3 分以上的人數／全部評定人數 ≧ 0.8 四分法：評定 3 分以上的人數／全部評定人數 ≧ 0.8 三分法：評定 2 分以上的人數／全部評定人數 ≧ 0.8	80% 以上的專家評定該題為「適合」或「修正後適合」	中標準
五分法：評定 3 分以上的人數／全部評定人數 ≧ 0.6 四分法：評定 3 分以上的人數／全部評定人數 ≧ 0.6 三分法：評定 2 分以上的人數／全部評定人數 ≧ 0.6	60~80% 的專家評定該題為「適合」或「修正後適合」	低標準

　　研究者可依照研究及測量工具的特性及實際狀況自行選擇要採用何種CVI值的高低判定標準。採用內容效度時，可以按照表7-5的方式計算量表中每一個題目的CVI值，也可以計算整個量表的CVI值（即整個量表中被評定4分或3分以上的題目數除以整個量表的總題目數之比值）。

二、因素分析法

　　採用建構效度時，根據理論基礎某種概念包含了幾個次概念，而研究者據以建構出測量此概念的量表。因此使用這個量表測量一組樣本的結果，會表現出可以測出該研究概念的程度以及不包括其他概念和誤差的程度。為了證實研究者所設計的量表的確是在測量某潛在特質，並釐清此潛在特質的內在結構，可使用因素分析(factor analysis)統計分析技術。因素分析法可將一群具有共同特性的測量分數，亦即具有中高度相關的題目結合在一起，組成同一個成分因子。

　　以某研究者探討在職進修的學生所面臨的壓力為例，根據文獻探討在職進修學生的壓力來自家庭、學業和工作層面三個成分，因此研究者設計出由家庭層面壓力9題、學業層面壓力8題和工作層面壓力8題所建構的25題李克特量表，以五分法計分，分數越高表示壓力越大。經測量一群在職進修的學生後，所得結果以統計套裝軟體SPSS處理，進行因素分析之統計分析步驟（註），獲得轉軸後的成分矩陣如表

7-6。由表7-6的因素負荷量數據可知,家庭層面壓力有8題(家庭第9、8、2、5、7、6、3、4題)聚斂為成分一、學業層面壓力有5題(學業第7、4、6、3、5題)聚斂為成分二、工作層面壓力有4題(工作第4、3、2、7題)聚斂為成分三,此17題即為具有進修壓力概念的建構效度。而表中也區辨出餘下的家庭層面壓力1題、學業層面壓力3題、工作層面壓力4題,表示其測得的是並非此三個成分理論基礎的其他概念成分或是誤差,因此餘下的8題在進修壓力概念的建構效度上是較差的題目。

✚ 表7-6　因素分析法－轉軸後的成分矩陣

	成　分					
	1	2	3	4	5	6
家庭 9	.796	.315	.129	-.148		.148
家庭 8	.767		.256	.281		
家庭 2	.751		-.138		.278	.180
家庭 5	.719	.178			.222	.170
家庭 7	.711	.108	.287	.283	.121	
家庭 6	.683	.271	.219			-.258
家庭 3	.672	.130	.228	.314	.121	
家庭 4	.643			.131	.436	.258
學業 7	.178	.884	.130	.149	.122	
學業 4	.256	.858		.199		
學業 6	.147	.803	.177		.180	
學業 3	.163	.577		.478	.167	.236
學業 5		.489	.238	.455	.286	
工作 4	.110		.876	.136	.104	
工作 3	.275	.106	.806	.130		
工作 2		.130	.666	.150		.358
工作 7			.603	.175	.510	.114
學業 2	.133	.236	.148	.804		
學業 1	.176	.186	.387	.743		
工作 8	.265	.244		.111	.775	.168
工作 5	.146	.319	.305		.698	
家庭 1	.492		-.225		.495	.294
工作 6			.443		.135	.654
工作 1	.318	.172	.295		.131	.612
學業 8	.170	.400		.433		.446

註：SPSS統計套裝軟體之因素分析法進行步驟為：將量表所有題目，以【分析(A)
／資料縮減(D)／因子(F)】的指令，進行主成分分析的萃取法，並選擇最大變
異法的轉軸方式，尋求轉軸後的成分矩陣。

1. 因素分析步驟一。

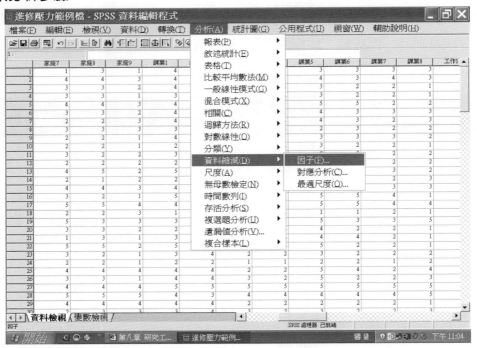

2. 因素分析步驟二。

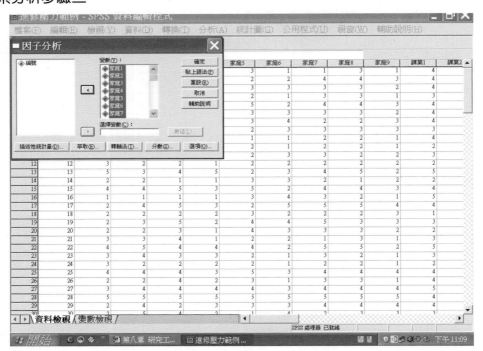

3. 因素分析步驟三。

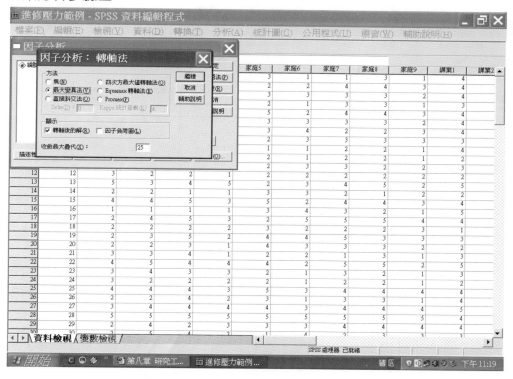

4. 因素分析步驟四。

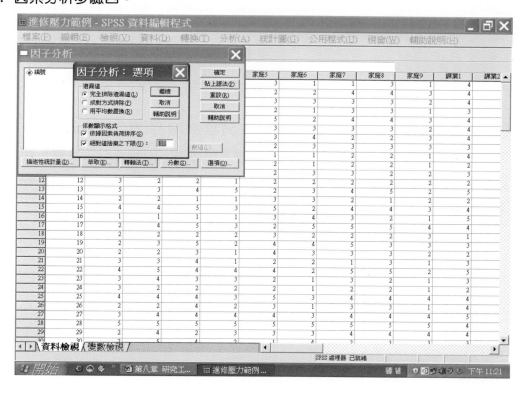

5. 因素分析步驟五。

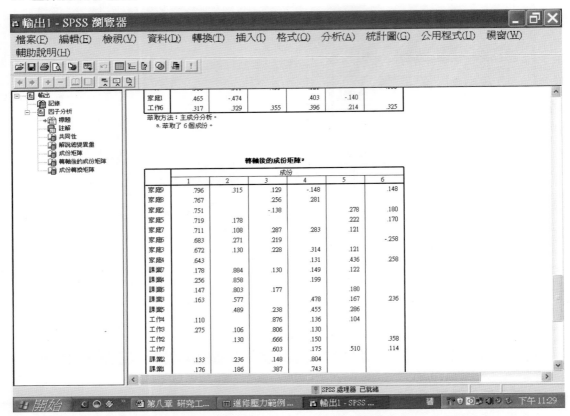

	1	2	3	4	5	6
家庭1	.465	-.474		.403	-.140	
工作6	.317	.329	.355	.396	.214	.325

萃取方法：主成分分析。
a. 萃取了 6 個成份。

轉軸後的成份矩陣ᵃ

	成份					
	1	2	3	4	5	6
家庭9	.796	.315	.129	-.148		.148
家庭8	.767		.256	.281		
家庭2	.751		-.138		.278	.180
家庭5	.719	.178			.222	.170
家庭7	.711	.108	.287	.283	.121	
家庭6	.683	.271	.219			-.258
家庭3	.672	.130	.228	.314	.121	
家庭4	.643			.131	.436	.258
課業7	.178	.884	.130	.149	.122	
課業4	.256	.858		.199		
課業6	.147	.803	.177		.180	
課業3	.163	.577		.478	.167	.236
課業5		.489	.238	.455	.286	
工作4	.110		.876	.136	.104	
工作3	.275	.106	.806	.130		
工作2		.130	.666	.150		.358
工作7			.603	.175	.510	.114
課業2	.133	.236	.148	.804		
課業1	.176	.186	.387	.743		

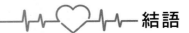

結語

　　研究者使用研究工具測量研究對象以收集資料並進行資料分析，是量化研究的主要過程，由於資料分析產生的結果是研究的主要發現，因此資料的良窳影響研究結果甚鉅。可靠又有意義的資料需來自具備信度及效度的研究工具，所以研究者檢測並提升研究工具的信效度是極為重要的步驟。

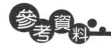

Carmines, E. G., & Zeller, R. A. (1994). *Reliability and validity assessment* (Series: Quantitative Applications in the Social Sciences). CA: SAGE.

Waltz, C. F., Strickland, O., & Lenz, E. R. (2004). *Measurement in nursing and health research* (3rd ed.). NY: Springer Publishing Company.

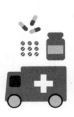

Nursing Research Process
and Practice

研究實務篇──
量性研究

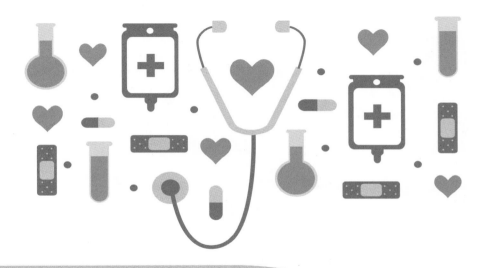

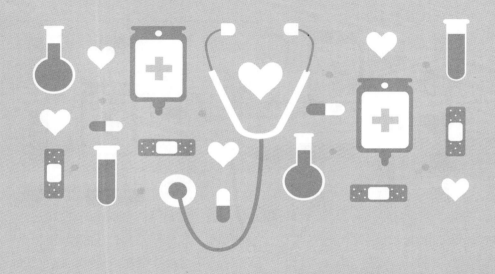

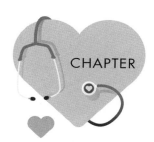

CHAPTER

08 · 描述性研究－調查研究法

林麗鳳｜編著

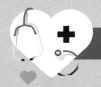

學習目標

讀完本章後，讀者應能夠：

1. 説出調查研究的意義與類型。
2. 對問卷調查法有初步了解。
3. 了解訪員訓練的重要性。
4. 能執行問卷調查研究相關的訪員訓練。
5. 能設計符合研究目的的問卷。
6. 能進行初步的問卷處理、資料編碼、譯碼和輸入建檔。
7. 能選用符合研究架構、研究目的和研究假設的統計分析方法。

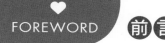
調查研究法的目的主要在於了解整體性的一般事實或整體現象,所以,當我們想了解某些事物的現況,以做為解決問題、改進現況和計畫未來的依據時,最常使用的方法就是調查研究法。

例如:學務處想了解學生對學校餐廳飲食的滿意度,或是教務處想了解學生應用學校圖書館查詢資料的方式,均可用調查研究法進行資料收集和了解。

在調查研究法中,問卷調查法是能在最短的期間內,透過設計良好的問卷,快速幫助研究者收集到最多的資料,了解受訪者對某項事物或事實的看法或意見,並歸納分析其行為狀況,為社會科學研究法最常用的方法之一。

8-1 調查研究的意義與類型

一、調查研究的意義

所謂調查研究(survey research)是指研究者採用問卷(questionnaire)訪問(interview)或觀察(observation)等技術,從母群體成員中收集所需的資料,以了解母群體在一個或多個社會變項或心理學變項上的現況,或各個變項間的關係。

目前調查研究廣泛應用於社會學、經濟學、心理學、公共衛生學、護理學、教育學等之研究中。

二、調查研究的類型

調查研究的類型可依目的、對象、性質、期間(時間)等有不同的類型,其分類如下:

(一)依據調查目的區分

依據調查目的可區分為描述性調查(descriptive survey)和解釋性調查(explanatory survey)二大類。

1. 描述性調查:描述性調查主要是在於探究描述現況和測量存在的事物,但不質疑其所存在的理由。常見的描述性調查研究的問題有:護理人員照顧病人的護理時數平均為多少小時?大專院校學生上網的時數為多少小時?大專生對婚前性行為的態度如何?護理人員在職進修的壓力為何?

2. 解釋性調查：解釋性調查是以在某時間內收集的資料為基礎，解釋某些變項之間所存在的關係。例如：糖尿病病人對於飲食控制的態度和飲食控制行為的關係、護生的考試入學成績與在校學習表現的關係。

（二）依據調查範圍和對象區分

依據調查範圍和對象可區分為普查(censuses)和樣本調查(sample survey)二大類。

1. 普查：為研究者以有興趣研究探討的母群體為對象進行調查。最常見的例子為人口普查。由於普查需耗費極大的經費，基於成本考量，一般的研究不會做普查。

2. 樣本調查：為研究者以有興趣研究探討的母群體為對象，選取代表性的樣本進行調查。

（三）依據收集方法區分

依據收集方法可區分為：個人訪問(personal interview)、文字問卷(written questionnaires)、觀察法(observation)三大類。

1. 個人訪問：個人訪問可採用面對面方式或電話進行問卷收集資料。

2. 文字問卷：文字問卷是將想收集的資料，以問題的方式提出，訪問受訪者以達到收集資料的目的。

3. 觀察法：觀察法是以觀察的方式收集資料，事先將想收集的資料以問題綱要方式列出，再透過觀察員觀察，逐一記錄以達到收集資料的目的。

例如：研究者想了解臨床護理人員照顧病人的護理工作時數，以觀察員應用已經設計好的「護理工作時間」記錄單，在指定的臨床工作場所，固定的時間點，觀察記錄護理人員實際執行護理工作情境和花費的時間，進行統計和分析。

（四）依據收集資料時間長度區分

依據收集資料所涵蓋的時間長度區分為橫斷式調查(cross-section survey)和縱貫性研究(longitudinal survey)二大類。

1. 橫斷式調查：橫斷式調查是指資料收集的時間僅侷限在一個單一的時間點，對研究變項依據收集所得的資料進行描述性分析和討論。

2. 縱貫性研究：縱貫性研究是針對研究變項進行一種跨越長時間觀察的資料收集，縱貫性研究的優點是能夠觀察研究因時間而產生變化的因子，有利於探討因果關係。

8-2 | **問卷調查法**

　　問卷是一種用來統計或調查資料的方式，也是用來收集資料的工具。它可以調查受訪者對某項事物的認知或是態度、行為的問題。問卷調查是運用問卷來收集資料，了解受訪者對某項事物或事實的看法或意見，並分析其行為狀況，為社會科學研究法最常用的方法之一。

　　在社會科學研究中，運用問卷來收集資料的方法可以依訪問的實際媒介分成四種類型；人員訪談、電話訪問、郵寄問卷訪問和網路問卷調查法（表8-1），茲說明如下：

一、人員訪談

　　人員訪談又稱實地訪問或面訪，是一種傳統的調查方法。人員訪談利用面對面、人際溝通的角色情境，讓訪談者透過問卷中精心設計的問題來詢問受訪者，以得到受訪者內心的答案。

二、電話訪問

　　這是最常使用的訪問方法之一。採用電話調查的主要原因是電話較方便，且為一般大眾所通用的溝通工具，較人員訪談節省成本。

三、郵寄問卷訪問

　　郵寄問卷訪問是研究者將所要收集的資料製成問卷，利用郵寄或其他方法送到受訪者手中。一般會附上一個回郵信封，當受訪者填寫完問卷後，就可以直接寄回，相當方便。

四、網路問卷調查法

　　一般網路問卷調查法有四種型式，分別為電子郵件(E-mail)、網路論壇(newsgroup)、電子布告欄(BBS)、全球資訊網(WWW)。利用電子郵件來進行問卷調查，必須先取得受訪者電子郵件位址，再將問卷經由電腦編輯後直接寄給受訪者。

⊕ 表8-1　四種類型的問卷收集資料方法之優缺點比較

問卷收集類型	優　點	缺　點
人員訪談	1. 訪問的過程中富有彈性，能適度解釋受訪者不了解的用語 2. 可以訪問到沒裝電話或不識字的受訪者 3. 問卷回收率比其他調查方法高 4. 可以收集到更完整的資訊	1. 成本高於一般的郵寄問卷及電話訪問 2. 面談須花費較多時間 3. 會受到訪問員訪談的技巧影響 4. 受訪者缺乏匿名的隱私性 5. 問卷調查員須接受訪員訓練，以達訪問品質一致性
電話訪問	1. 較經濟性，可節省人員旅費和時間 2. 具有匿名性，受訪者沒有壓力，拒訪率較低，對敏感性問題，回答意願較高	1. 訪問的時間無法像人員訪問時間那樣長，一般約為15分鐘以內 2. 問題和選項受限制，題目不可太長或選項太多 3. 受訪者可能突然中斷訪談 4. 使用家用電話或行動電話的受訪者的個人屬性不同，可能導致收案偏差
郵寄問卷訪問	1. 郵寄的方便度高 2. 具有匿名性，對敏感性問題，回答意願較高 3. 問題和選項較不受長度和類別多寡的限制	1. 問卷回覆率低 2. 需要取得樣本名單、地址等資料 3. 資料的可信度受到是否認真作答的影響 4. 無法和受訪者直接互動，受訪者對問卷內容有問題時，無法得到立即的答覆
網路問卷調查法	1. 經濟，節省紙張和郵寄費的成本 2. 電子郵件較不會遺失 3. 超越地理環境或國界的限制 4. 問卷所得資料可以直接統計分析	1. 需要取得受訪者的電子郵件位址、受訪群體有限 2. 受訪者需具備一定的電腦技能 3. 無法確定是否為受訪者作答 4. 和郵寄問卷一樣，需要過濾隨便填答的問卷

　　在利用問卷法收集資料時，不論是使用人員訪談、電話訪問、郵寄問卷或網路問卷之方式，常須依據研究目的及實際情況，設計適用的問卷，方能收集到正確且適用的資料。

8-3 | 訪員訓練

應用人員訪問進行問卷收集資料，最重要的是訪員的一致性，標準化的調查訪問技巧更是減少調查誤差的基本要求。如何招募訪員、加強訪員訓練、做到標準化訪問、減少訪員效應及怎樣評量訪員表現、了解訪員效應對受訪者所造成的影響，都是提升問卷回答品質的重要因素。

一、訪員訓練的事前準備

1. 依據研究需求和屬性招募訪員。

2. 介紹研究摘要和調查研究的一般守則與程序，再討論問卷本身與設計目的。

3. 提供問卷訪問說明書，說明訪問調查遇到困難時的解決方法。

4. 示範訪問，並提供訪員互相模擬訪問練習。

二、訪員的準備度

（一）儀表和舉止

1. 訪員的穿著以整齊清潔、穿著適當和方便活動為宜，不可奇裝異服。

2. 訪員應配戴識別證或工作證。

（二）熟讀問卷

1. 訪員應熟讀問卷，對問卷內容要全盤了解，才能將問卷題目毫無錯誤地讀給受訪者聽，字句間應順暢沒有停頓及口吃。

2. 精確地依循問題的字句提問。

3. 準確地記錄受訪者作答的結果。

（三）開始工作之後的監督

1. 訪問進行時注意事項：

   (1) 自我介紹，向民眾說明來意：「這裡有一份○○○委託的研究計畫，主要是想了解您對○○○的認知及實行情形，你們寶貴的意見，可以作為○○○○主管機關及行政決策機關之參考。」

(2) 如果同意受訪，再說明這是一份問卷並不是考試，因為個人感受不同，所以答案沒有對或錯，請按照個人感受回答。本問卷採「不記名」方式，您填答的資料僅供學術研究與政策釐訂之參考，絕不對外公布，敬請安心回答。如果受訪者願意接受訪問，請受訪者填寫同意書。

(3) 如果拒絕，向其再次說明研究資料僅做為學術用途，絕不洩漏個人資料，以及移做他用，如果仍然拒絕，則不勉強。

(4) 如果受訪者不在，則約定再訪時間。

2. 進行問卷說明：先說明本問卷分成〇大部分，再說明每一部分的大綱，如第一部分為基本資料部分，共有〇〇題；第二部分為「〇〇」問卷，共有〇〇題；第三部分為「〇〇〇」問卷，共有〇〇題。問卷部分每個問題都有「非常同意」到「非常不同意」五個答案，請依照您的感受回答。

3. 訪視後注意事項：
(1) 再詳細的檢查一遍，看看是否有遺漏，若有漏答應補齊。
(2) 簽上姓名。
(3) 道謝並離開受訪者家庭，繼續下一位。

4. 其他：
(1) 請注意訪員個人及交通安全（若騎機車，請務必戴安全帽）。
(2) 研究者應為訪員投保平安保險。
(3) 視需要印製訪員個人資料名片。
(4) 留下研究計畫主持人及訪員的聯絡電話以便緊急時聯絡。

8-4　問卷設計

在問卷調查法中，問卷設計是非常重要的一環，因為問卷是收集資料的主要工具。經過周延設計的問卷，從結構面來看要包含下列部分：引言（開場白）、問卷問題、簡短的結語（包括提醒受試者再檢查一次是否完整作答和致謝）。整體印刷排版的版面如下：

引言（開場白）

您好!

這是一份〇〇〇委託的研究計畫，主要是想了解您對〇〇〇的認知及實行情形，你們寶貴的意見，僅供研究統計分析之用，問卷內容，絕不會洩漏，或移作他用，所得結果分析將可作為〇〇〇〇主管機關及行政決策機關之參考。敬請放心作答。

〇〇〇研究計畫研究小組敬上

問卷問題

填寫問卷說明

基本資料：如性別、年齡、教育程度、職業

過濾題（過濾題是為了過濾不是研究對象的受訪者）例如：

請問您騎機車上學嗎？

□ 1. 是－（續答下一題）

□ 2. 不是－（謝謝您，為了研究的客觀性，這次無法訪問您， 希望下次還有機會）

正式題（正式題就是研究問卷的題目，可以依問卷的題型排列）

．

．

．

簡短的結語

提醒受試者再檢查一次是否完整作答和致謝。

一、問卷的種類

（一）依問題型式區分

1. 開放式問卷(open-ended question)又稱為非結構式問卷：所謂開放式問卷是指受試者可以不受任何影響自由作答，不須由問卷上所擬訂之答案選擇。

Q：請問您的職業是什麼（請受查者具體說明）？

公司名稱：＿＿＿＿＿＿＿＿＿＿＿＿＿＿＿。

職稱：＿＿＿＿＿＿＿＿＿＿＿＿＿＿＿＿＿。

工作內容描述：＿＿＿＿＿＿＿＿＿＿＿＿＿。

---

2. 封閉式問卷(close-ended question)又稱為結構式問卷：所謂封閉式問卷是指研究者事先針對問題，先擬訂數個答案，讓受訪者在事先擬訂的答案中選擇答案。

> Q：請問您就讀的系科別為？
> □1. 醫技系
> □2. 放射系
> □3. 管理系
> □4. 護理系
> □5. 牙技系

3. 半開放半封閉式問卷(partially close-ended question)：所謂半開放半封閉式問卷是指研究者事先針對問題，先擬訂數個答案後，再外加一個答案可能無法涵蓋的「其他」選項，讓受訪能夠在事先擬訂的答案中選擇答案，又可以應用「其他」選項表達意見。

> Q：請問您信什麼教？
> □1. 基督教
> □2. 天主教
> □3. 佛教
> □4. 回教
> □5. 印度教
> □6. 道教
> □7. 無信仰宗教
> □8. 其他 請寫出來：＿＿＿＿＿＿＿＿＿＿＿

開放式問卷和封閉式問卷的優缺點比較見表8-2。

○ 表8-2　開放式問卷和封閉式問卷的優缺點比較

類型	優　點	缺　點
開放式問卷	1. 研究者可更深入了解受訪者對問題的看法，能得到廣泛性的答案，及有相當差異性的答案 2. 可做為大型調查研究的探索性前導問卷，有助於結構性問卷的擬訂	1. 訪問者難以控制受訪者的個別差異，訪問者必須記錄受訪者所言，花費時間較多，易使受訪者厭煩 2. 研究者分析非結構性的資料時，不易區分和量化
封閉式問卷	1. 答案標準化，可以做比較 2. 答案較易登錄與分析 3. 受訪者較清楚問題的意義，減少不知道的答案，答案比較完整，可提高完成率	1. 受訪者不知道答案或無意見時，可能猜測適當的答案或隨機回答 2. 受訪者可能因為所列答案均不適合或欠周全，無法回答 3. 由於答案有限可能強迫選擇答案，使得受訪者之間的微幅差異無法顯現

（二）依問題性質區分

1. 事實性問題(factual question)：事實性問題主要是用來收集真實資料，如性別、教育程度…等，因為這些問題常常被用來做為分類的標準，所以又可稱為分類性問題(classification question)。

　　通常為避免受訪者在回答有關個人資料時，因顧慮而影響答案，事實性問題通常被擺在問卷的最末端，但當取樣方法為配額取樣(quota sampling)時，事實性問題則應擺在問卷之開頭，以確定受訪者符合被調查條件。

> Q：請問您的性別為？
> 　　□男性
> 　　□女性

2. 行為方面的問題：行為方面的問題主要是為了知道受訪者過去或現在的行為表現，通常以「有、無」或「頻率」的多寡來提問。

> Q：請問您在學生餐廳用餐的頻率如何？
> □ 1. 常常
> □ 2. 偶爾
> □ 3. 很少
> □ 4. 從來沒有

3. 意見性問題：意見性問題即所謂態度性問題，目的在探知受訪者對某一事物（包含事件、物品、人…等）的看法或態度。態度性問題的答案常受問題所用的字眼(wording)或排列順序(question sequence)的影響，偏激或有引導性之字眼容易影響受訪者當時的情緒，而使答案有所偏誤。

> Q：您覺得班上同學功課成績表現優良的最重要因素是？
> □ 1. 與老師投緣或受到老師的寵愛
> □ 2. 個人的努力
> □ 3. 運氣
> □ 4. 其他（請說明）

> Q：您對圖書館借、還圖書服務之滿意度如何？
> □ 1. 滿意
> □ 2. 普通
> □ 3. 不滿意

二、問卷設計的原則

（一）用字簡單、定義清楚

> Q：您出國過幾次？
> □ 1. 一次
> □ 2. 二次
> □ 3. 三次以上

→

> Q：去年一年當中您出國過幾次？
> □ 1. 一次
> □ 2. 二次
> □ 3. 三次以上

（二）避免語意不清

Q：您對學生餐廳的滿意度如何？
□1. 滿意
□2. 普通
□3. 不滿意

　　這種問題太含糊、籠統，無法了解實際的情形，應改為具體的分項逐一提問，例如：

	滿意	普通	不滿意
Q：您對本餐廳菜色之滿意度為何？	□	□	□
Q：您對本餐廳裝潢之滿意度為何？	□	□	□
Q：您對本餐廳服務態度之滿意度為何？	□	□	□

（三）避免用多語意字詞

　　問卷書寫避免用多語意字眼例如：通常、常常、一般…等字詞，受訪者很難去界定其程度，在問卷中應避免使用。例如：

Q：您對**一般**學生餐廳的滿意度為何？
□1. 滿意
□2. 普通
□3. 不滿意

Q：您**通常**做什麼運動？

（四）避免用含糊不清的句子或一題包含二個事件

> Q：您最近有無**頭痛**或**生病**？
> □1. 有
> □2. 沒有

頭痛和生病可能是二個情境或事件，並不相等或相同。

（五）避免用引導性問題

問題應客觀中立，包含正、反兩面的意見，避免引導或暗示。例如：

> Q：大部分的人都說**羽球**是**最適合**女生的室內運動，請問本學期體育課興趣選項，您會選哪一個項目？
> □1. 游泳
> □2. 瑜珈
> □3. **羽球**

上面這題出「大部分的人」都說，具有提示和引導的意含，可能引導作答的結果。

（六）困窘性問題 (embarrassing question) 的處理

遇到使受訪者產生困窘問題時，應採取迂迴的問法(indirect question)，方能收集到受訪者真正的想法。例如：

> Q：有些人考試作弊，您認為他們考試作弊最主要的原因為（單選）
> □1. 怕被當掉，無法畢業
> □2. 心存僥倖的心理
> □3. 沒有唸書準備不足
> □　　　：
> 　　　：　　　：
> □　　　：
> Q：您贊同他們的做法嗎？
> □1. 贊同
> □2. 不贊同

「考試作弊」是不被一般人接受的行為；當研究者想問受訪者，是否認同作弊行為時，可採用上述迂迴的問法，而不直接問「您是否認同學生的作弊行為」。

（七）避免雙重否定的問法

Q：您<u>不</u>同意學生考試作弊<u>不</u>是<u>不</u>對的行為嗎？
□1. 同意
□2. 中立意見
□3. 不同意

Q：您<u>同</u>意學生考試作弊<u>是</u>不對的行為嗎？
□1. 同意
□2. 中立意見
□3. 不同意

（八）預先編碼以方便資料輸入

Q：您的<u>血型</u>為？
□1. A
□2. B
□3. O
□4. AB

回答A者，輸入 "1"；B者，輸入 "2"；
0者，輸入 "3"；AB者，輸入 "4"

（九）用字遣詞的原則

1. 避免使用術語、俚語或縮寫。
2. 避免語意模糊、混淆。
3. 避免情緒性的字眼和聲望的偏誤。
4. 避免模稜兩可的問題。
5. 避免引導式、暗示的問句。
6. 避免雙重否定。
7. 避免重複或偏重某種答案類別。
8. 句子要短而集中，且一個問句只問一個事物、概念或事件。

三、問卷的題型

(一) 知識型的問題型式

　　知識型的題目是有標準答案的，「答對」正確答案才可得分，命題的方式就像老師在出考題考學生一樣。常見的題目類型有：是非題、選擇題、填充題、問答題。

(二) 態度型的問題型式

　　態度是一種看法，沒有標準答案，也沒有對或錯，最常見的的命題方式有李克特(Likert)量表採五等第計分法，例如：「非常同意」、「同意」、「沒意見」、「不同意」、「非常不同意」。

(三) 行為型的問題型式

　　行為是以「有」「沒有」實行來評量，或用實行的頻率來評量，例如：「總是」、「經常」、「偶爾」、「很少」、「從不」。

四、題目的格式

(一) 條列式

　　以條列式編寫問卷的題目，受訪者依照題目的順序逐一回答，適用於基本資料的建立，如下列範例：

問卷題目範例

1. 里別：＿＿＿＿＿＿＿＿＿　姓名：＿＿＿＿＿＿＿＿＿

2. 性別：☐1. 男　☐2. 女

3. 身高＿＿＿＿公分　體重＿＿＿＿公斤

4. 教育程度：☐1. 國小　☐2. 國中　☐3.高中（職）　☐4. 大專

5. 籍貫：☐1. 閩南　☐2. 客家　☐3. 外省　☐4. 原住民　☐5. 其他

6. 職業：☐1. 無　☐2. 有

（二）矩陣式

問卷的題目是以一個題組的方式呈現，答案的選項也相似，以5等第或4等第的方式，由受訪者依照題目的順序逐一選答，適用於態度或行為的量表，如表8-3護生實習壓力量表的範例，問卷以矩陣式的編排，可節省空間。

問卷編制好後，就準備打字付印，印製時，除了在形式上注意印刷精美、層次分明、字體大小適中，強調的部分，有時可利用不同的字體或套色加以顯示。若需要分階段作答時，需要以不同的層次來呈現，以便於回答者容易閱讀、區辨、選擇。問卷的長短要適中，避免花費作答者太多的時間，一般說來，郵寄問卷作答時間以不超過20分鐘為原則，而面對面的訪問問卷則以不超過50分鐘為原則。

✚ 表8-3　護生實習壓力量表

護生實習壓力量表	總是如此	常常如此	偶爾如此	從不如此
1. 我覺得每天的護理工作量已經達到我的極限	☐	☐	☐	☐
2. 我常因干擾而無法完成病人的護理	☐	☐	☐	☐
3. 我常在下班之後才得以完成工作	☐	☐	☐	☐
4. 我發現和部分同學難以共事	☐	☐	☐	☐
5. 我必須在下班後查詢很多資料才能應付實習	☐	☐	☐	☐
6. 我很難入睡	☐	☐	☐	☐
7. 我覺得實習讓我疲憊不已	☐	☐	☐	☐
8. 我很難正面回應壓力	☐	☐	☐	☐
9. 我希望實習時更和諧，同學間更合作	☐	☐	☐	☐
10. 我照顧病人耗費情感甚多	☐	☐	☐	☐
11. 我很想換單位實習	☐	☐	☐	☐
12. 如果事情沒有明確的答案，我便覺得很棘手	☐	☐	☐	☐
13. 即使放假休息時，我也很難放鬆自己	☐	☐	☐	☐
14. 下班途中，我反覆思考當天病人的照顧問題	☐	☐	☐	☐
15. 我很難專心	☐	☐	☐	☐
16. 為了同時扮演好各種角色，我疲於奔命	☐	☐	☐	☐
17. 我很擔心不能得到理想的實習成績	☐	☐	☐	☐

8-5 問卷資料處理

研究者完成資料收集後，接下來的工作就是資料處理。在資料處理的過程，如何將資料轉換為資訊是一個很重要的工作，唯有經過整理的資訊才能有效的分析和呈現出研究結果，所得的結果才有應用價值。

一、資料處理的意義

一般對資料處理的定義皆由區分資料(data)與資訊(information)的差異著手。所謂的「資料」就是指一群未經處理的文字、數字或符號，例如訪員訪問或受訪者填答後回收的問卷。而「資訊」則是指資料經過彙整、分類、統計、分析後，所得到具有意義的結果，例如：平均年齡、教育程度、職業分類。這些應用人力或機器，將資料加以有系統的處理過程，稱為資料處理。至於處理的技巧，可使用分類、合併、排序、摘要、計算、分析等方法。

二、資料處理的步驟

（一）人工檢閱排除無效問卷或廢卷

問卷收集完成後，應就問卷填答部分進行檢閱，排除填答不完整、不合邏輯或明顯亂填的無效問卷。

（二）問卷編碼

檢閱完成的問卷應加以編碼，編號自1號開始，編至最後一份問卷，以利未來資料處理有疑問時的檢閱。這種編碼的程序是進行資料分析前，資料處理的重要步驟。

（三）問卷資料譯碼

所謂的「譯碼」就是將問卷中每一個題目的變項答案，轉譯為阿拉伯數字，以方便資料輸入建檔，例如將性別中的男生譯碼為「1」，女生譯碼為「2」。

研究資料譯碼後應將各個變項譯碼的情形，彙整成譯碼簿(coding book)或譯碼單(coding sheet)，以方便研究小組在資料統計分析時的辨認和解讀。

譯碼範例如下：

問卷範例

　　護理系主任想了解大二護生第一次到臨床實習的壓力情形，故以問卷收集護生實習時的相關資料，所得資料經譯碼(coding)，彙整後如下。

親愛的同學您好！

　　進入臨床實習已經一週了，護理系實習組想了解同學們在臨床實習的壓力情形，你們寶貴的意見，將作為本系規劃安排學生的重要參考依據，問卷不需要具名，敬請放心填答，填妥後請密封後交回護理系實習組。謝謝您的幫忙。

　　祝福各位　身體健康　實習順心上　　　　　　　　　　　　　　護理系實習組　敬

一、基本資料：

1. 學制：□1.二技　　□2.四技

2. 性別：□1.男　　□2.女

3. 年齡：＿＿＿＿＿＿

4. 實習科別：□1.內科　　□2.外科

5. 交通方式：□1.住醫院宿舍　　□2.騎機車　　□3.搭大眾運輸工具　　□4.其他

二、請詳細閱讀後勾選適合的答案：	總是如此	常常如此	偶爾如此	從不如此
1. 我覺得每天的護理工作量已經達到我的極限	□	□	□	□
2. 我常因干擾而無法完成病人的護理	□	□	□	□
3. 我常在下班之後才得以完成工作	□	□	□	□
4. 我發現和部分同學難以共事	□	□	□	□
5. 我必須在下班後查詢很多資料才能應付實習	□	□	□	□
6. 我很難入睡	□	□	□	□
7. 我覺得實習讓我疲憊不已	□	□	□	□
8. 我很難正面回應壓力	□	□	□	□
9. 我希望實習時更和諧，同學間更合作	□	□	□	□
10. 我照顧病人耗費情感甚多	□	□	□	□
11. 我很想換單位實習	□	□	□	□
12. 如果事情沒有明確的答案，我便覺得很棘手	□	□	□	□
13. 即使放假休息時，我也很難放鬆自己	□	□	□	□
14. 下班途中，我反覆思考當天病人的照顧問題	□	□	□	□
15. 我很難專心	□	□	□	□
16. 為了同時扮演好各種角色，我疲於奔命	□	□	□	□
17. 我很擔心不能得到理想的實習成績	□	□	□	□

謝謝您的填答

請再檢查一次，是否完整作答？密封後交回。

✚ 表8-4 問卷譯碼簿範例

變項號碼	變項名稱	變項種類	譯碼方式
	個案編號		直接填入
1	學制	類別變項	1. 二技 2. 四技
2	性別	類別變項	1. 男 2. 女
3	年齡	等距變項	數據直接填入
4	實習科別	類別變項	1. 內科 2. 外科
5	交通方式	類別變項	1. 住醫院宿舍 2. 騎機車 3. 搭大眾運輸工具 4. 其他
6	我覺得每天的護理工作量已經達到我的極限	序位變項	4. 總是 3. 常常 2. 偶爾 1. 從不
7	我常因干擾而無法完成病人的護理	序位變項	4. 總是 3. 常常 2. 偶爾 1. 從不
8	我常在下班之後才得以完成工作	序位變項	4. 總是 3. 常常 2. 偶爾 1. 從不
9	我發現和部分同學難以共事	序位變項	4. 總是 3. 常常 2. 偶爾 1. 從不
10	我必須在下班後查詢很多資料才能應付實習	序位變項	4. 總是 3. 常常 2. 偶爾 1. 從不
11	我很難入睡	序位變項	4. 總是 3. 常常 2. 偶爾 1. 從不
12	我覺得實習讓我疲憊不已	序位變項	4. 總是 3. 常常 2. 偶爾 1. 從不
13	我很難正面回應壓力	序位變項	4. 總是 3. 常常 2. 偶爾 1. 從不
14	我希望實習時更和諧，同學間更合作	序位變項	4. 總是 3. 常常 2. 偶爾 1. 從不
15	我照顧病人耗費情感甚多	序位變項	4. 總是 3. 常常 2. 偶爾 1. 從不
16	我很想換單位實習	序位變項	4. 總是 3. 常常 2. 偶爾 1. 從不
17	如果事情沒有明確的答案，我便覺得很棘手	序位變項	4. 總是 3. 常常 2. 偶爾 1. 從不
18	即使放假休息時，我也很難放鬆自己	序位變項	4. 總是 3. 常常 2. 偶爾 1. 從不
19	下班途中，我反覆思考當天病人的照顧問題	序位變項	4. 總是 3. 常常 2. 偶爾 1. 從不
20	我很難專心	序位變項	4. 總是 3. 常常 2. 偶爾 1. 從不
21	為了同時扮演好各種角色，我疲於奔命	序位變項	4. 總是 3. 常常 2. 偶爾 1. 從不
22	我很擔心不能得到理想的實習成績	序位變項	4. 總是 3. 常常 2. 偶爾 1. 從不

（四）問卷資料輸入

問卷資料譯碼完成後，以Excel輸入，結果如下；輸入建檔完成後的檔案，可應用Excel進行資料統計分析，也可以應用相關的統計套裝程式如SAS或SPSS進行資料統計分析。

❖ 範例資料以Excel輸入結果

8-6　問卷資料分析

在問卷檢閱和編碼、譯碼、建檔完成後，接下來的工作就是要進行資料分析了，而在資料分析之前，最重要的工作就是資料偵錯，因為在資料輸入建檔時，有可能因人為的疏忽，鍵入錯誤的資料，而只有正確的資料檔才能進行統計分析，所得的結果也才有應用價值。

一、資料偵錯

偵錯的處理可以分別在輸入資料過程中，和輸入完成後應用統計程式的邏輯判斷偵錯。

（一）資料輸入過程的偵錯

資料輸入過程的錯誤偵測，可透過應用軟體（例如Excel）設定，當研究人員進行資料建檔時，若輸入的資料錯誤，即進行提醒。例如：有關性別資料記錄，應輸入編碼「1」或編碼「2」，若研究人員輸入其他編碼如「3」或「4」，會立即顯示「輸入錯誤」的錯誤訊息，並提示應輸入的正確訊息：性別『男「1」；女「2」』。輸入過程的錯誤偵測，可大幅降低輸入的錯誤率，省去許多事後偵錯的麻煩。例如：學生每週上網時間調查表，輸入後的結果如下表8-5。

（二）資料輸入完成後的偵錯

資料輸入完成後的偵錯，可由研究人員印出資料檔，逐一核對，但是這是非常無聊且不經濟的方法。一般來說，資料輸入完成後的偵錯會應用統計程式中的次數分布(frequency)，列出資料表，快速瀏覽檢查。以「學生每週上網時間調查表」為例，應用統計程式SPSS分析功能中的frequency，可快速列表（表8-6、8-7）檢閱如下：在性別中出現「3」顯然是輸入錯誤，因為性別男「1」；女「2」；平日上網時間中出現「1800」分鐘，也可能是輸入錯誤或受訪者亂填，因為1小時60分鐘，「1800」分鐘已經超過了一天的24小時明顯是錯的。但是體重150公斤有可能是正確的，也有可能是輸錯，此時就可以找出原始問卷核對一下。

⊕ 表8-5 學生每週上網時間調查表

編號	學制	性別	身高	體重	年齡	每週上網時間（分鐘）
1	1	1	157	52	19	300
2	1	1	160	54	20	180
3	1	1	174	51	20	180
4	1	1	179	73	19	180
5	1	1	170	55	19	30
6	1	1	161	48	19	20
7	1	2	165	65	19	120
8	1	2	160	52	19	20
9	1	2	165	65	19	60
10	1	2	152	44	18	120
11	1	2	160	59	20	120
12	2	2	158	54	20	150
13	2	2	154	41	19	30
14	2	2	160	49	20	30
15	2	(3)	156	45	19	(1800)
16	2	2	158	(150)	19	480
17	2	2	162	48	19	30
18	2	2	153	50	18	40
19	2	2	155	44	18	60
20	2	2	160	52	18	180
21	2	2	155	50	19	180
22	2	2	164	54	19	60
23	3	2	168.5	60	19	150
24	3	2	168.5	60	19	150
25	3	2	159	73	19	60
26	3	2	158	49	19	180
27	3	2	162	66	29	150
28	3	2	162	64	19	180
29	3	2	167	55	20	600
30	3	2	165	56	20	420

➕ 表8-6 性別分布表

性別	次數	百分比
男	6	20
女	23	76.67
3	**1**	**3.33**
總和	30	100

➕ 表8-7 平日上網時間分布表

平日上網	次數	百分比
20	2	6.67
30	4	13.33
40	1	3.33
60	4	13.33
120	3	10.00
150	4	13.33
180	7	23.33
300	1	3.33
420	1	3.33
480	1	3.33
600	1	3.33
1800	**1**	**3.33**
總和	30	100.00

二、資料分析前處理

（一）資料加權

在資料進行統計分析前，可先檢閱資料變數的屬性，依據研究目的或想推論的範圍進行適度的加權處理。加權是對樣本資料中低度呈現的類別給予較高的加權值，而過度呈現的類別則給予較低的加權值。例如「學生每週上網時間調查表」中男生的人數較少，而性別可能影響學生上網時間分布情形，故研究者可針對性別分布比率，對男生進行加權突顯其特殊性質，使其更具代表性。

（二）重新定義變數

重新定義變數是一種將現存變數調整及創造新變數的過程，或是將現存資料中的一大堆變數，分解為較少的變數。

例如以「學生每週上網時間調查表」為例，研究者可以將「身高」、「體重」經過公式的計算（BMI=體重÷身高^2）轉換成身體質量指數(BMI)，進行相關的統計分析。

（三）尺度轉換

測量尺度的轉換是將某一尺度的值轉換成其他測量尺度。以便於探討或比較變項間的相互關係。以「學生每週上網時間調查表」為例，研究者可針對原來為連續變項的「上網時間」區隔成「<1小時」「1~2小時」「2~3小時」「>3小時」的類別變項，身體質量指數(BMI)也可再轉換成體型，例如以BMI=22±10%為「理想體型」；BMI=22+20%為「肥胖」；BMI=22-20%為「消瘦」。再進一步探討上網時間和體型間的關係，或性別與上網時間的關係。尺度轉換可透過套裝統計分析軟體進行處理，測量尺度是否需要轉換，應依據研究目的、研究架構來進行，以期能更多元且合宜的解釋研究結果。

三、統計分析方法的選擇

統計分析方法的選擇，應依據研究架構、研究目的、研究問題、研究假設來進行，包括：描述性統計和推論性統計。

（一）描述性統計

描述性統計的主要功能是對受訪者一般概況的描述，常用於基本屬性資料的統計，使讀者能對研究對象、受訪者有概括性的了解和認識。例如：人（次）數分布、百分比、平均數(mean)、標準差(standard deviation)、最大值(maximum)、最小值(minimum)。

（二）推論性統計

推論性統計通常用來驗證研究假設，探討研究變項中自變項和依變項的關係，如平均數差異檢定，如t檢定、變異數分析；二個等距變數的相關檢定等。因此，研

究者在選擇統計方法時，應依據變項種類以及自變項的組數，選擇統計方法，如下表8-8：

⊕ 表8-8　推論性統計方法的選擇一覽表

		自　　變　　項（因）				
		兩項類別變項			多項類別變項	等距變項
		單組樣本與母群體比較	二組獨立樣本互相比較	二組相依樣本互相比較	k組獨立樣本互相比較	
依變項（果）	類別變項	適合度檢定	X^2檢定 葉氏修正法 （2×2表 X^2檢定）	麥克尼曼X^2檢定	X^2檢定	區辨分析
	等距變項	有母群體標準差資料	Z檢定	Z檢定	配對的 t 檢定	變異數分析	相關檢定
		無母群體標準差資料	t 檢定	t 檢定			

以「學生每週上網時間調查表」為例，研究者可以應用「獨立樣本t檢定」比較男生和女生的身高差異、平均上網時間的差異；研究者可以應用「變異數分析」比較不同體型學生上網時間的差異；研究者可以應用「相關檢定」探討身高與體重的關係。

參考表8-8，研究者可以依據研究變項的屬性，選出合適的統計分析方法，對於初學者來說，是個快速方便的指引。

8-7　問卷結果呈現

　　研究者做完問卷的資料分析後，接下來就是要將資料收集所得的結果呈現出來。因為應用統計程式進行資料分析後，所輸出的結果資料檔案較為繁複，研究者應依據研究目的和研究問題，進行摘錄整理，才能方便讀者閱讀，或符合投稿時的篇幅限制。結果呈現的方式可依研究資料應用「圖」或「表」並輔以文字說明。

　　統計結果可應用表格呈現，或應用Excel軟體的圖表精靈進行繪製，方法簡單。各種圖形的選單如圖8-1。分別說明如下：

　　以「學生每週上網時間調查表」經過資料檢閱偵錯完成後，正確的資料檔如表8-9。

種類	直／橫條圖	XY散佈圖	折線圖
特色	通常是用來比較多類別與多數值之間的差異情形	用以比較成對的數值，較容易看出兩種資料彼此之間的差異	可比較出資料間的差異，也可看出期趨勢方向
圖形	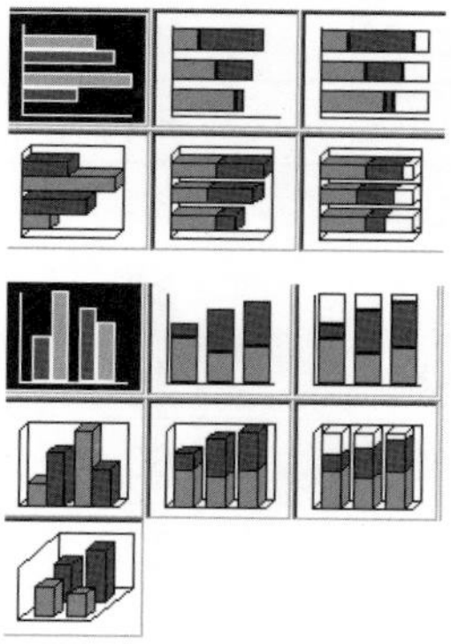	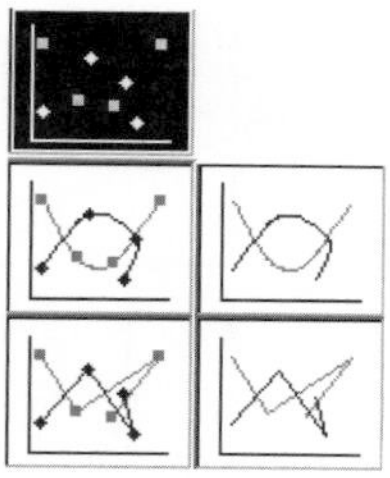	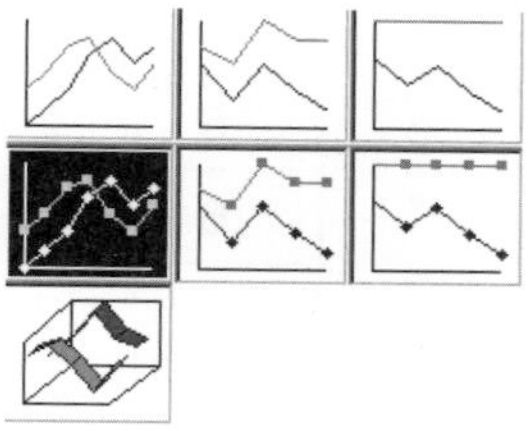

種類	圓形圖	區域圖	雷達圖
特色	以圓形圖的方式解釋出各種項目占總和的比重	以所占面積的大小，來表示資料的大小	可顯示出一個主題多項評比的結果：資料由中心向外擴散，距離中心點越遠，代表該項數值越高
圖形	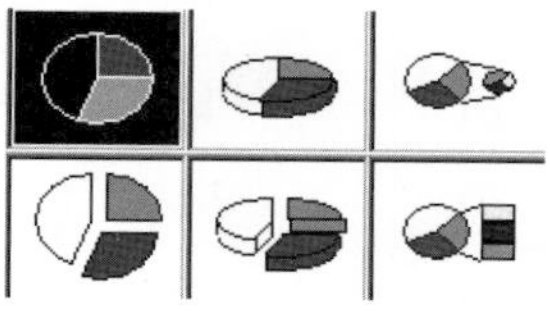	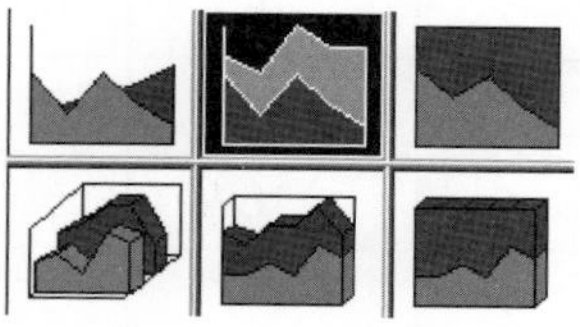	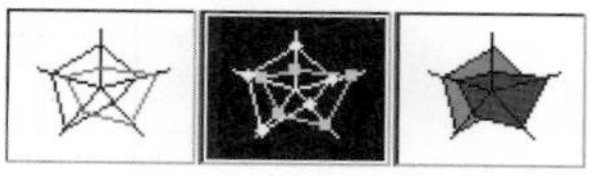

✚ 圖8-1　Excel圖表精靈功能比較圖

⊕ 表8-9　學生每週上網時間調查表

編號	學制	性別	身高	體重	年齡	每週上網時間（分鐘）
1	1	1	157	52	19	300
2	1	1	160	54	20	180
3	1	1	174	51	20	180
4	1	1	179	73	19	180
5	1	1	170	55	19	30
6	1	1	161	48	19	20
7	1	2	165	65	19	120
8	1	2	160	52	19	20
9	1	2	165	65	19	60
10	1	2	152	44	18	120
11	1	2	160	59	20	120
12	2	2	158	54	20	150
13	2	2	154	41	19	30
14	2	2	160	49	20	30
15	2	1	156	45	19	180
16	2	2	158	50	19	480
17	2	2	162	48	19	30
18	2	2	153	50	18	40
19	2	2	155	44	18	60
20	2	2	160	52	18	180
21	2	2	155	50	19	180
22	2	2	164	54	19	60
23	3	2	168.5	60	19	150
24	3	2	168.5	60	19	150
25	3	2	159	73	19	60
26	3	2	158	49	19	180
27	3	2	162	66	29	150
28	3	2	162	64	19	180
29	3	2	167	55	20	600
30	3	2	165	56	20	420

一、圖的呈現

受訪學生的學制分布表如：表8-10（表的說明，放在表的上方稱作表頭），可應用Excel繪圖的功能，繪製成長條圖，或圓形圖如圖8-2，圖8-3說明標題應放置在圖的下方（圖說）。

✚ 表8-10 學制分布一覽表

學制	人數	%
二技	11	36.67
四技	11	36.67
五專	8	26.67
合計	30	100

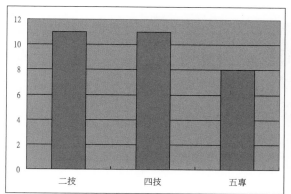

✚ 圖8-2 學制分布長條圖

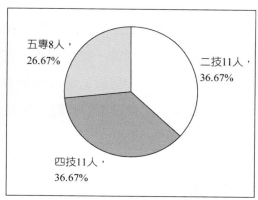

✚ 圖8-3 學制分布圓形圖

二、表的呈現

受訪學生的年齡、體重、上網時間摘錄表如表8-11，表應依據研究內文的敘述順序加以編號，標題應放置於表的上方，表格的繪製以簡潔的三條橫線繪製，數值以小數點2位，小數點應對齊以方便閱讀。

✚ 表8-11　受訪學生的年齡、體重、上網時間摘錄表

變項	個案數	平均數	標準差	最小值	最大值
年齡	30	19.43	1.91	18	29
體重	30	54.60	1.49	41	73
上網時間	30	154.61	137.96	20	600

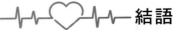 結語

問卷調查法是最常用的調查研究法之一，要學會「做研究」最好的方法就是「做中學」。

初學者可透過上述的範例說明，試著去設計符合研究目的的問卷，執行問卷調查研究相關的訪員訓練，收集資料，進行初步的問卷處理。選用符合需求的研究架構、研究目的和研究假設的統計分析方法，並正確的呈現研究結果，完成研究。在實作的過程中，培養研究的興趣，在完成研究時享受成就感。

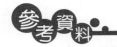

王文科(2001)・*教育研究法*・台北市：五南。

邱皓政(2002)・*量化研究與統計分析*・台北市：五南。

林惠玲、陳鄭倉(2009)・*應用統計學*・台北市：雙葉。

CHAPTER

09 ▸ 縱貫性研究

彭孃慧｜編著

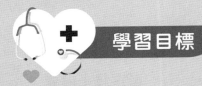

讀完本章後，讀者應能夠：

1. 說出縱貫性研究法的特質。

2. 說出縱貫性研究法的類型。

3. 列舉出不同類型縱貫研究法的優點及可能面臨的研究信度及效度的威脅。

4. 舉例三種類型的縱貫性研究法的研究草案。

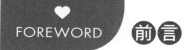
縱貫性研究與橫斷性研究是就研究資料收集的時間切點而區分的研究方法，縱貫性研究是應用非常普遍的護理研究，也可以設計成搭配非實驗性研究、實驗性研究、類實驗性研究或質性研究。縱貫性研究是從同一群研究個案採多時段的方式而重複取得研究資料。應用縱貫性研究可以分析隨著時間的改變之相關研究資料，且探尋兩研究變項之間直接且重要的因果關係。縱貫性研究依據所要探討的研究問題所涉及的時間範圍可以區分成：趨勢研究、世代研究、固定樣本多次收集資料研究。本章將就為何採用縱貫性研究、如何設計縱貫性研究、介紹縱貫性研究的三種分類（趨勢研究、世代研究、固定樣本多次收集資料研究）來分別進行介紹。

9-1　縱貫性研究簡介

凡研究的設計是關聯到時間性或階段性的資料收集皆可以稱為縱貫性研究設計；換言之，縱貫性研究(longitudinal studies)為長時間且在不同階段觀察的一種方法，主要是對同一主題觀察其研究變項在不同時期的演變，普遍用於測量變化及解釋因果等研究。縱貫性研究的資料收集不是僅只一次或兩次，而是多時段及多次性的規律間隔性收集資料的方式。縱貫性研究可以說是一種基本且常被採用的一種研究方法，施行縱貫性研究可以提供發展趨勢的資料、清楚研究個體的發展型態，同時此研究法也可以應用於探討前後期事件與行為的關係。依據Polit & Beck(2007)的整理，研究者面臨以下四種狀況可以考量使用縱貫性研究：

1. **研究目的是與時間有關聯的**：許多研究所想要探討的現象(phenomena)是隨著時間具有變化性(over time)。

2. **研究須決定時間序列**：對於某些研究而言所探討的現象是與時間序列有絕對的相關性。例如探討早產兒對於不同強度的光線照度所產生的生理指標的變化（彭、毛、陳、張，2000），此研究將探討早產兒在初期暴露於較強的光線照度下與持續暴露於此光線照度下約5分鐘、15分鐘及較長時間（20分鐘）持續監測生理指標（心跳次數、呼吸次數及血氧飽合濃度）的不同變化。

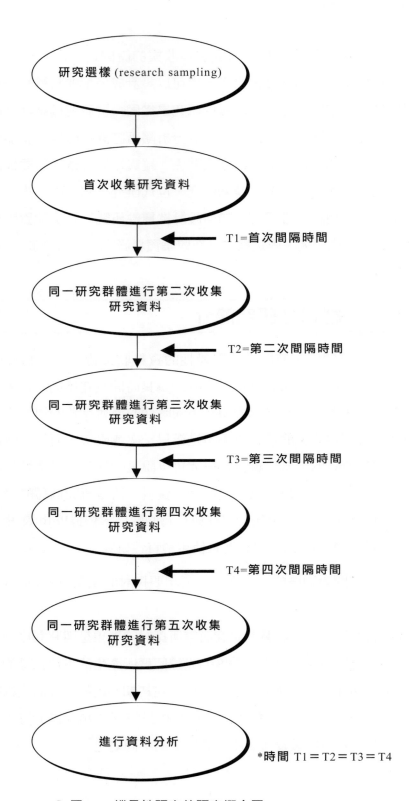

● 圖9-1 縱貫性研究的研究概念圖

3. **進行長時間的比較**：許多研究的結果勢必需要檢測是否會隨著時間變化而改變。延續上述研究例子，研究為了探討早產兒的生理指標適應不同光線照度的狀況，研究設計將比較在保溫箱上覆蓋不同治療巾包布及採用不同的覆蓋方式下，早產兒的生理指標是否隨著時間及不同的光線照度而有所差異。

4. **加強研究的控制**：某些量性研究有些時候必須從不同方式收集研究資料以加強說明研究結果，當研究要比較兩組研究對象在不同措施下的結果，研究者應用此研究設計可以在研究進行措施前進行偵測及控制，進而分辨實驗兩組的研究差異度。

　　縱貫性研究可以區分三類：趨勢研究(trend study)、世代研究(cohort study)及固定樣本多次收集資料研究(panel study)。圖9-1為舉例說明縱貫性研究方法的研究概念圖。

9-2 趨勢研究

　　趨勢研究可以說是最常見的縱貫性研究，趨勢研究是在同一研究的母群體內在不同時間點抽取不同研究樣本，此種研究方法常被應用於探討公共議題有關的研究。舉例說明如下：

　　探討美國加州對美國總統候選人經貿主張的選舉意見，研究者可能在加州州民內選取64%進行初次問卷調查，6個月後，再從加州州民內取70%的樣本以同樣的問卷調查同樣的問題，爾後約莫間隔6個月再抽樣及問卷調查。

　　在護理領域，護理科學研究者應用此研究法來探討護理學生對於個人吸菸行為與專業護理角色的衝突關係。研究者針對一群（母群體）初到醫院實習1個月的護理學生抽出10位護理實習學生，以問卷調查他們對於吸菸行為與護理專業角色執行的關聯性之認知，爾後間隔3個星期後再從同一母群體抽出不同前次的樣本進行相同問卷調查，爾後隨著他們實習時間的延續間隔進行研究抽樣。研究目的是探討護理實習學生進入實習醫院學習過程裡，探討隨著他們實習的經驗增加是否改變他們對於吸菸行為與執行護理專業角色之間關聯性的信念及態度。

簡言之，趨勢研究是在探討某一群體的過去實況及現在的情況，進而預估未來的發展趨勢。縱貫性研究在探討過去的實況方面時，也可以應用二次資料分析方法(secondary analysis)來收集及分析資料。二次資料分析方法的研究資料取得是採用現成的文書資料或者將過往的研究資料進行再次研究及資料分析，二次資料的來源可以來自過往研究所剩餘的研究資料、歷史文物、政府統計資料、圖書館文獻、網際網路資料庫。研究採用二次資料分析的主要理由有二，其一是探討過往的歷史，過往歷史無法重現，所以採用過去研究的剩餘研究資料來進行研究分析；其二是可以節省研究經費及研究收集資料的時間。另外，當研究需要大量的研究資料，然而研究對象是屬於少數族群，或屬於較脆弱而受到人體實驗委員會保護的對象，例如高危險性早產兒，通常研究者會採取二次資料來執行新的研究計畫。

（一）優 點

1. **具有變通性**：由於趨勢研究是採長時間的方式來收集過往、目前的資料再加以預測未來的趨勢，所以研究資料可能由二次資料分析來取得，研究問卷及資料分析方式在數次的研究收集下，可以有較大的變通性。

2. **研究經濟效性較實際**：部分研究資料的取得可以採取二次資料分析法，所以較節省時間、金錢及人力。

（二）缺 點

趨勢研究僅提供狀況分析卻可能無法進行影響因素的探討，因此研究設計較無法顧及內在效度(internal validity)。另外趨勢研究也可能由於研究取樣的問題而出現假性的趨勢走向(pseudo trend)。

9-3　世代研究

　　世代研究(cohort study)是長時間的觀察某一族群的某一現象，或在接受某一特定治療後與另一對照研究組在一段長時間的觀察後研究資料的比較；所以當研究目的是著重於探討某一重要事件對於一個群體長久的影響，世代研究將是最合適的研究方法。舉例如下：

　　Hoditch-Davis 及 Brandon(2003)曾以世代研究法來探討早產兒行為的發展，研究取樣來自兩個世代研究，研究對象包括71個早產兒，而研究方法是以觀察這群早產兒之行為相關錄影帶且登錄研究所要觀察的早產兒行為，其中37個研究早產兒的行為觀察記錄是來自分析過去研究的錄影帶，而另外34個早產兒的行為也是來自於另一個過往的研究錄影帶(Holditch-Davis & Edwards, 1998)，所有這些過往的研究報告均是採取縱貫性研究來探究早產兒的睡眠清醒行為狀態。

　　世代研究的研究個案並不需要嚴格的隨機分配(random assignment)，因為研究個案的隨機分配可能會引發倫理議題或不合乎研究實質情境；例如我們無法因為研究需要而隨機指派沒有吸菸習慣的研究個案出現吸菸行為。此研究方法可以用來探討個體的成熟、文化及社會政策變遷。某些時候世代研究也可以應用一些原始基本或二次資料分析法來收集研究資料，因此，進行世代研究較進行實驗性研究法花費較少的金錢。

（一）優　點

1. **省錢及省時**：與其他研究法比較，世代研究將較省錢及省時。
2. **研究廣泛的研究對象**：對於某些特殊的研究對象，例如：早產兒、愛滋病患；或者研究某些特殊現象或治療，例如探討大地震後社區民眾的凝聚團結力。

（二）缺　點

　　當探討依變項(dependent variable)及自變項(independent variable)之間的關係時，世代研究無法像實驗性研究設計一樣去進行研究情境的控制，世代研究的研究結果可能會因為某些突發事件而改變研究結果。因此此研究方法可能較會面臨威脅研究效度，即研究會有較差的研究效度問題。舉例如下：

以世代研究來探討吸菸對於個案發生肺癌的機率之影響，個案可能會因為某些特殊的生活經歷，而在研究進行期間突然停止吸菸，或者某些未吸菸研究個案可能因轉換職場工作而被迫吸取二手菸。

另外，由於缺乏像實驗性研究的隨機取樣及隨機個案分配，研究結果將面臨許多干擾因素的影響。另一個最常見的缺點是，採用世代研究法研究者常必須延續非常長的時間來收集研究資料，研究常面臨喪失許多有經驗的研究者或研究個案的流失，也可能會面臨研究資金短缺的現象。所有這些現象都會導致研究面臨選擇性受試者的流失(selection-mortality threat)又稱選擇性耗損(selective attrition)。

9-4　固定樣本多次收集資料研究

固定樣本多次收集資料研究(panel study)是同一研究族群在不同時間點進行施測，某些文獻也翻譯成小樣本多次調查研究。與趨勢研究比較，固定樣本多次收集資料研究可以顯示出研究依變項(dependent variable)在研究期間經由多次不同時間訪談之改變，可以探究研究族群態度移轉的傾向。一般而言，採用較複雜的統計方法來分析固定樣本多次訪談的研究資料，將可以讓研究者預期研究變項間的因果關係。固定樣本的資料可以被應用於預測研究措施的長期或累積的效應，這是使用橫斷式研究(cross-sectional study)很難可以達到的。例如：探究早產兒在新生兒加護病房內接受不同疼痛刺激的長期效應，由於不是所有早產兒的病情在新生兒加護病房內均會常規性接受到具有疼痛刺激的醫護措施（例如：repeat heal-stick interventions），所以研究的對象將會被限制於具有某些特殊病情的早產兒。為了達成研究目的－探究長期間疼痛刺激對於早產兒的影響，應用此研究方法將可以提供研究者想要屢次的疼痛刺激造成早產兒生理上的長期性及累積的效應。

（一）優　點

固定樣本多次收集資料研究一般是探究研究資料的規律性改變，經常被應用於探討某種規律性改變的現象，例如：探討早產兒會在何種程度的噪音干擾下從安靜睡眠期轉變成清醒躁動，或者探究早產兒會在何種程度的疼痛刺激下（扎足跟血措施）產生行為及生理指標的改變。

此研究法還可以預估某些措施的長期效應及累積效應(long-term or cumulative effects)。研究設計屬於長時間的觀察及收集資料,所以研究設計可以分辨出可能的競爭性刺激(competing stimuli)效應,也就是所謂的干擾因子的干擾效應(confounding effects),如此的設計可以增加研究的外在效度(external validity);然而也可能需要面對內在效度(internal validity)的問題,因為此研究設計並未特別嚴格的去控制干擾因子(confounding variables)。

(二)缺 點

由於資料的收集屬於長時間,研究個案的流失將是此研究方法的最主要缺點。應用此研究方法來探討研究變項之間的因果關係,首先必須考量收集資料的時間序列,也需詳細考量文獻顯示研究變項的因果關係之跡象,並考量可能存在的協同影響的研究因素(干擾變項,confounding variables),如果研究設計無法排除或克制這些影響因素,研究的內在效度將受到威脅。舉例如下:

探討進行規律性運動對於高血壓中老年病患的血壓控制效果,研究的收案對象將是中老年的高血壓病患,而研究的目的將是探討規律性運動對於血壓值的影響。由於研究的對象是中老年高血壓病患,研究個案也可能在研究進行過程的同時可能伴隨或出現有許多慢性疾病,例如:糖尿病、退化性關節炎或痛風。如果,研究設計過程裡未考慮排除上述這些疾病對於研究變項之間因果關係的影響,則此研究的內在效度將受到威脅。

研究設計是在不同時間進行測試研究資料的收集,重複測試同樣的問卷可能引發測試威脅(testing threat),研究對象可能會因為重複的測試而感到厭倦或因為要符合研究者的期望而不會依據實際狀況來回應研究問卷。

9-5 縱貫性研究資料的統計方法

縱貫性研究是採取重複對研究個案進行研究資料的收集，研究統計方法必須考量每個時期的測量值是否受到前次測量結果的影響。與一般橫斷性研究(cross-section study)不一樣，縱貫性研究之重複測量的研究資料是來自於同一研究對象，也就是同一研究對象重複被測量而取得重複的研究資料，這些研究資料之間的相關性將違反一般統計方法所要求的研究資料必須來自獨立樣本的假設。傳統的統計方法，例如：t-test、積差相關(Pearson Correlation) 及一般線性模式是沒有考慮到研究對象在不同研究觀測時間點的內部相關性，採用這些統計方法來分析重複收集的研究資料將容易產生第一類型統計錯誤(type I error)。所以，縱貫性研究的資料分析的選擇將依據研究資料取得之研究觀測時間點之間的相關性高低來決定採用的統計方法。針對重複研究資料的資料分析，一般建議可以採用重複測量分析(repeat ANOVA)、共變項分析(MANOVA)、迴歸分析(regression analysis)、集數分析(cluster analysis)及廣義估計方程式(generalized estimating equations, GEE)。

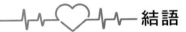 結語

縱貫性研究是非常普遍被應用於護理領域的研究法，此研究法主要是探究研究資料具有某種特質，經驗或事件的長期影響隨時間，行為的穩定性、連續性發展的歷史。此研究非常普遍的被採用於護理及社會學的研究，然而也存在設計上的缺點是需付出長時間的時間和金錢的代價，研究常無法將自變項與干擾變項之間的變化加以區份量化。研究也須面對成熟效樣（研究對象隨著研究時間而呈現成熟現象）、學習效應（重複測驗常導致研究對象熟習研究工具的測試）及研究人數減損的問題。

縱貫性研究法可以區分趨勢研究、世代研究及固定樣本多次收集資料研究。趨勢研究注重某個議題長時間的變動，世代研究重視某個世代在不同時期的變化，固定樣本多次收集資料研究法則可以較精確兼顧兩兩者的優點。

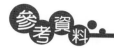

參考資料

呂秀英(2003)．重複測量資料分析的統計方法，*科學農業，51*(7,8)，194-185。

徐南麗等(2005)．*護理研究概論*．台北市：華杏。

彭孃慧、毛新春、陳月枝、張玉坤(2000)．探討光線照度對保溫箱內早產兒生理指標及行為狀態的影響，*護理研究，9*(3)，333-343。

Bergman, L. R., Eklund, G., Magnusson, D. (1994). Studying individual devel-opment :Problems and methods. In L.R. Bergman, G. Rudinger, & B. Tor-estad (Ed.), *Problems and methods in longitudinal research* (pp.1-28). European: Cambridge University Press.

Chang, Yue-Cune (1996). Sensitivity analysis in GEE-Identification of high influential obsevations, (in Chinese, with English Abstract), *Chinese Journal of Public Health, 15*(5), 403-410.

Holditch-Davis, D., & Edwards, L. (1998). Modeling development of sleep-wake behaviors:Results of 2 cohorts of preterm. *Physiology and Behavior, 63*, 319-328.

Holditch-Davis, D., Brandon, D., & Schwartz, T. (2003). Development of be-haviors in preterm infants. *Nursing Research, 52*(5), 307-317.

Polit, D. F. & Beck, C. T. (2007). *Nursing research:Principles and methods*. New York: Lippincott Williams & Wilkins.

Shadish, W. R., Cook, T. D., & Campbell, D. T. (2002). *Experimental and quasi-experimental designs for generalized causal inference*. U.S.A.: Houghton Mifflin Company.

Van den Berg B., Vander Velden P., Stellato R., & Grievink, I. (2007). Selec-tive attrition and bias in a longitudinal health survey among survivor of a disaster. *BMC Medical Research Methodology, 15*(7:8), 1-12.

Yee, J. L., & Niemeier, D. (1996). Advantages and disadvantages: Longitudinal vs. Repeated cross-section survey. Project Battele, 94-J6. Retrieved June. 20. 1996, from http://ntl.bts.gov/lib/6000/6900/6910/bat.pdf

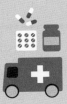

CHAPTER

郭慈安｜編著

10 • 橫斷式研究

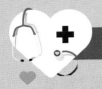

讀完本章後，讀者應能夠：

1. 認識橫斷式研究的設計。
2. 學習不同類型的橫斷式研究方法。
3. 認識橫斷式與縱貫性研究的差異。
4. 辨識橫斷式研究的優缺點。
5. 認識橫斷式研究的應用領域。

橫斷式研究是一種普遍的研究設計方法，它廣泛被學術界與實務工作者運用在各個領域，以做探索性、描述性或解釋性的研究或調查。因為任何研究的開始總是要有個介入點，通常是以某個時段為研究範圍，因此橫斷式研究就是在尋求或解釋在一個時間範圍內，針對預期的目標做資料的收集、統整與分析。

橫斷式研究的研究範圍可以從小型的個人層面到社區、國家甚至是國際層面的。舉例來說，以探索性質為主的橫斷式研究可以是在為某社區、國家或國際間調查疾病的盛行率(prevalence)，或每月或每年的社會指數（如人口數、失業率、生育率、死亡率、經濟成長等）。以解釋性為出發點的橫斷式研究可以用在發覺研究變項間的關係，例如某疾病的罹患率如何因為個人的生理、心理、社會層面之不同而有異？這些研究或調查結果可供研究者了解一些現象，找尋影響因子之間的關係，或是尋求如何預防的辦法，或訂定解決問題的方針。

橫斷式研究設計因為取決於某個時段，且假設在一個安全穩定的環境下進行資料的收集，由於此法方便簡易，相對地常為人過多的解釋與濫用。因此這個章節將對於橫斷式的設計方法、假設、運用與優缺點等做深入的介紹與比較。最後針對橫斷式與縱貫性的研究設計做介紹，以便清楚認識兩種研究設計的差異，讓讀者在未來進行研究時，可以考慮正確且最有效益的設計方法。

10-1 橫斷式研究的介紹

橫斷式研究強調的是研究者在一個時段裡，針對研究題目做最穩定的樣本取樣。目的是尋求或解釋在一個時間範圍內，針對預計研究的現象做資料的收集、統整與分析。研究樣本的採集通常為觀察性質居多，以調查、檢驗、採樣或現象描述為主；橫斷式研究的對象可以是多元的人、事、物或現象，如果研究對象是人或物，通常會是整個群體的一部分，以隨機或不隨機抽樣的方式選擇研究對象；採集的樣本或收集的資料時間長度依研究的設計而異，有時是一天、一週、一個月或數個月，一般來講時間不會超過數個月，因為時間拖越久，可能產生的變數也越多。

　　所謂的橫斷式就是在研究資料取得的那一剎那，整個世界像是「瞬間停止」，研究人員可以就研究的題目做一個像似「拍照」的瞬間記錄動作。這樣的過程做出來的研究，可以幫助研究者針對當時的時間點，做發現或現象的記錄，以便在實驗上、臨床實務上或政策上做實證、建議、改善或發展。舉例而言，每個月內政部公布的人口數字可以幫助縣市政府掌握其居民的數量與動向，以對人口變化所需的相關措施做調整或準備。也就是說，當地人口數字改變到相當的程度，如新生兒或是老年人口的增長，縣市政府因而需要了解他們的經濟狀況、教育需求、照顧福利、居住環境等，這樣可以及時落實幫助需要接受福利措施的居民。

一、橫斷式研究的運用領域

　　橫斷式研究通常較為社會科學、教育、心理學、公共衛生等領域所採用。以社會學為出發點，橫斷式設計可以針對一個國家的某個社會時空下，夫妻的家庭經濟狀況對生育影響做相關性的研究探討。以教育研究為出發點，橫斷式研究設計可以針對技職大學畢業生的證照考取率做調查，其結果做為是否加強輔導學生在學期間考取證照的指引。另外，以心理學為出發點，青少年憂鬱症的篩檢可以幫助醫療系統、教育場域與家庭，做為青少年自殺或躁鬱症的防治；同樣的憂鬱篩檢可以是一個當下流傳率的數據指標，以協助公共衛生專家針對憂鬱症在青少年族群的流行率，做政策或防禦的設計與檢討。

　　當然，以上的例子都是在一個特定時段做的檢測與資料的採集。研究的結果雖然可以馬上幫助決策者，或臨床專業人員做出因應對策，但是研究對象與資料的取得都有時間的限制。所以在制定決策或研發方法時，橫斷式研究所取得的資料也要仔細考慮它的時效性。舉例來說，橫斷式研究方法的設計，通常只適用在一個社會穩定的狀態下，如果因為天災、人禍或是人民處於一個不安全的社會環境下，其研究的結果也會因為大環境下的變化而受到質疑。因為這樣的結果是在一個不穩定的狀態下產生，很有可能會影響研究工作的信效度。

二、橫斷式研究設計的優缺點

　　橫斷式的研究設計有許多優缺點。這些優缺點可以研究方法、資料收集與研究結果各層面來討論（表10-1）。首先，一般研究方法可分為橫斷式與縱貫性的設

計。如同之前的解說，橫斷式研究是專注在資料(data)在某個時間點當下所呈現的現象，研究目標是要尋找這些現象之間的關聯性；而另一種縱貫性的研究設計，它是以研究對象在長時間連續性的改變做為主要探討的焦點，其目的在探討因果關係，現象如何隨時間的變化，或是世代的比較。

➕ 表10-1 橫斷式研究設計有其優缺點

優點	缺點
數據來自許多變異數	誤差機率增加
數據來自於不同地區的個案	多地區費用較高
可測量態度與行為	不能測量改變
可針對人物、時間、地點、事項（在做什麼？）、物（或現象）等做完整記錄	不能建立因果效應
開發研究 (exploratory)	對獨立變異數無法控制
可對未來研究建立假設	不容易排除反對性假設
數據可同時造福研究者	靜止，受到時間限制的
比縱貫性研究較普遍	受限於環境穩定狀態
探討變項間的關聯性	不能找出因果關係，因為沒有前後測量之分

　　許多橫斷式的研究是開發性的，目的是要用來偵測或了解當下的狀況。例如，糖尿病的盛行率在一個地區是多少？在什麼生理與環境因素會影響糖尿病的罹患率？因為大部分橫斷式的研究是在檢視現狀，或尋找影響因素的關聯性，這樣的研究有助於發現危險因子、研發預防對策與衛教課程，可以讓研究者建立一個對糖尿病罹患率的假設或推估，以便研究相關的預防因應對策。

　　但是，橫斷式的研究設計並不能讓研究者推論變項中的因果關係，因為研究的觀察點是一個靜態的時間點，非動態性的。因果關係必須建立在一段時間的變化上，也就是說橫斷式研究所收集的資料，其可能的成因與結果並沒有時間前後的差異。以一項「家人是否願意照顧長輩的原因探討」為例，研究者可能會去收集老人家的個人背景資料、疾病史、認知狀況、情緒、家庭結構、支持系統與社交狀況，以橫斷式的資料收集分析長輩的身體狀況，和家庭支持系統與照顧意願的關係，但是橫斷式的分析並沒有辦法推論老人家的身體狀況衰退，是否造成家庭支援系統的薄弱，導致照顧意願改變。如果要這樣推斷必須經過一段時間的觀察與測量，才有

因果關係的發現；橫斷式的方法只是測量點當下的狀況而已，因為也有可能是因為家人照顧意願原本就低，支持系統薄弱導致老人家身體狀況衰退。

另外，針對數據的取得，雖然它可以造福研究者，例如取得流行率的推估或問題狀況的了解，因而能夠建立因應措施、方法或政策。但是因為研究數據的取得受當下時間限制，所呈現的數據與現象皆是當時的狀況，因此如果要用研究的數據建立因應措施或制定政策，這些數據皆是建立在當下的狀況，其測量也必須有一定的準確性，不然會造成後續的錯估。當然，以數據推估建立政策的研究也必須注意到這些數據來源可能只是一個參考指標，因為針對人們的使用行為、認知、態度、可近性、利用性等，都有可能是影響推動政策，或因應措施成效的重要因素。

10-2 │ 橫斷式研究的範例

一、研究例一：探索性的橫斷式研究

蔡、劉與張(2007)等人以1999年「台灣地區中老年身心社會生活狀況長期追蹤調查」為資料，探討社會、經濟與生活習性等因素對台灣老年人高血壓的影響。「台灣地區中老年身心社會生活狀況長期追蹤調查」是台灣從1989年以來大約每三年就會針對60歲以上老年人的保健與生活問題所做的調查。因為歷次的調查是規劃在當年度，以抽樣在80%回收率的狀況彙集的人口資料，所以當次的調查就是一項重要的探索性橫斷式研究。因為歷次調查主要問卷內容包括：(1)個案基本特性；(2)家戶結構、居住安排及親屬互訪；(3)健康狀況及醫療照護利用；(4)社會支持與交換；(5)工作、退休及生涯規劃；(6)休閒與社會參與；(7)老年心境；(8)經濟狀況；(9)老人社會福利認知與利用。調查目的主要是要了解台灣地區中老年人的家戶狀況、居住安排及社會支持情形；工作及經濟狀況、休閒活動與退休前後之生涯規劃；以及健康狀況、衛生行為及醫療保健服務利用情形，並比較不同背景特徵之中老年人在上述健康與生活狀況之差異，藉以估算未來高齡人口在醫療保健與生活支持的需求（國民健康局，2009）。

　　在美國每10年舉行一次的人口普查(U. S. Census)，也是一項針對某個年份全國人口的調查。這項人口普查是全世界人口調查中詳細且有組織的抽樣調查。在人口普查的前一年，美國政府會在各地宣導普查目的與人民需要配合的事項。針對偏遠地區、不同文化語言的族群與不同年齡群做詳細的宣導。例如，2010年的人口普查，每個住家都會依他們的人口數收到一份表格，沒有固定居住地點的居民也可透過社政單位負責普查。每位成員必須填寫這份簡短的表格，僅有10個問題。人口普查的結果將作為未來政策與社會福利資源的分配，包括醫院、職訓中心、學校、老人活動中心、公共設施、緊急醫療需求等。所以2010年這單次的普查可以成為一項探索性的橫斷式人口調查研究。

二、研究例二：描述性的橫斷式研究

　　郭慈安(2008)以質性研究方法描述台灣移民在美國的家庭照顧經驗，探討文化與社會結構差異，是否會影響美國白人家庭有不同的家庭照顧者與被照顧者關係。這是一項描述性的橫斷式研究，因為樣本來自於2002年針對白人家庭與台灣移民家庭的採樣，以焦點團體討論進行，逐字稿整理後做質性的分析。

　　此研究的樣本數總共有200名（分白人與台美移民照顧者各100名），平均年齡是50歲，照顧年資從1~10年不等。研究結果顯示，白人的上班族家庭照顧者人數較少，與家人在照顧溝通上較單純，而且在工作上與家庭照顧之間的時間平衡矛盾與上司的支持度有關。至於台美的移民家庭，上班族照顧者通常由多位家庭成員輪流負責，照顧者也較多長距離的照顧（因為照顧者與被照顧者不同住一個地區），照顧家庭的溝通較複雜，因為牽連兄弟姐妹、媳婦、女婿與其他長輩。另外，由於移民的關係，台美家庭的照顧者對於社會資源的認知與運用相較白人家庭來的少。

　　這項研究針對移民家庭的照顧模式與狀況有詳細的描述，研究結果也可幫助專業人士在輔導多元的照顧家庭有更廣度的思考與同理心。因此描述性的橫斷式研究，可以讓研究者針對某個現象做深入的探索與描述；其方法可以是量性或質性的，只是量性方法通常可以幫助研究者找出自變項與依變項的關聯性，質性方法可以針對某個主題，做扎根或現象學的深入描述或探討。

三、研究例三：解釋性的橫斷式研究

蔡崇煌等人(2008)以「探討疲勞的影響因子」為研究主題，解釋身體與精神狀況影響自覺疲勞的關係。這項研究以台中市某區域醫院自費全身健康檢查的民眾為對象，共收集有效樣本445人，測量的量表包括個人基本資料、最近一星期之身體症狀、精神症狀（含憂鬱及焦慮症狀），及自陳式疲勞症狀的結構性問卷。

研究結果顯示從20~82歲，平均年齡48.1歲的樣本中，有自覺疲勞症狀者約占3/4的比例（331人，74.4%）。而年齡越小者、憂鬱症狀分數越高、疼痛症狀分數越高、心肺症狀分數越高、有睡眠障礙、高三酸甘油酯以及總膽固醇較低者皆較易有自覺疲勞症狀。

這項研究解釋了疲勞症狀者的影響因子，可能來自生理與心理因素，結果可以幫助專業醫療人員對於未來治療有疲勞症狀者的面向做較廣泛的考量（如考慮睡眠如何影響身體與情緒）。這種解釋性的橫斷式研究可以幫助檢測檢測身心狀況，進而針對生活品質做改善，或提升工作效率。

10-3 | 橫斷式與縱貫性研究方法的不同

如同上述，橫斷式的研究方法是針對某個時間點的相關因素探討，縱貫性的研究方法是針對某個現象或事物的成長或演變，做長時間的追蹤與解釋。這兩種研究方法設計均有其優缺點（表10-2）。

⊕ 表10-2　橫斷式與縱貫性研究方法的優缺點

	橫斷式	縱貫性
優點	・經濟、簡單、省時省力、有時效 ・資料較易處理，統計分析較單純 ・資料為單次的測試，所以無不良後果	・能保留發展趨勢資料的穩定性 ・個別發展的連續性與型式 (pattern) 得以記錄 ・因果關係或現象經過時間的變化得以探討
缺點	・個體隨時間的變化無法偵測 ・無法顧及個別差異 ・無法顧及世代間文化，或環境改變所引起的差異	・耗費，時間長 ・重複測驗影響行為的客觀性 ・統計上對形式 (pattern) 資料較難處理 ・可能因為社會變遷或個人因素造成的影響或流失

近年來橫斷與縱貫性的研究設計也有一些統整的模式，例如後續法（也稱為橫斷後續法）是一種以橫斷法開始，然後續加縱貫法的一種綜合性研究法。這種方法的結合有兩種不同的設計方式：

1. 以橫斷研究為主，將不同年齡組設為研究對象，觀察測量不同年齡組的資料。然後經過一段時間後以縱貫研究方式，對原來研究對象再觀察測量，從而獲得各年齡組自己本身在不同時間的資料。這樣的研究設計，可看出各年齡層的成長或變化，另外也可以做不同世代間的比較，可幫助發現研究對象的現象與關係。

2. 除了原研究對象之外，每次重新觀察測量時（橫斷式的研究），加入新的研究對象，藉以發揮比較之功能。舉例來說，「台灣地區中老年身心社會生活狀況長期追蹤調查」，雖然針對同樣個體每三年做一次追蹤調查，但是在每次調查中會加入新的個案，這樣一來可以維持一定的總量值，二來對於細項或不同分組的比較，也不會因為高年齡層的流失而造成個案數的不平衡。

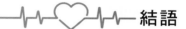 **結語**

因為研究的資源與時間有限，橫斷式研究可以在有限的時間內去探索、描述、或解釋研究的主題。不過橫斷式研究可能會為人濫用而超過這種研究設計可以達到的目標。舉例來說，橫斷式研究通常是發現或探討某 "X" 變項或指標與 "Y" 變項或指標的關係如何。但是因為研究時常被過度解釋，研究者可能會犯下一個錯誤，將 "X" 變項或指標解釋成造成 "Y" 變項或指標的原因。橫斷式研究是不能針對因果關係做推論或解釋的。因此認識橫斷式研究設計的優缺點很重要，這樣才能將研究者所收集的資料做正確與公平的詮釋，進而應用或針對未來研究提供務實的建議。

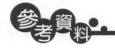

國民健康局(2009)‧「*中老年身心社會生活狀況長期追蹤調查系列*」‧行政院衛生署。

黃璨瑜、李昱、張明永(2005)‧Psychological distress and help-seeking in patients with chronic pain‧*長庚醫學*，*28*(4)，247-253。

蔡崇煌、林雅美、林伯峰、陳妮婉(2008)‧台灣中部地區某區域醫院健檢個案自覺疲勞症狀與相關因子之先導型研究‧*澄清醫護管理雜誌*，*4*(4)，14-21。

Kuo, T. (2008). The effects of eldercare on Well-being and Job Performance: *Comparison between Taiwanese-Americans and White Working Caregivers.* Unpublished Dissertation, University of California, Los Angeles, Los Angeles, California, USA.

Rubin, A., & Earl, R. B. (2009)‧*社會工作研究法*（陳若平、張祐綾等譯）‧台北：五南。

Simeroth, J., Butler, S., Kung, H-C., & Morrison, J. (2003). A cross sectional review of theory and research in distance education. *Online Journal of Distance Learning Administration*, *6*(2), Summer.

Tsai, A. C-H., Liou, J-C., & Chang, M-C. (2007). Interview to study the determinants of hypertension in older adults in Taiwan: a population based cross-sectional survey. *Asia Pacific Journal of Clinical Nutrition*, *16*(2), 338-345.

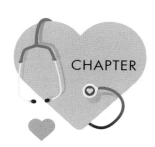

CHAPTER

11 · 介入性研究— 類實驗設計

胡月娟｜編著

本章大綱

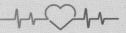

設想要海闊天空
觀察要全面細緻
實驗要準確可靠
分析要客觀周到
立論要有根有據
推論要適可而止
結論要留有餘地
文字要言簡意賅

學習目標

讀完本章後，讀者應能夠：

1. 說出類實驗研究的類型與應用。

2. 陳述操縱自變項使實驗變異量達最大的原則。

3. 陳述減少誤差變異量的原則。

4. 陳述控制干擾變項的原則。

5. 了解實證照護方案的運用。

6. 了解介入性研究的統計疏失。

　　一般而言，量性研究可分成三個層次：描述性（descriptive）、相關性（correlational）與因果性（causal）。因果性研究又稱為介入性研究，其旨在建立變項間的因果關係，此為自然科學中用以驗證假說與理論的方式。

　　就研究類型而言，建立因（cause）與果（effect）的關係是實驗法的要素，因就是所謂的介入性措施（intervention）。介入性措施可以是藥物、社會心理療法、教育方案、服務舉措或檢驗診斷。沒有介入性措施，實驗研究就無法進行。

　　筆者在台大醫學院護理研究所進修碩士學位時，選擇腫瘤護理的領域，實習場域在血液腫瘤科病房。照護對象以急性白血病患者為主，急性白血病患者在接受化學藥物治療後，很易出現口腔黏膜改變情形。若以量性研究的三個層次而言，描述性研究重點在調查急性白血病患者在接受化學藥物治療後，發生口腔黏膜改變的情形，例如罹患率、盛行率、嚴重度，護理人員採取何種口腔護理措施，以協助病人減輕口腔黏膜改變程度。若是相關性研究，就得更進一步分析，病人接受口腔護理措施情形與其口腔黏膜改變間的關係。相關性研究是在一個自然的狀況下，探討口腔護理措施與口腔黏膜改變二個變項間的關係。

　　若研究者引進某種口腔護理方案，並探討此方案對病人口腔黏膜改變的成效，這種操控就會將此研究帶入所謂的實驗或因果性研究。

　　真正的實驗性研究，得達成完全的控制，即有所謂的實驗組、對照組，個案隨機分派至實驗組、對照組，且有介入性方案至實驗組。但對護理專業而言，可能會因倫理、實務因素，要做到完全的合乎上述實驗性研究原則就有困難。例如某醫院想推廣技術混合照護模式（skill-mixed nursing care model），很難在同一病房或不同病房，將入院病人隨機分派成：有接受技術混合照護模式與未接受此模式二組，因為此會涉及一些臨床分科、組織與倫理的考量。在研究設計上可行的就是在同一所醫院內，將一個病房的入院病人做為施行技術混合照護模式的對象，再找另一個條件近似病房的入院病人做為比較組。此時因無法合乎隨機分派個案至實驗組與對照組的實驗研究之條件，所以稱為類實驗研究（quasi-experiment）而非實驗性研究（experiment），類實驗研究對自然情境的干擾可以減至最低。

11-1 類實驗研究的類型

類實驗研究有許多類型(Parahoo, 2006)，簡述如下。

一、單一組無前測(pre-test)，有介入方案(intervention)及後測(post-test)

這是類實驗研究最基本的條件。例如教師對一班學生做乳房自我檢查的健康指導，繼而測試學生對乳房自我檢查的認知與執行情形。此種研究設計說服力很差，因為無前測的基準及對照組以茲做比較。

二、單一組有前測(pre-test)、介入方案(intervention)及後測(post-test)

依循上述例子，教師為學生做乳房自我檢查的健康指導前，先測試學生對乳房自我檢查的認知與執行情形，此為前測；指導完再做後側，以知學生的進展情形。但其進展，仍很難驟然下結論完全是健康指導所促成。

三、二組（非隨機分派的實驗組與對照組）有前測(pre-test)、介入方案(intervention)及後測(post-test)

此即教師選定二個班級的學生，一個班級學生給予乳房自我檢查的健康指導，另一個班級無。但二組皆有做乳房自我檢查的認知與執行的前測與後測。這二班學生在特質上只能說是非常近似，因為非為隨機分派及做操控產生者，故此種類實驗設計，又稱為非對等組設計(non-equivalent groups design)。

四、時間系列的類實驗研究

（一）單組時間系列類實驗研究

上述三種型態的類實驗設計，前測或後測皆只測試一次，測試前可能會發生一些影響結果的事件，故若能間隔測試幾次，結果會比較值得信賴。

例如欲在某一病房施行技術混合照護模式(skill-mixed nursing care model)，以知其對病人滿意度的影響。研究者可在執行技術混合照護模式前三個月，每個月做一

次病人滿意度測試，連續三個月後，開始執行技術混合照護模式，接著再執行後一個月、二個月、三個月再各測試病人滿意度一次。此種時間系列的類實驗研究，就有三次前測與三次後測。此種設計可察覺介入方案的「新奇效果(novelty effect)」，因為介入方案的施行，若個案的改變只是純粹因新奇，則其結果很難持續，由時間系列可獲得端倪。

（二）實驗組、對照組的時間系列類實驗研究

此種設計是再加上一對照組，以讓結果的呈現更形客觀。不論是實驗組或對照組，其前測皆為三次，後測也是三次，只是實驗組有加上介入方案，對照組無，前測與後測到底要測試幾次，端賴研究需要而定。時間系列類實驗研究可呈現在時間演進上，結果的波動情形，故結果是比較可靠的；但因得延續一段期間，可能會有一些干擾變項的影響會摻進來。

11-2　類實驗研究的三大原則（Max-Min-Con 原則）

類實驗研究有許多類型(Parahoo, 2006)，簡述如下。

不論是實驗性研究或類實驗研究，最主要的目的就在證實其自變項（因）對某依變項（果）的影響，或證明因與果二變項間的關係是確實存在的。但對任何實驗而言，自研究對象進入實驗，乃至操作實驗，詮釋實驗結果、與做實驗結果的報告，每一階段皆可能出現偏誤(biases)。換言之，在研究進行的過程中，任何可能會增強或消減自變項，乃至影響至依變項結果的因素，皆稱之為干擾變項(confounders)。為控制干擾變項，以建立實驗性研究或實驗研究的內在效度，即依變項（果）的改變，的確是由自變項（因）所造成的，故以下將討論Max-Min-Con原則。

一、操縱自變項使實驗變異達最大(Maximize the experimental variance)

在類實驗研究中，研究者所操縱的自變項（因），就是所謂的介入方案，為達實驗組與對照組（比較組）的結果呈現差異，介入方案應具體明確，以加大實驗

變異量。例如實驗組個案接受口腔護理方案，口腔護理方案的內容為何，應陳述清楚，至於對照組（比較組）又是如何，也應加以描述，而非只是指陳其未接受介入方案，或是維持常規處理。既使是常規處理，也應加以描繪，以便在討論二組結果的差異時，可以依所接受照護的不同來做討論。

二、減少誤差變異量(Minimize the error variance)

（一）單盲或雙盲設計 (Single-blind or double-blind)

不論是個案或研究者，若知對照組與實驗組在接受什麼方案，可能會對結果造成誤差。例如個案對某種藥物或治療照護方式有偏好，其預期或反應就會有些偏頗。同理，研究者對某種介入方案有偏好，其觀察與記錄可能就會失去客觀性。因此，單盲或雙盲技巧就需介入，以減少實驗結果的誤差。

單盲設計(single-blind)就是研究對象或研究者不知道實驗組與對照組的分派情形；若研究對象不知道自己是實驗組或對照組（或不知介入方案的內容為何），研究者也不知道哪些個案是實驗組或對照組，此為雙盲設計(double-blind)。

單盲或雙盲設計旨在避免反應偏誤(response bias)。例如研究對象若知道自己隸屬實驗組或對照組，實驗組者可能會認為被期待，或二組個案知道被人觀察，而有所謂的霍桑效應出現，即刻意做表現，而使結果失之客觀。研究者在評估或觀察研究對象的結果時，若知道何者為實驗組，何者為對照組，也可能會因對實驗組有所期待，而使評估或觀察失之客觀。

另外值得注意的是：採取介入方案者，與評估結果者得避免是同一個人，以免落入球員兼裁判的窘境。因為實施介入方案者，他可能知道何者為實驗組，何者為對照組，若再由他來做結果的評估者，就可能因對實驗組的表現有所期待，而落入反應偏誤中。

（二）測量工具（量表）得經過嚴謹的效度測試

由於介入方案（因）的結果，得透過測量工具（量表）來測得，故測量工具（量表）的效度測試就很重要。例如量表的項目必須能反應介入方案的結果，此必須經過該領域專家的認定（專家效度）；量表的答題方式為選擇題、是非題或其他

方式，必須切合研究對象的能力（表面效度）。總之，測量工具必須能敏銳反應介入方案所造成的差異。

（三）評估者的穩定性

至於測量工具（量表）的信度，因涉及評估者的穩定度或一致性，若只有一位評估者，得測其已身的一致性(intra-rater reliability)，若有二人及以上，則得測評估者間的一致性(inter-rater reliability)。

（四）將測量過程的情境干擾減至最低

在測量結果的過程，不論是使用觀察法、問卷法或訪談法，評估者與受評者皆很易受到情境的干擾，而影響評估結果。因此盡可能得固定評估的時段、環境、及用物，以減少情境不同所造成的誤差。

三、控制干擾變項(Control extraneous variables)

（一）個案的選擇

為了讓介入性方案成為結果(outcome)的唯一負責變項，研究者得設計一些策略以控制干擾變項。所謂干擾變項就是除了實驗操作變項外，其他可能會影響結果的變項。例如實驗操作變項（因）是口腔護理方案，但其他可能會影響研究結果即口腔黏膜改變的變項，諸如化學藥物療法的種類、病人的營養狀況…等。

因此在做實驗設計時，得確保實驗組、對照組二組的病人（個案），除了實驗組有給予實驗操作口腔護理方案外，二組的其他變項（如年齡、化療種類、營養狀況…）皆得是近似，即在統計學上無顯著差異。

（二）隨機分派

為了讓實驗組與對照組個案能達特質的近似，即同質性(homogeneity)，以確保二組研究結果差異的呈現，乃由介入方案所引起，故可採隨機分派個案至二組的方式，以達二組的對等化(equalization)，因為唯有隨機分派(randomization)方可做到分派個案至二組的客觀過程。

（三）統計控制

實驗組與對照組（比較組）在結果評估的前測(pre-test)時，雖然在統計學上無顯著差異，但由平均值顯示，並非立足點絕對相同，在此情況下，再比較後測值有無差異，及其差異是否的確由介入方案引起就值得商榷。此時可考慮用統計控制的方式，即共變數(covariance)分析方式，以力求二組在立足點相同下，來比較其後測值。演算方式即以二組的前測值來調整其後測值，再以調整後的後測值來做比較，以視其有無差異。

11-3 | 實例說明

筆者以本人撰述「口腔護理方案對急性白血病患者口腔黏膜改變成效之探討」（胡、高，1990），此篇碩士論文來說明上述類實驗設計的三大原則。

一、操縱自變項使實驗變異量達最大

（一）具體明確的介入方案

本研究的介入方案（自變項）是口腔護理方案。本研究所擬訂的口腔護理方案的重點為：(1)採用經熱水浸泡後之兒童用軟毛牙刷；(2)強調正確的刷牙方式；(3)三餐飯後及睡前各刷牙一次；(4)清醒期間每2~4小時以0.05%Hibitane溶液漱口；(5)若發生口腔黏膜改變，則改成每1~2小時漱口一次。

此研究是在西元1988年（民國77年）在北部某醫學中心的血液腫瘤科病房執行。當時對於接受化學藥物治療的血液腫瘤科病人並未有明確的口腔護理方案，故對照組（比較組）病人就依一般住院病人的常規做照護。

（二）凸顯介入方案對實驗組之成效

對實驗組病人進行口腔護理方案的指導時，首需說明為何化學療法的藥物會對口腔黏膜造成不良的影響，繼而告知保持口腔黏膜完整的三要素：規律且持續的執行口腔清潔程序；選擇適當的口腔清潔用具；與採取合宜的漱口劑。接著示範正確的刷牙方式，並給予病人一支兒童用軟毛牙刷，請病人面對鏡子操作刷牙程序，研

究者從旁給予協助與指導。最後強調全口刷牙的觀念，攝液的重要性，與飲食上應注意的事項。全部指導過程約需耗費1小時。

　　研究者必須確保開始施行化學藥物療法前，病人即能正確執行口腔清潔程序。在病人學會執行口腔清潔的一週內，記錄病人每日刷牙、漱口的次數及效果。從中給予輔導與鼓勵，並指出改善的表徵，以增強病人執行的動機。

（三）避免實驗組與對照組（比較組）的交叉污染

　　由於研究對象在接受化學藥物治療後得觀察四週，而研究對象所住的病房絕大部分非個人房，為避免同一病房有實驗組與對照組的個案，而發生交叉污染現象，故採隔月分派病人為實驗組或對照組，以免兩組病人發生交流。

　　由上述措施以試圖加大自變項─口腔護理方案在兩組造成口腔黏膜改變的差異。

二、減少誤差變異量

（一）有效的研究工具，以偵測介入方案的結果

　　本研究的測量工具旨在測出口腔護理方案（因），所引發二組病人在口腔黏膜改變（果）上的差異，故研究工具─口腔黏膜改變評估量表能敏銳測出口腔黏膜改變的程度就很重要。

　　口腔黏膜改變評估量表（表11-1）主要分成口腔黏膜構造改變、口腔功能行使改變、口腔牙斑量及有無續發性的口腔感染（胡、高，1990）。

1. **口腔黏膜構造改變**：係指唇、舌、頰、腭、懸雍垂、扁桃體窩黏膜的乾裂、紅腫、潰瘍、出血、以及牙齦組織的顏色、出血否、牙齦炎的程度等七項。正常者給1分，依異常加劇情形給予2~4分。故最低分為7分，最高分為28分。

2. **口腔功能行使改變**：係指唾液分泌、味覺、咀嚼與吞嚥能力及聲音等五項。正常者1分，依異常加劇情形給予2~4分。故最低為5分，最高分為20分。

3. **口腔牙斑量**：以牙斑量來判定病人執行口腔清潔程序的效果。毫無牙斑者給1分，依牙斑量增加情形給予2~4分。故最低分為1分，最高分為4分。

4. **續發性口腔感染**：係指合乎下列一項或一項以上的判定依據：(1)牙醫師或內科
   醫師檢視病人口腔，判定為口腔念珠球菌感染；(2)口腔黏膜紅腫或潰瘍處的培
   養，發現有表皮細菌以外的致病菌；(3)病人的發燒（每日最高體溫超過38.3℃）
   與口腔黏膜紅腫、潰瘍的開始、痊癒有相關性；(4)病人身體分泌物，排泄物、
   血液培養及胸部X光皆無異常發現。

　　口腔黏膜改變評估量表之擬訂，係研究者依據文獻及個人臨床護理經驗發展
而成的「口腔黏膜改變定義特徵」所擬訂的量表初稿；曾由兩位牙科醫師針對十一
位急性白血病患者，在接受全身性化學藥物療法前與療法後一個月內，檢視病人的
口腔黏膜變化，之後加以檢討修訂完成。口腔黏膜改變評估量表共有十四項，其中
十三項採四點評分法，最後一項口腔感染則以「有」或「無」來做評估。

　　評估量表的內容效度測定，乃採專家鑑別法(jury opinion)，由三位牙科主治醫
師，二位內科主治醫師，及三位護理專家，就評估表內容是否能反應出藥物療法後
病人口腔黏膜的構造、功能與牙斑量之改變提出意見，並加修改。之後，二位牙醫
師在預試觀察八位病人（4位實驗組、4位對照組）後，認為此量表的確能反映出藥
物療法後，病人口腔黏膜的改變，且實驗組與對照組的確有所不同，更加肯定了量
表的內容效度。

（二）雙盲設計 (Double-blind)

　　為了達口腔黏膜改變評估的客觀性，施行口腔護理方案者與評估口腔黏膜改變
者，不可同為一人。因為施行口腔護理方案者知悉何者為實驗組，何者為對照組，
在評估時很容易發生反應心向的偏差。有鑑於此，乃徵得二位牙醫師的同意，以擔
負起評估的工作。二位牙醫師不知所評估的病人為實驗組或對照組，病人本身也不
知已身是隸屬哪一組，而達雙盲(double blind)的控制效果。

　　再者，由具有臨床經驗八年並從事教學工作的牙醫師來擔任評估病人口腔黏膜
改變的工作，更可保證評估的準確性。

⊕ 表11-1　口腔黏膜改變評估量表

項目＼得分	1分	2分	3分	4分
□腔黏膜構造				
唇	有皺摺、柔軟、濕潤、色澤粉紅或蒼白	水腫、皺摺消失、乾燥	粗糙、脫皮、可能有水疱生成	紅腫、龜裂
舌	色澤粉紅、質地柔軟穩實、濕潤	有舌苔、輕度乾燥	舌乳頭萎縮、平滑、色紅、有麻感、舌頭有粘連感、移動不靈活	乾燥有裂隙、紅腫、潰瘍、灼熱感
頰	色澤粉紅或蒼白	紅腫	黏膜下的瘀血或出血	潰瘍
腭、懸壅垂與扁桃體窩	色澤粉紅或蒼白	紅腫	黏膜下的瘀血或出血	潰瘍
牙齦顏色	粉紅或蒼白	發紅	藍紫色	發紅且潰瘍
牙齦出血	無	局部性（可加控制）	整體性（可加控制）	持續性滲血（自發性者）
牙齦炎	無	輕度發炎─組織變化少	中度發炎─組織中度發紅與肥厚	重度發炎─組織明顯發紅與肥厚且有潰瘍
□腔功能行使				
唾液	清澈呈水狀	量略為減少	口乾、量稀少	黏稠、呈泡沫狀
味覺	正常	味覺有些微改變	嚐任何東西都不對勁	味覺功能消失
咀嚼	正常	咀嚼時不適	咀嚼時疼痛	無法咀嚼
吞嚥	正常	吞嚥時不適	吞嚥時疼痛	無法吞嚥
聲音	正常	聲音低沉	聲音嘶啞、刺耳	說話困難
□腔牙斑量	沒有牙斑	在牙齦與牙齒連接處有牙斑附著，需以探針刮拭方能顯現	在牙齦囊內、或牙齒與牙齦連接處有牙斑蓄積，肉眼可目視得到	牙齦囊內、牙齒與牙齦連接處或牙齒表面有大量牙斑蓄積
續發性□腔感染	有或無（非4分法）			

（三）評估者的穩定度、一致性

本量表所做的評估者間的信度(inter-rater reliability)，乃由二位牙醫師一起評估同一位病人，共得30人次量表後，計算其間的相關係數達0.87($r = 0.87$)，表示評估者間的一致性相當高。

（四）將情境干擾降至最低

本研究者於實驗組20人、對照組20人住院時，即向病人說明本研究之目的，徵得病人同意後，開始進行資料收集。在病人接受化學藥物療法前三天內進行前測。本研究者陪同牙醫師，針對實驗組及對照組病人做口腔黏膜的評估。評估時，由牙醫師以口鏡、探針、壓舌板、手電筒檢視病人口腔黏膜，並依口腔黏膜改變評估量表，記錄病人口腔黏膜構造、功能，牙斑量所呈現的改變程度，和有無續發性口腔感染。

在病人施行化學藥物療法後，進行後測。於每週一與週四，研究者陪同牙醫師針對實驗組和對照組病人，由牙醫師採用口腔黏膜改變評估量表，檢視並記錄病人口腔黏膜改變的程度，在藥物治療後一個月內共評估八次。固定觀察時間，使用相同用具，與在病人床邊觀察，皆可減少情境干擾。

三、控制干擾變項

（一）選擇同質性的病人

因為化療種類療程不同，會影響病人口腔黏膜的變化，故選擇急性白血病患者此種同質性的病人。選擇研究對象的條件為：(1)住院準備接受全身性化學藥物療法之急性淋巴性白血病與急性骨髓性白血病患者；(2)其所接受的誘導緩解化學藥物法方案為Adriamycin（或Daunomycin, Novantrone）與Oncovin, Prednisolone或Adriamycin（或Daunomycin, Novantrone）與Cytosine Arabinoside(Ara-C)；(3)患者意識清楚，能領會口頭說明或書寫衛教內容；(4)可自行或在協助下執行口腔清潔程序。

（二）隨機分派

雖然無法達到絕對的隨機分派，但以隔月分派方式，來讓病人為實驗組或對照組，就是要盡量避免病人間的差異性。

（三）其他干擾變項的控制

研究者於兩組病人住院時，採基本資料調查表，從詢問病史及查閱病歷中，獲得病人的屬性資料，並記錄化學藥物療法前與之後一個月內，兩組病人的血色素、血小板、白血球、顆粒性白血球、白蛋白、體重及每日體溫的數值。

病人的基本屬性、骨髓受抑、營養狀態等，兩組皆無統計上的顯著差異，以力求兩組背景資料的相同。

例如：本研究40位病人的基本屬性如下：年齡介於15~61歲間，平均為35.25歲(SD = 13.60)；女性比男性稍多(52.5%：47.5%)；已婚者占60.0%；高中以上教育程度占62.5%；有職業者占57.5%；住院三等病房者占60.0%；罹患急性骨髓性白血病者占67.5%，急性淋巴性白血病者占32.5；併用Ara-C治療者占72.5%，併用Oncovin與Prednisolone者占27.5%；使用Baktar與Ketoconazole做為預防性抗生素者占65.0%，Baccidal與Ketoconazole者占35.0%；藥物療法前體重為標準者占47.5%，藥物療法後一週，體重維持標準者占45.0%。實驗組20人與對照組20人之上述各項基本屬性分別以卡方檢定，在統計上均無顯著差異($p > .05$)。

藥物療法前，實驗組與對照組的血色素平均值分別為10.40(SD = 1.99)與10.72(SD = 2.63)，二者比較無顯著差異(t = -0.43，df = 38，$p > .05$)；實驗組與對照組的白蛋白平均值分別為3.82(SD = 0.48)與3.78(SD = 0.66)，二者比較無顯著差異(t = 0.25，df = 38，$p > .05$)。藥物療法後一週，實驗組與對照組的血色素平均值分別為8.91(SD = 1.53)和8.63(SD = 2.01)，二者比較無顯著差異(t = 0.50，df = 38，$p > .05$)；實驗組與對照組白蛋白平均值分別為3.65(SD = 0.39)與3.60(SD = 0.48)，二者比較無顯著差異(t = 0.32，df = 38，$p > .05$)。

（四）統計控制方式

以共變數分析此種統計方式，來消除兩組在接受化療前，口腔黏膜的差異性。

例如：口腔護理方案對口腔功能行使改變的效果採共變數分析。藥物療法前、藥物療法後、及調整的口腔功能行使平均值見表11-2。由共變數分析（表11-3）顯示，在藥物療法後一個月內的七次觀察平均值，實驗組皆低於對照組，且達統計學上顯著的差異($p < .05$)。即實驗組的口腔功能行使改變較對照組少。

● 表11-2　藥物療法前、後兩組口腔功能行使的改變

藥物療法後週數	組別	藥物療法前平均值	藥物療法後平均值	調整平均值
1/2週	實驗組	1.06	1.07	1.06
	對照組	1.03	1.24	1.25
1週	實驗組	1.06	1.05	1.05
	對照組	1.03	1.43	1.43
1 1/2週	實驗組	1.06	1.11	1.12
	對照組	1.03	1.59	1.59
2週	實驗組	1.06	1.18	1.18
	對照組	1.03	1.72	1.72
2 1/2週	實驗組	1.06	1.05	1.05
	對照組	1.03	1.92	1.92
3週	實驗組	1.06	1.10	1.10
	對照組	1.03	1.68	1.68
3 1/2週	實驗組	1.06	1.07	1.07
	對照組	1.03	1.47	1.47
4週	實驗組	1.06	1.03	1.03
	對照組	1.03	1.20	1.20

● 表11-3　兩組口腔功能行使的共變數分析摘要表（實驗組=20，對照組=20）

藥物療法後週數	變異來源		F(1，37)
	組間（有無施行口腔護理）的調整後均方	組內（誤差）的調整後均方	
1/2 週	0.35	0.07	5.12*
1 週	1.48	0.10	15.38**
1 1/2 週	2.20	0.21	10.37**
2 週	2.89	0.30	9.52**
2 1/2 週	7.56	0.27	27.94**
3 週	3.33	0.41	8.12**
3 1/2 週	1.60	0.25	6.44*
4 週	0.28	0.11	2.55

註：$*p < .05$, $**p < .01$

11-4 實證照護方案的介入性研究

美國前總統比爾柯林頓曾提出知識經濟，其原由是知識的創造與運用，會衍生人類福祉，21世紀大數據分析蘊藏無限商機即是一例。就健康照護實證而言，自原著、系統性文獻回顧、統合分析所獲取的資料，擬訂臨床照護指引，即為知識創造。將臨床照護指引轉移應用至實務，評估其阻力與助力，繼而選擇、修正、實施介入方式，並評值實證知識轉譯成效，即為實證照護方案研究（陳、高、陳，2016）。

以血液透析病人為例，一般是每週接受血液透析三次，一次3~6小時，病人常見的主訴是肌肉軟弱無力與沒精神（力），當護理人員質疑現行措施就是讓病人躺在床上，看電視的接受血液透析，抑或可以利用此段期間做些什麼？藉由文獻的系統性回顧，與隨機控制試驗的統合分析，發現在接受血液透析期間做運動，有助於氧氣的吸收消耗，改善血紅素數值，減輕憂鬱程度，及增加身體構面的生活品質；繼而提出每週三次，一次30分鐘，持續超過八週的運動方案建議(Chung, Yeh, & Liu, 2016)。在實證統合後，繼而做實證轉移，變成一個有氧運動方案，再做類實驗，前測後測的實驗組、對照組設計。每週一、三、五洗腎者為實驗組，在血液透析的頭二小時，接受30分鐘的有氧運動，每週三次，持續12週。每週二、四、六洗腎者為對照組，則依常規處理，未接受運動方案。研究結果顯示實驗組的身體功能執行面，包括走路六分鐘距離，及一分鐘自椅子上站立與坐下的次數，及憂鬱狀況，皆優於對照組；但抽血數值包括白蛋白、血球比容積、與三酸甘油酯則未見二組有顯著差異，而倡議在洗腎中心對接受血液透析者，提供運動方案(Liu, Chung, Chang, & Yeh, 2015)。

實證照護方案的介入性研究，乃依循實證整合(evidence synthesis)、實證轉移(evidence transfer)與實證運用(evidence utilization)階段進行，例如研究目的為轉譯最佳證據以改善住民口腔照護措施，並評值此口腔照護指引的成效；其執行過程在第一階段，採系統性回顧，萃取口腔照護的最佳實證，擬訂實證為基礎的口腔照護指引。第二階段擬訂三面向照護策略，首先是建置住民口腔照護標準步驟，機構工作人員執行策略，繼而確認機構管理策略。第三階段為測試成效，在執行口腔照護

指引後，比較住民前後測牙菌斑指數與口腔健康得分，以評值口腔照護指引改善成效。

「長照十年計畫2.0」施行迄今，衛生福利部在臺灣各地推行「預防及延緩失能照護方案研發與人才培訓計畫」，目的就在藉由有精確、最新且相對最佳的實證依據，做為預防及延緩失能照護的依據，以提供有效的長期照顧服務及產能，進而強化整個長照體系。

因此，藉由護理介入研究旨在促進個人、家庭、社區、與社會的照護品質與健康。相關的實證照護方案介入性研究請參酌：

1. 胡月娟、江蕙娟、林豐裕(2014)．護理之家住民口腔照護指引的建立與成效評值．*護理暨健康照護研究，10*(2)，143-153。

2. 柯慧青、劉彩娥、江蕙娟、林豐裕、胡月娟(2014)．中期照護模式建置與成效評估．*源遠護理，8*(3)，40-48。

3. 詹琪文、全桂蘭、廖靜珠、胡月娟(2017)．重症病人身體約束照護指引的建立與成效評值．*急重症醫學雜誌，2*，10-21。

11-5 | 介入性研究的統計議題

許多護理介入性研究，會採取下列資料分析方法。

(1)比較實驗組-對照組的前測分數是否有差異（獨立樣本t-檢定）；(2)針對實驗組，進行單組前後測成對樣本t-檢定；(3)針對對照組，進行單組前後測成對樣本t-檢定；(4)最後比較實驗組-對照組後測分數，或前後測差異（前測-後測，或後測-前測）是否有差異（獨立樣本t-檢定）。

以上述資料分析方法而言，其進行4次t-檢定，最後的confidence level會變成(0.95)/4=0.8145=81.45%，而非95%；type 1 error膨脹為=1-.8145=0.1855=18.55%，而非5%，整體統計檢定力會大幅下降。再者，違反統計分析的基本原則：即所有欲探究的變數(variables of research interests)，必須同時存在一個統計模型上，資料不得切割處理，才能夠確保整體統計分析的信賴水準為95%，整體的型1錯誤(type 1 error)為5%。

介入性研究的統計控制強調，不論前測是否達顯著差異，皆應採共變數分析，即以前測值來做後測值調整，繼而比較二組後測調整值。建議採用ANCOVA (analysis of covariance)方法，因為在此ANCOVA模型中，前-後測、組別等變數，都在同一個線性模型上，此即所謂的general linear model (GLM)，把後測當依變項，組別當自變項，把前測當共變量(covariate)，還有組別*前測之交互作用…等。如此，所有資料都在一個model上，整體顯著水準就是alpha=0.05。

在GLM中又有重複量測變異數(repeated-measures analysis of covariance, RANCOVAs)與廣義估計模式(generalized estimation equations, GEE)，前者的成效觀測值必須符合常態分佈與不同時間點變異量均等的假設，GEE則不需要。目前護理介入性研究，後測值大都不只一次，以檢定介入措施成效的持續性，在資料分析上都是採取GLM方式。

由於介入措施的成效變數常不只一項，加上成效變數測量次數增加，為控制蓄積的型Ⅰ錯誤，會做整體顯著水準alpha的調整，例如成效變數有四個，測量點有三個，則alpha值會調整為0.05÷(3×4)=0.004。

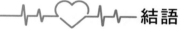 **結語**

做研究最重要的目的在促成科學的進展，與改善人類的生活。若自此觀點來著眼，最能契合的莫過於護理的介入性研究(Wilbur, Kolanowski, & Collins, 2016)。在實證醫學、實證護理盛行的今日，實驗性研究與類實驗研究所建立的因果關係，乃為所有研究類型中最具說服力者。但研究是為了解決實務上的問題，絕非無病呻吟，為了做研究而做研究。不論是實驗性研究或類實驗研究，其皆涉及介入方案的施行，此可能會對研究對象造成一些不適、干擾、甚至危險，因此在做實驗性研究與類實驗研究前，研究者必須先權衡其利弊，審慎行之，因為個體的隱私與安全，勝過任何實驗的重要性。

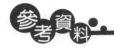

胡月娟、高紀惠(1990)・口腔護理方案對急性白血病患者口腔黏膜改變成效之探討・*護理雜誌，37*(2)，21-34。

洪瑄曼、陳桂敏(2007)・銀髮太極健身操運動對都市老年人健康促進成效之探討・*實證護理，3*(3)，225-235。

趙明玲、林伶利、余秋霖、方郁文(2007)・有氧運動訓練對台灣第二型糖尿病中老年患者的血液生理指標及體適能之影響・*實證護理，3*(1)，27-34。

Chung, Y. C., Yeh, M. L., & Liu, Y. M. (2016). Effects of intradialytic exercise on the physical function, depression and quality of life for hemodialysis patients：A systematic review and meta-analysis of randomized controlled trials. *Journal of Clinical Nursing.* doi：10.1111/jocn.13514

Liu, Y. M., Chung, Y. C., Chang, J. S., & Yeh, M. L. (2015). Effects of aerobic exercise during hemodialysis on physical functional performance and depression. *Biological Research for Nursing, 17*(2), 214-221.

Parahoo, K. (2014). *Nursing research：Principles, process, and issues* (3rd ed.). NY：Palgrave Macmillan.

Wilbur, J., Kolanowski, A. M., & Collins, L. M. (2016). Utilizing MOST frameworks and SMART designs for intervention research. *Nursing Outlook, 64*, 287-289.

◆ 推薦讀物

田沁潔、賴惠玲、許文林、彭逸稘、李茹萍(2007)・護理衛教對頭頸部癌症病人口腔照顧認知、健康信念及自我效能之成效・*實證護理，3*(3)，215-224。

陳可欣、高靖秋、陳杰峰(2016)・實證知識轉譯－落實科學證據於護理臨床實務・*護理雜誌，63*(6)，5-11。

陳亭蘭、毛新春、賴政秀、李中一、郭家驊(2009)・瑜珈運動對氣喘學童健康體適能改善之成效・*護理雜誌，56*(2)，42-52。

羅惠敏、徐南麗、李麗蘭、林哲先(2005)·多媒體影音光碟衛教介入對婦女行子宮切除手術醫療決策之成效·*慈濟護理雜誌，4*(3)，64-73。

賴文福（譯）(2000)·*醫療保健研究法*·新北市：弘智。

Chen, K. M., Li, C. H., Lin, J. N., Chen, W. T., Lin, H. S., & Wu, H. C. (2007). A feasible method to enhance and maintain the health of elderly living in long-term care facilities through long-term, simplified Tai Chi exercises. *Journal of Nursing Research, 15*(2), 156-164.

Ku, Y. L., Sheu, S., & Kuo, S. M. (2007). Efficacy of integrating information literacy education into a women's health course on information literacy for RN-BSN students. *Journal of Nursing Research, 15*(1), 67-77.

Lu, C. C., Su, H. F., Tsay, S. L., Lin, H. I., & Lee, T. T. (2007). A pilot study of a case management program for patients with chronic obstructive pulmonary disease (COPD). *Journal of Nursing Research, 15*(2), 89-98.

Yeh, S. H., Chuang, H., Lin, L. W., Hsiao, C. Y., Wang, P. W., Liu, R. T., & Yang, K. D. (2008). Regular Tai Chi Chuan exercise improves T cell helper function of type 2 DM patients with an increase in T-bet transcription factor and IL-12 production. *British Journal of Sports Medicine* (Apr 2. [Epub ahead of print]) .

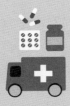

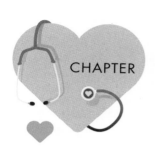

CHAPTER

鐘淑英｜編著

12 · 介入性研究— 實驗設計

本章大綱

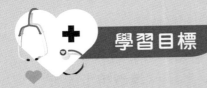

讀完本章後，讀者應能夠：

1. 清楚認知實驗研究設計考量的指標。
2. 了解實驗研究設計之基本特性。
3. 評量因果關係實驗之研究結果。
4. 了解影響實驗設計內外效度之因素。

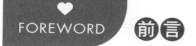
　　實驗研究的目的在於驗證研究假設中變項之間的因果關係(cause-and-effect relationships)，以實證護理研究而言，為了發展有益於維持病人身體健康的護理措施時，可以設計一項實驗的研究操作，以便於提供臨床護理措施的有效性和改變措施的特殊層面之合理性，例如：衛生教育的介入改善婦女對預防骨質疏鬆症之知識、健康信念及行為（張淑芳等，2001）。因此，實驗研究法是具有客觀、系統性和控制變項的一種研究，比其他型態的研究法更能加以推論因果關係，其運用在護理工作上能達到預言(predicting)和控制(controlling)現象的目的，例如預期運用「社會支持介入措施」於居家中風的個案身上，對其身心健康狀況有正向影響，於是進行實驗設計－控制組個案未接受社會支持的介入措施，另一實驗組個案接受社會支持的介入措施，再使用相同的問卷及量表來評值兩組生理、心理健康改善的差異（張萃珉、李怡娟，2000）。在實驗性研究中，研究者試圖建立因果關係時，需要考慮干擾研究內在、外在效度的因素，例如選樣偏差、研究工具的準確性、前後測試的時間間隔、研究參與者的預設結果等，都應加以控制，避免造成混淆實驗的結果。

12-1 實驗研究設計的特性

　　實驗研究設計能在高度的控制情況下驗證自變項與依變項之間的因果關係，由於變項被嚴格的控制，如此研究所觀察的結果，會使研究者更加相信因果關係的真實性，所以實驗研究是量性研究中最具有效力的一種研究方法。實驗研究設計具有以下三個特性：(1)操縱性(manipulation)：研究者對一些受試者施行某些措施；(2)控制性(control)：研究者控制實驗的情境，包含設計一控制組；(3)隨機性(randomization)：研究者以隨機分派的方式，將受試者安排至控制組或實驗組。每一個特性更詳細地討論於下(Polit, et al., 2004; Sullivan-Bolyai, 2002)：

一、操縱性

操縱性指研究者對受試者做一些措施（或稱自變項），例如給予某些受試者實驗治療或介入，且不給予另一些受試者，如此研究者施予自變項，以觀察其對依變項作用的效果。自變項可能是一項治療、一個教學方案或者一種藥物，例如假設輕揉的按摩對居住護理之家的老人有緩解疼痛的效果，在此例子中自變項是接受輕揉按摩，研究者操縱給予某些老人輕揉按摩，而不實施在其他的老人身上，然而無論給予老人輕揉按摩與否，其測量老人疼痛程度的時間與工具均需要相同，以達到客觀地比較兩組老人的疼痛程度（依變項），了解是否接受輕揉按摩措施能影響兩組老人的平均疼痛程度。

二、控制性

控制性意指在實驗情境中引入一項或多項不變的事物，控制是藉由操縱因果或自變項、隨機分派受試者到一群組中、非常小心地籌備實驗計畫、和設立一比較組而達成。在實驗研究中比較組就是控制組，其接受一般治療而非接受創新治療的一組。例如給予早產兒補充特殊營養素飲食維持兩週，觀察兩週後體重的改變可以得知此措施的成效。以測量裸體重方式，比較治療前與治療後早產兒體重增加的情形，假設發現平均體重增加0.5公斤，則這個增加的體重數是否可以支持營養素補充（自變項）引起體重增加（依變項）的結論呢？當然不是！因為嬰兒隨著成熟自然體重會增加，如果沒有設立控制組的話，也就是不接受營養素補充的這一組，欲區別成熟或是接受營養素補充引起體重增加的作用將是不容易證實的事。因此，控制組是表現依變項的一群受試者，用控制組來評值實驗組或稱治療組（接受措施的一組）表現相同依變項的程度。

三、隨機性

隨機性意指受試者被隨機分派至一群組中，所謂隨機基本上是採用數學上機率的原理，將每一位受試者依相同的機率被分派至實驗組或控制組，採用抽籤、擲錢幣或使用亂數表，以避免產生群組內會影響依變項特質的系統偏差。例如探討多次生產婦女接受避孕教導（自變項）後採取避孕行為（依變項）的成效，分為有教

導與沒有教導兩組樣本，在年齡、婚姻狀態、經濟情況、養育小孩的態度等會影響婦女執行避孕行為的因素，兩組的上述特性須相同，以擲錢幣方式分組，出現人頭則編入控制組，出現數字時編入實驗組。當樣本數多時可採用亂數表，在表中任意點一個位置的數字，予以分派組別。若研究者想要有意地控制會影響結果的樣本特性，則以配對方式處理分派工作，例如將一位已婚38歲生下6個小孩的婦女編入實驗組，同樣另一位已婚38歲生下6個小孩的婦女則編入控制組。然而採取配對方式的問題有：(1)欲達到有效配對，必須對影響受試者避孕行為（依變項）的特性即婚姻狀態、經濟情況、養育小孩的態度等因素掌握清楚，而這些訊息是不容易獲得的；(2)假使已得知受試者上述有關的特性資料，欲同時配對兩個或三個以上的這些特性資料時，其複雜性將很高。因此，僅從可以區別的特性例如年齡、性別、智力、血型、宗教信仰等做配對分組，將為可行的方式。

在護理、醫學與教育的研究領域中，欲達到實驗研究設計的控制條件，現存環境的執行上是很困難的，例如在醫院同一樓層隨機分配受試者於實驗組或控制組，可能導致參與的受試者之間相互聯繫而影響行為，甚至影響研究結果，此稱為霍桑效應(Hawthorne effect)。若知道實驗進行的醫護人員、工作人員與病人可能會改變他們的行為，而影響研究結果，因此，為了避免實驗之效應產生，在設計方法上須加以控制可能的干擾因素。例如探討飲食衛教方案對糖尿病患者血糖控制之影響，研究者宜採取「雙盲(double blind)」方式進行，使介入性措施執行者與受試者不清楚研究安排，才能解決人為的干擾因素（蔡，2007）。此外，進行實驗研究不易獲得大量的隨機樣本，例如比較手術病人和創傷病人的傷口，在出院後其傷口感染的比率，欲收集這兩類的病人數需要花費較多時間。倫理問題也是實驗研究者需要顧及的層面，例如比較克流感(Tamiflu)以及瑞樂沙(Relenza)兩種藥物，在治療H1N1新型流感的效果，對分配至控制組的新型流感病人而言，投予安慰劑是一件不合常理的做法。因此，實驗研究雖是很具說服力的一種研究方法，但非適用於所有探討因果關係的情況(Cannon, 2007)，例如涉及倫理問題則無法達到操縱的目的。

12-2 實驗研究設計的類型

實驗研究設計有許多不同類型，依研究的問題而設計為簡單或複雜的形式，在分別敘述實驗設計的類型之前，先說明設計所表示的符號系統，"R"表示採取隨機取樣的方式，分派研究對象至各組，"O"表示依變項的觀察或測量，"T"表示實驗性治療或措施。在此，要討論五種實驗研究設計，即雙組前後測設計(pretest-posttest design in two groups)、雙組僅後測設計(two group posttest only design)、隨機臨床試驗(randomized clinical trial)、交叉實驗設計(cross-over de-sign)，以及多因子實驗設計(factorial design)(Polit, et al., 2004; Burns, et al., 1997; Burns, et al., 2001; Rosalind, 2009)。

(一)雙組前後測設計

這是護理研究中最廣用的實驗設計，假設要比較兩種溫毯對發燒中的危急病人有冷卻體溫的效果，證實新產品的傳送氣流式溫毯比目前使用的傳導水流式溫毯的降溫效果好，於是隨機分配兩組病人分別使用這兩種不同型式的溫毯（自變項），在使用治療措施前和後，每天實施測量兩次體溫（依變項），而且兩組的測量必須同時。這種設計為允許檢測一種溫毯比另一種溫毯更能降溫之目的，由於有使用前與後之測量點的比較，為前測—後測設計的特徵，以依變項的初次測量（前測）做為基準測量，接著依變項的後測則為結果測量。在這種設計中，將研究對象隨機分派到實驗組與控制組，兩組都給予初次測量體溫之後，接著控制組使用傳導水流式溫毯，而實驗組使用傳送氣流式溫毯，使用後進行一段時間的體溫測量，這種設計使研究者可以比較組內和組間降溫的差異，意味著比較控制組與實驗組的後測結果，可以評估傳送氣流式溫毯是否比傳導水流式溫毯的降溫效果好（即為組間比較）？另外，也能從實驗組的前後測量結果之比較，看出傳送氣流式溫毯是否有發揮降溫的效果（即為組內比較）？

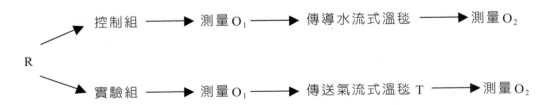

　　兩組前後測設計潛在的缺點是反覆做測試，會引出內在效度的問題，例如測量體溫的工作人員操作之一致性，病情嚴重的病人勢必需要多做測量，還有多次測量將會令病人感到麻煩、累贅等狀況。

（二）雙組僅後測設計

　　研究者隨機分配受試者至實驗組或控制組，在一般的護理研究將實驗組賦予某項改善的措施，而控制組則接受標準的護理照護；此種設計並沒有前測，在改善措施完成後，兩組依變項的測量必須在同一個時間點。這種設計用在無法進行措施給予前測量依變項之情況時，例如研究者有興趣於探討音樂治療對病人接受侵入性治療疼痛程度之影響，由於病人在未給予侵入性措施之前是不會有疼痛問題，這樣就無法確定音樂治療具有降低疼痛程度之效果。因此，研究者欲確定音樂治療能有效降低疼痛的唯一方式是採用受試者間(between-subjects)設計，比較接受音樂治療受試者與沒有接受音樂治療受試者的疼痛程度。由於病人僅測量一次，所以測量誤差會降至最低，然而此種雙組僅後測設計的缺點諸如：選樣誤差之疑慮，因為不能假設兩組是相等的；缺乏措施給予前的基準值，所以受試者隨機分派至各組，能使選樣的誤差盡量降至最小，如此將影響依變項的受試者特質，依隨機分派的方式而平均分配至兩組。

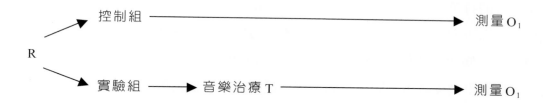

（三）隨機臨床試驗

　　可用於比較一組接受試驗治療病人，和一組接受控制治療病人的結果差異，以評估實施這項試驗治療措施的成效。這兩群組病人應在同時段內登記、給予不同的治療和追蹤效果，而群組的建立需透過隨機分派方式進行分組，運用明確的定義標準，來比較各群組受試者之基準狀況。換句話說，實驗與控制組對象之基本資料，和疾病相關資料需一致，兩群組內病人接受的治療需一致，採取一致性的測量結果。此研究具有高度嚴謹的內在效度，採取單盲或雙盲之操作步驟，以完成此實驗

的目的。所謂單盲操作是指病人或照顧者任何一方不知道自己參加在實驗組或控制組內；雙盲操作是指病人和照顧者雙方均不知道自己被分派組別的情形。臨床試驗需要較大且多種的樣本數，選自多種地理分散位置的樣本，以增加個案數資源和統計考驗力。然而，多地區的臨床試驗在執行上是相當具挑戰性，需要強力監督，做好系統溝通、工作人員管理和資料處理。例如探討心血管疾病女性病患接受戒菸動機的預防措施之成效(Sivarajan Froelicher, et al., 2000)，所有女性病人被醫師要求禁菸，從住院期間追蹤至出院階段了解其停止吸菸的情形。此戒菸措施奠基於社會學習理論，採用多種方式進行，如提供衛生教育、諮商以及電話訪談。病人同意後面對面談話建立基本資料如地理環境、吸菸史、問卷和醫療結果，接著進行隨機分配至實驗組與控制組，實驗組進行為期3個月的介入措施，再於後6、12、24和30個月追蹤實驗組與控制組的吸菸情形。收集心血管疾病有吸菸的病人參加本研究，排除不能讀或說的病人約歷時一年時間，研究開始前舉行兩天的工作研習會，訓練研究人員使用7項研究工具，進行30~45分鐘的基本資料之評估技巧，衛教、諮商和電話訪談技巧等。

（四）交叉實驗設計

如果在相同的受試者身上施予不同的治療措施，比較重複測試後的結果，此為交叉設計的特色。雖然交叉設計適合用在一組的受試者，但仍然具有實驗設計的三大要素，即研究者操縱自變項、施予治療在隨機樣本的受試者身上、同樣受試者吻合控制組的條件。此種具有受試者組內設計(within-subjects design)之優點，能使研究者確實得到受試者之間在不同治療下最可能的等值效果，意謂著該群組具有相同的年齡、體重、健康狀況等之條件下，接受兩種不同的治療措施所呈現的研究結果，此方式可減低個體間的差異。交叉實驗設計所需的樣本數少，只需要一組就能進行研究，且受試者能當作控制組比較；但其缺點是受試者接受第一次治療後一段時間，需再繼續接受第二次治療措施，可能會有疲勞現象(fatigue effect)產生，並且治療與治療之間，例如使用兩種藥物，可能也會產生混淆作用。研究者將受試者隨機分派至不同的治療程序組別，例如比較聽覺、視覺與觸覺刺激對新生兒發展如活動、睡眠剝奪的影響，於是分派兩三群嬰兒分別接受聽覺、視覺或觸覺刺激，由操作系統控制刺激的引導，照相機觀察嬰兒腳踢的動作與睡眠喚醒的情形(Segond, et al., 2007; Franco, et al., 2004)。控制一定的時段內出現特定的刺激，記錄嬰兒的反應，以比較各組嬰兒在輪替刺激出現時的行為。

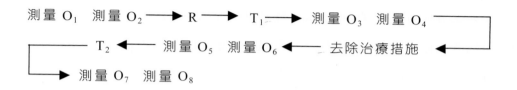

測量 O_1　測量 O_2 → R → T_1 → 測量 O_3　測量 O_4

→ T_2 ← 測量 O_5　測量 O_6 ← 去除治療措施 ←

→ 測量 O_7　測量 O_8

（五）多因子實驗設計

當需要同時操作兩個或以上的變數時，可以採用此種實驗設計。假若研究者想比較多種措施的成效時，例如音樂合併治療性觸摸10分鐘、15分鐘或20分鐘，比較合併措施對降低疼痛程度之效果。當研究者欲探討增加高血壓民眾自我照顧的行為方案，透過家訪和交互式網站聯繫，以期望比較單獨或合併措施方式，何者能有效降低民眾的血壓值？此種是屬於一種2×2因子實驗設計，共分為四組：控制組、家訪組、交互式網站聯繫組，和家訪合併交互式網站聯繫組（表12-1）。這類的研究設計需要較大的樣本數，至少為四個組群，其所耗費的時間、精力將是很多的。

❂ 表12-1　多因子實驗設計的分組

分組		交互式網站方式	
		有	無
家訪方式	有	家訪合併交互式網站聯繫	只有家訪
	無	只有交互式網站聯繫	無措施介入（控制組）

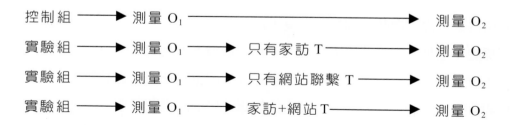

控制組 → 測量 O_1 → 測量 O_2

實驗組 → 測量 O_1 → 只有家訪 T → 測量 O_2

實驗組 → 測量 O_1 → 只有網站聯繫 T → 測量 O_2

實驗組 → 測量 O_1 → 家訪+網站 T → 測量 O_2

12-3 影響實驗設計內外在效度的因素

實驗研究設計遵從操縱性、控制性和隨機性這三項特性，因此在進行此種研究設計時，需要審慎地評估干擾研究之內外在效度的因素，並加以控制設計，以提高研究結果的可信度。首先研究主題的變項控制是非常重要的，例如假設青少女由於年齡比成年女性小，生下低體重嬰兒的危險性較高。換言之，研究者欲檢測有關母體的成熟發育是否為產下低體重嬰兒的原因，根據文獻得知青少女比成年女性產下低體重嬰兒的比率高，然而是否年齡為引起這種差異的原因？抑或是其他原因介入母親年齡（自變項）與嬰兒出生體重（依變項）之間的關係？例如母親的飲食習慣、產前接受照顧的程度等因素會影響研究的結果，據文獻得知青少女懷孕時有飲食不適當情況，且比成年女性較少獲得適當的產前照顧，因此若不控制這兩項介入因素，則母親年齡、母體營養的適當性、產前照顧的適當性均會與此研究假設有關聯，也就是得出三種解釋，第一：母親年齡影響嬰兒出生體重；第二：母親年齡和母體營養的適當性影響嬰兒出生體重；第三：母親年齡和產前照顧的適當性影響嬰兒出生體重，而研究者欲檢測第一種解釋時，則必須控制營養和產前照顧這兩個變項。

接著控制外在的因素如研究的環境，若環境會影響人的情緒與行為時，則研究者須控制環境的複雜性，在實驗室進行研究容易做到控制環境因素，然而在自然環境下做研究時，研究者則很難操控環境，但是某些機會存在又容許加以控制時可以嘗試做做看，例如會談性的研究，研究者可以採取資料的收集地點在受試者的住家。

另一個外在因素是時間的控制，依研究的主題而定，假使自變項的資料收集上會受到日或年的時間點影響時，則研究者應該確實維持時間的一致性，例如欲探討疲勞或健康的感覺之主題時，則是否在夏天或是冬天的早上、下午或晚上時間收集資料有關係呢？此外，欲維持研究內容的一致性還須考慮到對研究主題的傳達方式，一般為了確保溝通的一致性，常需要準備正式的腳本以便於進行訪談，若是涉及治療處置的研究時，則需要有關於治療措施的正式研究計畫或說明書，例如實驗研究欲檢測一種新的治療方法之成效時，需要確保實驗組的每位受試者均採取相同的途徑接受相同的化學物質和劑量。

內在因素的控制方面，以參與研究者的特性之控制尤其重要，例如欲探討一種創新的身體訓練計畫運用在護理之家住民的心血管功能，而受試者的年齡、性別和吸菸史等變項可能與研究結果變項（心血管功能）、身體訓練計畫的獨立性有關聯，因此在控制受試者特性上須做到隨機化分組，使所有各組的受試者均具備相同的條件。實驗研究法以此反覆方式如亂數表、擲骰子執行隨機分配是特別具有公信力的，但在隨機化無法進行時需要有替代的方法使用，那就是採取同質性(homogeneity)，意指僅針對具研究結果變項同質性的受試者而言，例如身體訓練計畫依著性別而有不同的表現時，則研究者僅針對男性（或女性）為募集對象；假如研究者考慮受試者的年齡有干擾身體訓練計畫的執行，且參與者須侷限在某一年齡層時，研究者需要全面性地了解研究對象的型態，假使身體訓練計畫被證實有助於65~75歲男性的心血管功能，則此訓練計畫用在80歲女性的心血管功能時需要設計新的研究予以檢測。

再舉一個同質性的例子，研究者欲了解感染愛滋病毒的女性之疲勞經驗，相關的生理變項如年齡、睡眠狀況和CD4細胞數為檢測資料，然而某些女性病患應予以排除避免干擾效應，如患有第二級神經病變之女性因服用藥物之關係會影響研究結果的效度。

第三種處理控制受試者特性的方法是配對法(matching)，其運用受試者的特性資料形成比較群組間的處理成效，若研究者開始在護理之家進行住民參與身體訓練計畫，而無參與計畫的住民為比較組，作為配對的受試者需要依據重要的變項，如年齡、性別做一對一的配對；然而配對法有一些缺點，即研究者為了做有效配對，必須進一步知道相關的干擾變項，假若找出兩個或三個干擾變項時，則要做好配對方式便會有執行上的困難。例如欲控制參與者年齡、性別、種族和住護理之家的期間時，在身體訓練計畫這一組的第一位參與者為非洲裔美國籍女性，年齡80歲，住院5年，則研究者必須尋找另一位也是具有相同或相似特性的女性編入比較組，作為配對的受試者。所以當有超過三個以上的干擾變項時，操作配對法將是一件很棘手的問題，因此以配對法處理控制的技巧，一般僅用在其他更有力的操作方式無法實施時。最後，為了達到控制參與研究者的特性變項，還需要透過統計分析的方式達成，例如要比較不同種族老年人的身體健康狀況和健康行為，研究者明白種族

因素與社會經濟地位有關聯，進而影響健康的結果，於是研究者需藉由使用統計方法控制收入和教育程度，而將兩群組（非洲裔美國人和白人）做比較其收入和教育程度，以便於了解種族不同的老年人之健康狀況差異並非是社會經濟地位因素所影響。

在實驗研究設計中以隨機分配方式最能達到有效地控制受試者特性的干擾因素，因為隨機化可排除在干擾因素存在下產生的個人差異情況；但是隨機化不總是能辦得到控制的目的，當自變項無法被操縱時，可以使用同質性、配對法或統計分析，以達到控制干擾變項的目標(Polit, et. al., 2001)。

 ## 12-4　實例說明

（一）雙組前後測設計

探討音樂治療對使用呼吸器患者放鬆與焦慮之成效(Chlan, 1998)，研究者將54位清醒且使用呼吸器治療的病人，以隨機分配方式平均分成實驗組與控制組，再進行30分鐘的音樂治療或休息，措施給予前後每5分鐘測量焦慮程度、心跳和呼吸次數，持續30分鐘。兩組病人的年齡、疾病診斷、藥物治療、使用呼吸器的開始時間、設定呼吸模式等條件均相當。兩組固定在中午到傍晚之間進行措施給予，控制組的門口貼著放鬆治療中的告示牌「不要打擾」，病人被要求閉眼睛休息想一些愉快的事情，研究者待在床旁記錄生理資料，而實驗組病人則選擇一卷研究者所準備的音樂帶，帶上耳機開始聆聽非熱情奔放的音樂，每分鐘心跳60~80次，視為具有放鬆效果，環境方面同控制組一樣強調休息與放鬆心情，研究者仍然待在床旁記錄生理資料。焦慮程度問卷含六個項目，以四個分級回答，在措施前與治療給予30分鐘後收集資料，以評估兩組間前後測焦慮的差異程度。由於病人無法手寫問卷，由研究者逐題唸出內容，讓病人以手指比出0~3的數字回答。心跳與呼吸次數能表示喚起壓力與放鬆的指標，心跳次數則由監視器觀測得知，每5分鐘登錄一次數值，而呼吸測量則為觀察病人胸部起伏1分鐘的次數，也是每5分鐘測量一次。這篇作者在實驗設計上做到隨機分配實驗組與控制組，兩組病人的條件相似（統計無差異），在兩組治療方面除了音樂給予與否外，其餘環境條件、實驗時間表以及進行的時間

皆相同。在收集結果變項的資料上，研究者能根據文獻記載、過去個人經驗、病人的狀況，很合適地進行資料收集。此研究具備了操縱實驗措施的進行、控制兩組病人不同的措施處理和隨機原則分配的兩組病人的三個特性，完成一個標準的兩組前後測量之比較研究。

（二）雙組僅後測設計

Beebe(2001)進行精神分裂症病人之社區護理支持研究，探討電話訪談方式對精神分裂症病人病情改善之成效。從被診斷為精神分裂症的病人中，經過選樣及部分案數流失，僅剩48位登記參加，以隨機分派至實驗組與控制組各24名，實驗組於出院後一週開始接受每週的電話訪談以及例行的社區追蹤訪視，為期3個月；控制組於出院後一週也接受例行的社區追蹤訪視，並在第6和12週接到傳達資訊的電話。實驗組個案選擇白天接受10分鐘的電話訪談，以半結構式的內容問答，包括研究者自我介紹、訪談的目的、今天表現如何、有無接到任何門診的電話追蹤訪問，如何進行訪談，您對藥物治療有無任何問題等；控制組則僅在出院後第6和12週接到再住院的消息，告知日期和所住的醫院，電話訪談時間約1~3分鐘。收集病人的訪談內容、第一次住院前居住社區日數、再住院天數與次數、導致住院的精神症狀、住院前的照護措施、基本社經資料等。此研究因無法收集兩組樣本在實施社區護理前的有關資料，僅能就隨機分組後給予不同深度的電話訪談與諮商，持續進行3個月，結果證實運用此電話訪談的方式能改善精神分裂症病人的病情趨於穩定。

（三）隨機臨床試驗

欲了解實施出院健康指導能否有效降低產後憂鬱的嚴重程度(Ho, et al., 2009)，研究者假設接受關於產後憂鬱的健康指導後，分別在產後第6週和第3個月時呈現較少的憂鬱症狀；於是自北部一家嬰兒出生率高的醫院中，募集20~35歲自然產出足月嬰兒的產婦為研究對象，隨機分成實驗組100名和控制組100名。為了避免有實驗治療的效應，將一床以上房間之所有產婦歸為同一組，製作一本3頁的健康指導手冊，內容包含產後憂鬱有關的發生率、症狀、原因和處理等訊息，控制組僅接受一般產後教育，而實驗組的產婦拿到產後資訊手冊，加上於產後第2天與主護護士討論產後憂鬱的問題。以一份半結構式問卷收集基本資料和產後憂鬱經驗（包括原因、開始時間、發生期間和影響狀況），於產後第6週和第3個月使用產後憂鬱量表進行

測試，此量表含有簡短的十個題目，在5分鐘內就能回答完成。此量表由一群香港精神科專家所設計，敏感度82%、特異性86%，用在篩選產後憂鬱之病人很有效。隨機臨床試驗需要大量的樣本數為其基本條件，使用設計的方法可為雙組前後測、雙組僅後測等方法，必須遵從實驗設計的三個特性即操縱性、控制性和隨機性進行，而此產後憂鬱之研究，則運用雙組僅後測的方式做比較，結果顯示實驗組產婦在產後第6週和第3個月的憂鬱量表得分顯著低於控制組，說明了產後憂鬱症狀的訊息應納入一般產婦出院衛教的教導內容。

（四）交叉實驗設計

為評估一項改善老年人尿失禁，及強化體能耐力措施之適用性與可行性(Ouslander, et al., 2005)，在一退伍軍人管理照護之家的528名老年人中篩選合適參加者，最後將107名入住管理照護之家的老年人隨機分派至第1組和第2組，實驗分為兩階段進行，即立即訓練和延遲訓練階段；在立即訓練階段時，第1組進行功能性訓練(functional incidental training, FIT)，第2組為控制組，無任何處理；而在延遲訓練階段時則第1組為控制組，無任何處理，第2組進行FIT措施。此FIT措施包含即時排空尿液的訓練，以及增強耐力的運動計畫，例如執行坐和站運動、走路或使用輪椅移動、手臂和腿的抬舉運動等，每天執行3~4回FIT措施，一週做五天，總共進行8週。在兩階段的交換期間執行重複檢測肌力、平衡感、耐力和排尿控制時間。所有研究人員須接受訓練，使用錄影帶教學方式學習，在收集基本資料方面，包含回顧記錄、病人評估、以及與醫生護士的訪談。此實驗設計為典型的兩組交叉設計之實驗方式，在立即訓練階段時，第1組為實驗組接受FIT措施，而第2組為控制組，兩組同時進行重複測量。8週後維持一段時間持續測量肌力、平衡感、耐力和排尿控制時間。再進行延遲處理訓練階段，第1組為控制組，而第2組為實驗組接受FIT措施8週，一樣兩組同時做重複檢測工作，如下圖所示。同一組內的受試者均接受治療措施，同時段兩組也分別為控制組，符合這樣的實驗設計條件必須兩組的基本特徵上依隨機分配原則而成立兩組。此實驗結果說明病人接受FIT措施後立即排尿與上臂運動耐力得到明顯進步，實施FIT措施獲得病人的滿意度高，但多數病人認為被要求做運動的次數太多，以及如廁訓練太頻繁，相對地提供FIT措施的成本也提高將近平常照護的四倍。

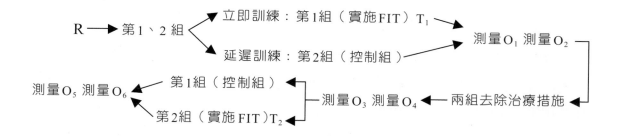

（五）多因子實驗設計

　　研究護士對兒童性虐待之感受(Ko, et al., 2007)，以圖片呈現虐待情況的方式評估1,029名護士對兒童性虐待的感受，以七種虐待情況變項組合成64種圖片反應的多因子實驗設計。基本上每個變項分成兩個群組，只有一項變項分為四個群組，因此共有2×2×2×2×2×2×4=256種圖片，而此實驗選用1/4種類設計，所以採用64種圖片的虐待情況，在圖片中假設兒童性虐待的情境，詢問受試者依據嚴重程度說出自己的反應。為了避免實驗的效應，由電腦隨機自64種圖片中選出16個圖片為一組，給每位受試者反應，以0分（沒有性虐待）至9分（極端嚴重的性虐待）程度反應情況特徵之感受（依變項）。受試者除了反應圖片之外，還須要完成一份問卷，內容包含人口學資料例如年齡、性別、教育程度、目前婚姻狀況、生長的社區環境、養育子女數、工作地點和工作年資，以及對兒童性虐待受害者的接觸經驗和看法。此研究採用七種情況特徵製作64種圖片反應，探討護士對兒童性虐待的感受，屬於一種七個因子的實驗設計，自變項為情況特徵、反應特徵和人口學資料，而依變項為對兒童性虐待事件的嚴重度之感受，0~9分等級，其樣本數需要大量，共有1,029名護士參與研究，總共獲得16,464個等級的圖片反應，經由多元邏輯回歸分析得知護士對兒童性虐待的感受，在七種情況特徵中有六項情況的感受具顯著性意義，並且此感受程度不影響反應特徵，此研究說明了這六項情況特徵為護士對兒童性虐待感受的良好預測指標，作為未來有效處理兒童性虐待的方向指引。

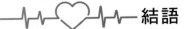 **結語**

　　實驗設計應具有三個基本特性：操縱性、控制性和隨機性，即研究者控制自變項的操縱，設置一控制組比較實驗及控制的狀況，採隨機化分組則兩組研究對象的性質相等，避免出現選樣性偏差。一般在護理、醫學與教育的研究領域中，欲達到實驗的控制條件，在現存的環境執行上是有困難的，研究者宜採取雙盲方式進行，以不告知參與研究的相關人員與受試者有關實驗的處置，進而避免參與的受試者之間相互聯繫而影響行為，即所謂的霍桑效應。影響實驗設計內外在效度的因素很多，需進行研究主題變項的控制，外在因素如研究環境、時間、研究溝通方式的控制，和內在因素的控制以參與研究者特性方面尤其重要，如隨機化、同質性、配對或統計分析等方法的操作，使能控制參與研究者特性之干擾變項。實驗設計的類型很多，在本章提到雙組前後測設計、雙組僅後測設計、隨機臨床試驗、交叉實驗設計，以及多因子實驗設計等五種實驗方式，基本上雙組前後測設計和雙組僅後測設計可適用於小量樣本（每組樣本數至少15人以上）的嚴謹設計；而隨機臨床試驗以及多因子實驗設計，則較適合用於大量樣本數（約百人甚至千人），且實驗分組有時為兩組以上。交叉實驗設計可用在樣本數不多的情況之下，將研究對象隨機分配為兩組，依序分別施予兩種措施在這兩組受試者身上，但必須注意避免一措施與另一措施之間產生交互作用。

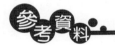 **參考資料**

張淑芳、陳靜敏、陳品玲(2001)・衛生教育介入對於社區婦女在預防骨質疏鬆症知識、健康信念及行為成效之探討・*新台北護理期刊，3*(1)，79-89。

張萃珉、李怡娟(2000)・社會支持介入措施對居家中風個案身心健康之影響─以宜蘭地區為例・*護理研究，8*(4)，423-433。

蔡秀鸞(2007)・實驗及類實驗研究設計・*護理實務─研究與應用*（第163-180頁，初版）・新北市：高立。

Beebe, L. H. (2001). Community nursing support for clients with schizophrenia. *Archives of Psychiatric Nursing, XV*(5), 214-222.

Burns, N., & Grove, S. K. (1997). Clarifying research designs (chapter 7), In Nancy Burns & Susan K. Grove (2nd ed.), *Understanding nursing research*. Philadelphia: W.B. Saunders Co., U.S.A.

Burns, N., & Grove, S. K. (2001). Selecting a research design (chapter 11), In Nancy Burns & Susan K. Grove (4th ed.), *The practice of nursing research-conduct, critique & utilization*. Philadelphia: W.B. Saunders Co., U.S.A.

Cannon, S. (2007). Quantitative research design (chapter 7), In Carol Boswell & Sharon Cannon (1st ed.), *Introduction to nursing research-incorporating evidence-based practice*. Massachusetts: Jones and Bartlett Publishers Inc., U.S.A.

Chlan, L. (1998). Effectiveness of a music therapy intervention on relaxation and anxiety for patients receiving ventilatory assistance. *Heart & Lung, 27*, 169-176.

Franco, P., Seret, N., Van Hees, J. N., Scaillet, S., Vermeulen, F., Groswasser, J., & Kahn, A. (2004). Decreased arousals among healthy infants after short-term sleep deprivation. *Pediatrics, 114*(2), Supplement e192-197.

Ho, S. M., Heh, S. S., Jevitt, C. M., Huang, L. H., Fu, Y. Y., & Wang, L. L. (2009). Effectiveness of a discharge education program in reducing the severity of postpartum depression-A randomized controlled evaluation study. *Patient Education and Counseling, 77*, 68-71.

Ko, C. M., & Koh, C. K. (2007). The influence of abuse situation and respondent background characteristics on Korean nurses' perceptions of child sexual abuse: A fractional factorial design. *International Journal of Nursing Studies, 44*, 1165-1176.

Ouslander, J. G., Griffiths, P., McConnell, E., Riolo, L., & Schnelle, J. (2005). Functional incidental training: Applicability and feasibility in the Veterans Affairs nursing home patient population. *Journal of the American Medical Directors Association, 6*, 121-127.

Polit, D. F., & Beck, C. T. (2004). Designing quantitative studies (chapter 8), In Denise F. Polit & C. T. Beck (7th ed.), *Nursing research-principles and methods*. Philadelphia: Lippincott Williams & Wilkins, U.S.A.

Polit, D. F., Beck, C. T., & Hungler, B. P. (2001). Understanding quantitative research design (chapter 8), In Denise F. Polit, C. T. Beck, B. P. Hungler (5 th ed.), *Essentials of nursing research-methods, appraisal, and utilization*. Philadelphia: Lippincott Williams & Wilkins, U.S.A.

Rosalind, M. P. (2009). Quantitative designs: Using numbers to provide evidence (chapter 6), In Nola A. Schmidt & Janet M., Brown, *Evidence-based practice for nurses: Appraisal and application of research*. Massachusetts: Jones and Bartlett Publishers, U.S.A.

Segond, H., Weiss, D., Sampaio, E. (2007). A proposed tactile vision-substitution system for infants who are blind tested on sighted infants. *Journal of Visual Impairment & Blindness, 101*(1), 32-43.

Sivarajan Froelicher, E., & Christopherson, D. J. (2000). Women's initiative for nonsmoking (WINS) I: Design and methods. *Heart & Lung, 29*, 429-37.

Sivarajan Froelicher, E., & Christopherson, D. J. (2000). Women's initiative for nonsmoking (WINS) II: The intervention. *Heart & Lung, 29*, 438-45.

Sullivan-Bolyai, S. & Grey, M. (2002). Experimental and quasiexperimetal designs (chapter 10), In Geri LoBiondo-Wood & Judith Haber (5th ed.), *Nursing research-methods, critical appraisal, and utilization*. Missouri: Mosby Inc., U.S.A.

研究實務篇

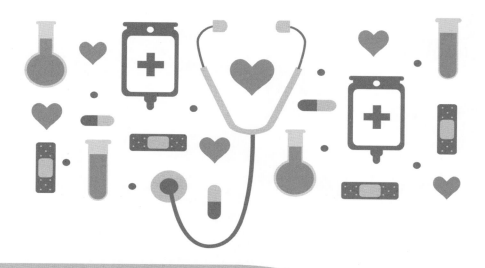

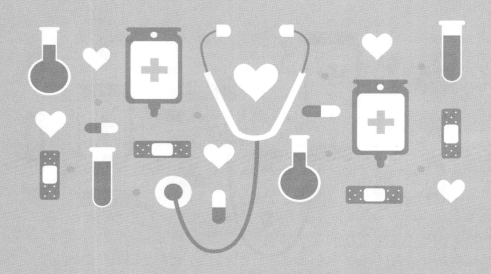

CHAPTER

林夷真、周雪靜｜編著

13 · 質性研究

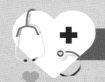

讀完本章後，讀者應能夠：

1. 了解「現象學」研究對護理專業的重要性。

2. 了解「現象學」的學派。

3. 描述「現象學」的哲學內涵。

4. 說出「現象學」的研究原則。

5. 確認「現象學」的研究步驟。

6. 了解「紮根理論」的方法學。

7. 陳述「紮根理論」方法學的研究主題、研究問題及研究目的。

8. 說出文獻探討於「紮根理論」方法學的角色。

9. 解釋「紮根理論」方法學的研究設計及方法。

10. 闡述「紮根理論」方法學的哲思理念。

11. 了解「紮根理論」方法學中研究嚴謹度之議題。

12. 明白「紮根理論」研究法中研究結果的撰寫方式。

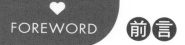

在描述性研究法中的質性研究(qualitative research)，可以處理量性研究中較困難處理的議題，例如對於研究對象做整體性的了解與剖析；參與者對現象或行動所賦予的意義或詮釋；及對於整體社會文化脈絡的完整闡明及考量（齊、林，2005）。質性研究旨在了解人類對現象、相關活動或互動的主觀經驗。Clifford Geertz發展厚實描述(thick description)一詞，以便在文化脈絡下闡述人類行為(Flick, Kardoff, & Steinke, 2004)。Tricia Wang提出厚實數據(thick data)是大數據(big data)的相反，如情緒、故事、世界觀等厚實的內涵很難以量化；只依靠電腦分析大數據會流失以人為脈絡的厚實內涵(Sloan & Quan-Haase, 2017)。Creswell & Poth (2018)提出質性研究特色包含：在自然情境下的設計；資料收集以研究者為主要的研究工具；涉及運用多重方法；涉及在歸納及演繹間複雜推理的進行；聚焦於參與者的多重觀點及意義；定位於脈絡中或參與者的情境或情境中；涉及一種浮現出(emergent)及發展出(evolving)的設計；為研究者背景影響的反映及解釋；展現一個完整及複雜的圖相。

質性研究過程有八個階段：確認廣泛的假設及確立哪種詮釋立場；決定是否運用文獻查證辯證研究問題／主題；草擬開放性研究問題為探索方向；收集各類資料來源；運用統整歸納及演繹性策略以分析資料；討論研究發現及與其他研究發現比較；使用驗證策略(Creswell & Poth, 2018)。質性研究資料的收集方法可藉由訪談、觀察、焦點團體討論或文獻資料收集等方法進行。質性研究常見的類型包含：民族誌學(ethnography)、田野研究(field study)、詮釋學(hermeneutics)、現象學(phenomenology)、紮根理論(grounded theory)研究法。

以下簡介各類型質性研究的定義、資料收集及分析的方法：

1. 民族誌學：乃在文化與民俗的脈絡下探索真相及意義的系統。目的是從探求人類經驗及行為之異同處，找出文化的規則與理論。資料分析聚焦所研究範圍中相同文化的群體，採理論性抽樣為主，可以採文獻收集、會談法、參與性觀察法或筆記撰寫等進行資料收集，資料收集與資料分析同時進行，能描述及解釋群體共有的文化型態。

2. 田野研究：從融入一個社群或異文化中，了解該社會文化的結構，以觀察法、訪談收集資料，並以當地人的觀點，記錄所經歷的事件，避免觀察者效應或是過度理論化或過於理想化，以學習他們的語言、民俗、和他們的社會結構等過程。資料分析聚焦所研究範圍中相同文化的群體或社群，資料分析以歸納分析法為主。

3. 詮釋學：乃針對生活世界的行動與事件，在整體情境脈絡下，進行了解與闡述。強調詮釋循環，即對於「部分」的了解會被「整體」的意義所引導，而對於「整體」的體會亦受「部分」的體認所影響；資料分析聚焦所研究範圍中相同經驗的個體，資料收集以訪談法為主。

4. 現象學：乃有系統地探討過去生活經驗之主觀意義，展現其現象本質或組成，重要的是了解現象背後生活事件的預設；資料分析聚焦所研究範圍中相同經驗的個體，資料收集以會談法為主。描述出一個現象經驗的要素。

5. 紮根理論研究法：乃指一套有系統的資料收集與分析。資料分析聚焦所研究範圍中涉及許多個體的過程、行動或互動。資料收集以會談法及觀察法為主；資料分析以歸納為主，由資料中建構出理論以解釋複雜現象；以採取理論性抽樣為主；資料收集與資料分析同時進行。發展出一個值基於該脈絡資料中的理論。

　　研究者從事質性資料分析不是單一線性方式進行，而是螺旋式來回於分析過程中，可分為五大螺旋式資料分析的活動及14項分析策略(Creswell & Poth, 2018)。

1. 管理及組織資料：(1)準備檔案化及單元化；(2)確認安全地存放檔案；(3)選擇分析的模式。

2. 閱讀及備忘記錄浮現的想法：(1)當閱讀時記筆記；(2)描繪反思性思考；(3)摘錄現場記錄。

3. 編碼(codes)的描述及歸類，併入主題(themes)：(1)運作於文字間；(2)確認編碼；(3)分析編碼；(4)歸類編碼於不同主題。

4. 發展及評估詮釋：(1)找出類別(categories)／主題(themes)／族群(families)的相關性；(2)將相關性類別／主題／族群以文字描繪出分析性架構。

5. 資料的發表及視覺化：(1)建立論點；(2)展示及報告資料。

人類的主觀經驗及社會現象具高度複雜性，因此評值質性研究的價值與量化研究的標準不同，一般稱為研究的信賴度(trustworthiness)或嚴謹度(rigor)。評值質性研究的價值常用的標準有確實性(credibility)、可轉換性(transferability)、檢核性(audit ability)、契合性(fittingness)及確認性(confirmability)(Annells, 2003; Byrne, 2001; Cutcliffe & McKenna, 1999; Wolf, 2003)。

1. 確實性：指研究者在錯綜複雜的情境脈絡中，所收集有關研究對象相關資料的真實性或確實性。可透過與研究對象持續互動中的關係建立來增強，獲得證確資料；並可以撰寫備忘記錄，避免資料疏漏，增進研究資料之確實性。

2. 可轉換性：指研究結果的廣泛應用性及推廣性。質性研究常針對特定的群體對象，有其特殊的時空及情境脈絡，因此讓收案資料的變異性越大就越能有廣泛應用性及轉換性。可以在收案條件下選取異質性參與者，如不同年齡層、教育程度、性別等。

3. 檢核性：指研究過程及結果經過嚴密的查核過程，可充分了解研究的結果。查核資料可包含研究者的備忘記錄、反思日記及相關文件等。

4. 契合性：指研究的結果契合於該研究中「特定的群體對象」、「所選擇的特定時空」及「所在特定的情境脈絡」。藉由豐富厚實的描述及反思日記撰寫可增進研究之契合性。

5. 確認性：指研究者是否可以以中立立場呈現研究資料最真實的本質。Daly及Chang (2003)指出當研究之「確實性」、「檢核性」及「契合性」被建立後，即可達所謂之「確認性」。即將訪談紀錄、反思日記、備忘記錄及相關文件等資料與研究結果交互檢核，並審核研究者與參與者表達一致。

進行質性研究時，若想達成較佳的信賴度或嚴謹度的各項標準，很重要的工具是反思日記(the reflexive journal)的撰寫。反思性(reflexity)乃指著重於研究者對於相關情境中人或事的主觀性。透過剖析研究者所影響全部研究過程的立場及注重點，可以增加研究的品質(Primeau, 2003)。Breuer及Roth (2003)強調所有研究者要能有內在性的覺察及反思過程。因此研究過程中的所有行動與互動皆有助於研究產出的正向了解。反思日記的撰寫可以增加質性研究的價值之建立，如確實性、可轉換性、檢核性、契合性及確認性。

　　質性研究的步驟包含確立研究問題、訂定研究目的、進行文獻查證、選擇適當的質性研究方法、確認參與者的條件、選擇抽樣的方式、決定資料收集的策略、資料的轉錄及轉譯、資料的分析與解釋、報告的撰寫、評值研究過程及研究倫理考量等。研究者必先確立有興趣研究的主題及目的，然後再選擇合適的方法學進行資料的收集與分析。本章主要以現象學及紮根理論研究法兩種方法學來詳細說明質性研究的歷程。建議初學質性研究者，若能尋得一位有經驗的研究者協助與諮商，可以增加研究過程的信心及獲得研究的成功經驗。

 ## 13-1 　現象學研究法

一、現象學研究法的簡介

　　當今社會凡事講求證據，醫護界更是推崇實證主義，現象學之父胡塞爾(Hussel)曾強調「現象學是實質的實證主義(genuine positivism)」。他相信知識是經由經驗而來。因此，要了解一件事情的真相，必須先了解事件經歷者的經驗（楊，2008）。

　　現象學(phenomenology)是由"Phenomenon"及"logos"兩字根所組成，前者含意為「現象以本身的面貌呈現它自己」；而後者代表「話語」，其中意義為透過話語讓事物本身的現象能夠完整呈現。現象學之目的在探討人類經驗的意義。當研究的主要目的是了解個人的經驗時，這方法是最佳選擇。在護理學的應用上，現象學可對護病互動中的病人經驗做深度探究，以協助專業人員發覺病人經驗之觀點及需要（黃，2006）。就台灣護理研究而論，胡塞爾的現象學研究已由穆(1996)做過簡介，並由黃(2006)剖析其在護理研究中之應用。本文所討論的現象學是以胡塞爾提出以本質結構為導向之描述性現象學為主，並以「好護士」研究作為研究實務上的舉例。

（一）現象學研究法的學派

　　根據黃(2006)依現象學核心概念之不同所作的整理，將其歸為三類，一是以胡塞爾(Edmund Husserl, 1857~1983)概念為主導的「描述性現象學」，又稱為直觀現

象學，代表者有Giorgi、Colazzi及van Kaam；最注重於客觀性的描述以獲得現象知識；二是以海德格(Martin Heidegger, 1889~1976)概念為主的「詮釋性現象學」，其目的在發掘深藏於現象背後的意義；三是綜合前兩者特點之「荷蘭學派現象學」，此學派的Van Maneu認同胡塞爾著重於意識層面的研究，並表示意識層面是了解人及其世界的唯一途徑；也認同社會文化及歷史傳統賦予人的意義，因而詮釋是可以全然擷取整個生活的經驗。他認為現象學的描述就是一種詮釋，故合併描述及詮釋兩者。

（二）「描述性現象學」的哲學內涵

根據黃(2006)對胡塞爾之科學性哲學所提出的論述，歸納出主要內涵為三點：(1)沒有預設立場的哲學才是真正的哲學，所以經驗的本身才是證據的顯示。經驗表現就是一種意向性(intentionality)，意識到或經驗到人、事、物這些客體，並且也包含對這些客體的了解；(2)人類的經驗有必要性的結構，就是本質。而對本質的洞察就是直觀直覺，此種直覺可擷取客體的內涵及組織型態；(3)「存而不論(epoche)」及「置入括弧(bracketing)」的概念，就是指研究者於研究時要先棄置自己原有信念的一種方式，以便將複雜的現象還原至現象本身的基本元素。也就是在整個研究過程中，強調以初學者的態度來了解想探求的現象。

（三）現象學研究法的原則

現象學研究的原則就是「還原方法」的研究法則。因此在研究中，研究者對於想探求的現象所持有的「原有」的判斷、見解及相關之理論觀點或研究結果，皆須「置入括弧」或「存而不論」，因此才能客觀、真正的探究出受訪者或參與者在意識層面的真正事物。所以身為一位現象學研究者，本身就是研究工具。同理心是真正能進入參與者所描述的情境中所必備的知識與能力。能擁有自我察覺及洞察的能力，以及具有一顆善體人意的心更是重要的關鍵點（穆，1996）。

二、現象學研究法的步驟及案例分析

（一）研究問題與目的

　　研究問題指的是值得關注的護理知識的缺失，經由發問及文獻查證可以產生研究問題；而研究目的是對研究目標給予清楚及簡潔的陳述，它經常含括變數、族群和研究地點(Burns & Grove, 2001/2002)。研究問題及研究目的需反應出為何選用現象學研究法，及其研究結果對護理知識與實務上之重要貢獻（穆，2000）。以筆者於2007年探究癌症病人的「好護士」觀點之研究為例：

　　對護士而言，「我是一個好護士嗎？」是一個隨時隨地宜自我反思的問題。尤其當民國84年實施全民健保後，護理人員與病患的比例降低；病患住院時間縮短；加上外籍看護工的大量進用等。這些因素對護理品質有什麼衝擊？又台灣護理長期受歐美的知識及價值觀所影響，蘊育出的護理人員是否能滿足病患對好護士的需求，令人質疑。病患是護理人員的直接服務對象，由病患來定義「好護士」是必然探尋方向。惡性腫瘤一直是國人十大死因之首，患者所面對的苦難是生命經驗中最痛苦的時刻，是應該首先被探討的群體。筆者以「癌症病患」、「癌症病人」、「癌症患者」作為關鍵詞或篇名，搜尋1970至2007之中華民國論文索引中www版，共有236篇論及癌症病人之相關文章，無一篇提及與護士特質相關的文獻報告。因此，提出研究問題如下：

1. 以癌症病人的觀點而言，具有怎樣的特質才是「好護士」？

2. 什麼樣的文化及社會因素深深影響著病人對「好護士」的看法？

3. 「好護士」給病人的衝擊為何？

　　基於以上的反思及整理，筆者希望藉由對上述三個問題進行本質及意義上之探索。台灣尚未有癌症病人對「好護士」的觀點論著，故本研究採用現象學研究法。該方法可用來探討個人生活經驗的本質意義或基本結構，常用於新主題之探究或曾被探討過的主題中仍需要注入新觀點之研究（黃，2006）。

此研究的研究目的為：

1. 呈現以癌症病人觀點的「好護士」之本質結構。
2. 釐清文化及社會因素影響病人對於「好護士」的看法。
3. 描述「好護士」給病人的衝擊為何。

（二）文獻查證

基於現象學「存而不論」的觀點，研究者不應有預設的立場，所以不主張將所要研究的相關概念於研究前作理論上的定義。然而研究者仍可藉由文獻查證對所研究現象的相關知識作整體性的探討，有助於了解此研究現象在知識領域中的定位，也讓讀者了解現況。以筆者「好護士」研究為例，其文獻查證的範疇及理由說明如下表13-1：

⊕ 表13-1　以「好護士」研究為例，文獻查證的範疇及理由

文獻查證的範疇	理　由
癌症病患的處境與醫病關係	研究對象是癌症患者，所以需探討其患病之後，在治病過程中之處境為何？
西方的「好護士」特質 東方的「好護士」特質	由於生活經驗的意義因文化的差異而有別，所以需做東西方價值觀之比較。
台灣的「好護士」相關研究	台灣是本研究探討的區域，故單獨提出來描述。

（三）研究方法

研究者本身需對現象學的理念及原則有確實的了解。於文中則需簡介所採用的現象學研究法之理論背景或原則，並說明其步驟。以「好護士」研究為例，研究者選擇van Kaam在1969年提出的心理現象學研究法(psycho phenol menology)研究「好護士」，乃因優點在於能將含蓄的、暗示性的或不明確的現象，但已被受訪者知覺到的行為明確地描述出來，且能尋找出經驗的本質(Pang et al., 2004)。包括六步驟：列出和描述初步分類群、歸納出明確的描述術語、去除不在現象中的成分、確認假設性的描述、將假設性的描述驗證於新的個案、確認出有效性的假設等來分析所收集到的資料。

訪談內容撰寫成逐字稿後，先將「好護士」相關的陳述做初步歸納列表。本研究以Excel檔列表整理。由作者中的三位研究人員反覆討論，將受訪者陳述之「好護士」特質萃取出來，同時去除無關的陳述內容；再從這些「好護士」特質辨識出其更上一層之「本質屬性」；然後將此「本質屬性」套回原始資料中，逐項檢查其真實性；確認出最後切合陳述經驗的結構性定義。

個案來源

為了考量所訪談的內容是否涵蓋了所要研究現象之整體性，研究者需說明參與者的來源及所設定的選案標準或原則。參與者的數量決定於所收集的資料經過分析後已經沒有新的主題出現為止，即所謂的已達飽和狀態(saturation)。以「好護士」研究為例，參與者的來源、選案標準及數量如下：

本研究以癌症病患作為研究對象，係考量癌症病患必然已經與護理人員有充分的接觸，同此對「好護士」有相當程度的看法或觀點。收案條件為：(1)40~65歲；(2)已知本身病情並至少接受過一個療程的癌症患者；(3)有能力以交談方式溝通；(4)同意接受錄音訪談者。尋求合乎取樣條件之癌症患者為訪談對象，直到資料分析達飽和為止。

收集資料的情境

現象學的主題多在探討人們的親身經歷及對生活經驗的主觀感受與想法。因此，受訪者的自主性、隱私性及所有權利皆需受到高度尊重，此為倫理的考量。以「好護士」的研究設計為例，受訪者必須是當下不住院的居家患者，或者是已經出院者，但絕不可以是正在住院的期間受訪。以防止受訪者在住院期間身體過於衰弱不宜接受訪談；又正處於有護病關係的情境中，此主題的訪談會帶來受評論護士的壓力，恐怕傷及病護關係。

本研究在取得某醫學大學的醫學倫理委員會同意後，訪談者與受訪者經由介紹人取得聯絡方式後，第一次接觸以聊天式「交談」，讓受訪者認識訪談員並給予說明研究目的、訪談指引與同意書；取得同意書後，由受訪者決定正式訪談時間和地點。第二次接觸時，訪談過程中訪談者應隨時表達同理，以開放、不加入個人意見、鼓勵表達及澄清的傾聽態度，使受訪者在較沒有心理壓力之下能持續及完整的陳述，並可深入表達出心中的想法。

資料的收集及處理

　　資料可以用不同的方式來收集，如觀察、訪談、錄影及個案自我描述書寫。現象學是一種回溯性的研究，以訪談為例，可採用半結構式訪談指引，其目的在完整的捕捉所研究的現象，並協助受訪者訴說其整體的經驗。以「好護士」研究為例，於正式訪談前，事先給予受訪者訪談指引，使其事先有所準備，更有助於正式訪談時的順利進行。以下簡單呈現出筆者「好護士」研究的訪談指引之部分內容。

- *請您回憶一下讓您想到「好護士」的事件，請您盡可能的將這個事件描述完整，讓我們知道您的想法，對整個事件的看法與感受。*
- *是什麼事讓您覺得這位護士是一位好護士？*
- *請您告訴我，您對這件事的感受是什麼?*
- *您為什麼會有這種感受?*

　　為了要忠實的記錄訪談內容，訪談過程中，錄音是必要的；最好準備傳統式錄音機及錄音筆一起使用，以方便做逐字稿的謄寫，及預防其中任何一個有失誤。訪談中隨時摘記一下受訪者的非語言行為、記下要澄清的問題，及研究者（或訪談員）自身的感受與想法等，有助於提高將來分析資料的嚴謹度，而於訪談錄音開始前應事先說明以示尊重受訪者。

（四）資料分析

資料分析過程

　　在這個步驟，研究者需根據研究問題來分析資料，同時運用「還原方法」的研究法則，清楚的描述分析的過程，以「好護士」研究為例，分析過程乃依據van Kaam在1969年提出的心理現象學研究法，包括六步驟：(1)列出和描述初步分類群。例如：初步列出「好護士」的特質及其帶來的衝擊兩類別；(2)歸納出明確的描述術語，並需由專家共同判定同意。例如：萃取出第一位受訪者的「好護士」描述是：「好護士」就是衛教、有專業知識、敬業精神、以病人為出發點、鼓勵病人，主動關懷病人及家屬的需求，並盡力滿足個案的需求，耐心、愛心、細心、幽默、親切，令人沒壓力、人性化，給病人心靈上的安慰，像妹妹。第二位受訪者的「好護士」描述是：態度真誠，具專業知識，面帶微笑，動作輕柔，令人有安全感，給

人幫助、快樂、希望，像朋友一樣可以說內心話（肉麻話）。將兩者歸納出「好護士」就是具專業素養、具正向特質，像家人。每篇逐字稿都經過如此的陳述萃取及歸納。同時進行步驟三：(3)去除不在現象中的成分。例如：受訪者會論及「好醫師」，則先給予去除；(4)確認假設性的描述。例如：在歸納過程中行至第八篇逐字稿，曾經有此假設：「好護士」就是「懷有『視病猶親』的態度」、「盡專業本分照顧『人』」；(5)將假設性的描述驗證於新的個案，然後修正之。例如：「懷有『視病猶親』的態度」、「盡專業本分照顧『人』」一直驗證到第九位受訪者，無法涵蓋受訪者因感動於「好護士」無私的愛而促使她將自己的病拿來警惕親朋好友注意健康的活教材的現象，於是再修正，增加了「促使患者生命成長」這項本質；(6)確認出有效性的假設。當成功的實踐先前的步驟，且將假設性描述套回原始資料中，逐項檢查其真實性，終究當產生一個符合所有個案的確認的結構性定義。在分析過程中，此六大步驟是反覆的進行。

van Kaam建議分類需由一群專家來確認所有分類及假設，本研究小組除了筆者外，尚有兩位質性研究專家—陳淑月副教授與蔡小瑛助理教授一起討論。假設需一直測試於新的樣本，直至沒有新的分類產生為止(Burns, N., & Grove, S. K, 2001/2002)。

🔍 研究的可信賴度或嚴謹度

有關「好護士」研究的信賴度或嚴謹度乃依確實性、可轉換性、檢核性、確認性等逐項探討。

1. 確實性（即真實性）

筆者是教授緩和護理學多年的教師，也有多年照顧癌症病人的臨床經驗，較能了解情境的脈絡，可以減少曲解病人的表達。受過田野研究法會談、記錄、分析訓練及受過同理心與溝通訓練，有助於此研究之資料收集與分析的能力。在正式訪談之前，先與受訪者見面，讓受訪者了解研究者與介紹人的關係，詳述研究目的，讓受訪者隨意談及整個發病過程、對研究提問等，給予傾聽，再約定正式訪談時間，增加與受訪者相處的時間及持續觀察，建立良好的關係，以取得信任。也應用了同儕辯證(peer briefing)，做了詳實的書面記錄以作為研究解釋時的參考。訪談過程全程錄音，配合訪談時所做筆記，將訪談內容、互動、觀察所得以及筆者個人反思

等完整記錄，於訪談後盡速將錄音帶轉譯成逐字稿，以作為文本再驗證時的參照資料。以上方法皆讓資料的可信性及真實性大為提高。

2. 可轉換性（即契合性、應用性）

運用訪談指引引導受訪者說出經歷「好護士」的照護事件，並對其陳述加以探究，以獲得深入的陳述。本研究之貢獻在於可做為台灣「好護士」議題的參考資料，並作為與國外「好護士」相關研究比較之基礎。

3. 檢核性（即可靠性、可信賴性、一致性）

筆者將訪談內容配合筆記，謹慎的將受訪者訪談內容逐句檢視。採同一評量者及不同評量者的內在一致性，來提高研究結果的可靠性。筆者從閱讀謄本到形成主題的過程，在不同的時間點進行了三次，並將三次結果作比較，以達同一評量者的內在一致性。抽取五個受訪者的全部文本，請兩位從事質性研究多年的學者加以分析，再將其結果與筆者的結果加以比較，以達不同評量者的內在一致性。

4. 確認性（即原質性、中立性）

訪談過程中，筆者隨時覺察維持「存而不論」的客觀性，而受訪者的語言與非語言描述內容有含糊之處，即請個案澄清及確認，以防止筆者主觀資料之介入，使訪談內容能呈現受訪者經驗原貌。在轉譯錄音帶時，若出現模糊語句或疑問時，則立即以電話詢問受訪者，做進一步的確認。於分析後將假設性的本質結構與原逐字稿核對，以檢核其原質性。

（五）結果的呈現

此步驟須清楚地描述出所發現的意義、中心主題及整體的本質結構，並逐項列舉訪談內容以茲證明，因此可以與現存的理論或研究做比較及討論（穆，1996）。以「好護士」研究為例，其資料分析結果發現癌症病人的「好護士」觀點有三大主題為：「懷有『視病猶親』的態度」、「盡專業本分照顧『人』」及「促使患者生命成長」。而在每個主題舉例之前，應先陳述一下主題的意義，例如「懷有『視病猶親』的態度」的意義陳述如下：

懷有「視病猶親」的態度意指護理人員在照顧病人時不僅看到了患者身上的「病」，更看到了「人」的部分，能展現其正向的個人特質真誠對待病患並維護病

患的人性尊嚴，使病患感受到被「視病猶親」的感動，進而感到溫暖。受訪者所敘說的內容包括了視病「猶親」、「猶友」和「猶己」。

緊接著便是舉訪談內容為例以茲證明，文中舉例如下：

例如：一直覺得住院很煩的個案K感受到「視病猶親」，她說：「…她（指護理人員）會說『阿嬤吃藥了』，我就說：『不要啦！不要啦！來妳們這裡整天都在吃藥打針』（撒嬌口吻），『妳（指個案K）就是身體不好才要吃藥啊！吃藥對妳身體會有幫助。』她（指護理人員）會幫你倒水，我說：『不用！我自己來！』，『不行！我要看妳吃下去。』她倒水的時候就說：『妳都沒有熱水喔！都是喝冷的開水喔？！』我說：『冷的就好了阿！』，她說：『不要啦！來！我去幫妳裝個熱水。』…每天吃藥真的很煩，她會給妳拍一拍安慰一下說：『吃藥以後才會比較舒服，病情也才會進步。』…把我們當成自己的父母親一樣。會覺得說社會上還是溫暖的…」。

（六）結 論

現象學家將「人」與「環境」視為一個整體。世界是由自己所形成的，自己也被其所塑造。現象學研究法基於此現象學的哲學基礎來解釋人、環境、健康及護理之間的關係。其運用歸納分析及描述方式，在沒有預設及批判的「存而不論」之自我洞察下，調查呈現在意識層面的某具體經驗之本質。是作為護理措施及增進病護關係的重要參考資料。其結果不但可支持一些已存在的理論，也可發展新的護理概念，及展現護理概念的屬性（穆，1996；Burns & Grove, 2001/2002）。

而在研究中的結論書寫就是將研究的目的、結果作整體的摘要及總結，並提出建議與限制。以「好護士」研究為例：

本研究採現象學研究法深度訪談16位癌症病患，發現其心目中的「好護士」是懷有「視病猶親」的態度，能盡專業本分照顧「人」，進而使患者生命成長的人；易言之，「好護士」是能以「不忍人之心」的美德來照顧病患的「好」人。依據本研究發現提出以下幾點建議：

教育方面：要培養一位好的護理人員，除了慎選學生之外，護理教師更要負起培育的責任。首先，護理教師的身教很重要，教師本身應具備「視病猶親」的態

度，能盡專業本分照顧「人」，以及能使患者生命成長的能力。在教學策略上，可採用「模擬病人」或「說故事」等方式，使學生能被感動，植入學生未來成為好護理人員的種苗。

 ## 13-2 | 紮根理論研究法

一、紮根理論研究法的簡介

紮根理論研究法首創於1967年美國學者Barney G. Glasser及Anselm L. Straus，成為理論發展中一種具有獨特的分析程序，及研究策略之質性資料收集、分析系統。紮根理論研究法分兩派學門：Glaserian及Straussian模式。兩種模式皆主張紮根理論研究法乃尋求一個解釋的過程及探求一個核心類別。Glaserian模式以實證主義(positivist)的哲思立場，對於探求的議題採邏輯及系統性歸納方式。代表Glaserian模式的Glaser (1992)指出當收集資料時不能事先決定研究問題，訪談時必須詢問中立的問題；研究者對於收集到的資料應盡可能減少先有的概念，因此嚴格限制閱讀相關文獻資料；理論敏覺度則來自資料中產生的概念，並依照普通的理論模式來產生連結；研究者的背景僅能協助維持敏覺度，但不能誤導資料的分析過程。相反的，Straussian模式乃對於探求的經驗性議題之過程、行動及意義，採用實用主義(pragmatism)的立場。紮根理論研究法要能成功建立理論，需透過描述、概念的排序及詮釋的程度，將這些建構為具有邏輯、系統及解釋性的體系(Strauss & Corbin, 1998)。Straussian模式主張「文獻查證」是一個很有用的分析工具，可以促成概念的形成。Straussian模式的資料分析的方式包含了以下幾項重要要項：理論敏覺力(theoretical sensitivity)、持續性比較分析(constant comparative analysis)、理論抽樣(theoretical sampling)、譯碼(coding)、典範(the paradigm)、故事線(storyline)撰寫、圖表(diagrams)製作、條件矩陣(conditional matrix)、理論飽和(theoretical saturation)、備註(memos)撰寫、確認核心概念及一個具解釋力的理論等。以上每種分析方法將於紮根理論研究法的實例中仔細描述與討論。

二、紮根理論研究法的實例

筆者2007年採用紮根理論研究法進行「失能老人的生活品質」的研究為例，詳細闡述Straussian模式之紮根理論研究法的過程及實際執行方法。依下列順序分別論述：研究主題、研究問題、研究目的、關鍵字、文獻探討、研究方法及研究結果。

（一）研究主題

本研究最後呈現之主題為「失能老人尋求維護生活品質之過程」。但於研究之初至研究理論形成前，研究主題暫定為「失能老人於既有的安置狀態下，與生活品質相關的議題為何？」。直到研究分析逐漸形成核心概念時，即確立出最終之研究主題，即「失能老人尋求維護生活品質之過程」。

（二）研究問題

紮根理論研究法之研究問題，剛開始時傾向採用普通性的問題研究，如本研究之「以失能老人的觀點而言，當需要接受照護時，所謂的生活品質是什麼?」經由不斷分析逐漸形成參與者之主要關注焦點時，才將研究問題修正為主要關注點，即「以失能老人的觀點而言，當需要接受照護時，尋求維護生活品質之過程是什麼？如何維護生活品質？」產生對此研究問題的探索，乃因研究者多年於社區或機構中接觸許多失能老人，發現失能老人在既有的照護下，有許多無奈及抱怨，引發研究者想以失能老人的主觀立場來了解失能後所謂生活品質的議題。藉此探索可以以失能老人的立場，提供適切的照護。

（三）研究目的

本研究目的旨在建立一個以失能老人的觀點為主之生活品質相關議題及主要過程的實質性紮根理論，以提供在台灣區域及文化脈絡下，老人照護之生活品質相關的評估、措施及評值。

（四）關鍵字

本研究相關之關鍵字包含老人、失能、生活品質、主觀性、維護過程。

（五）文獻探討

　　大多數研究之文獻探討在資料收集及分析前完成，以便對研究焦點提出解釋，以及選擇一個合適的概念架構。然而，文獻探討在紮根理論研究法中則有不同目的。以Straussian 模式而言，強調文獻探討可以促成對意義的理論敏覺力而不會對資料上勉強解釋(McCallin, 2003)。以建構論及紮根理論家的立場而言，筆者一開始即依研究主題的方向做文獻探討，用以確立相關知識所欠缺之處，以及形成初階暫時性的研究問題。接著，於進行研究分析過程中，筆者為了促成理論敏覺力，依分析內涵而做了相關的文獻探討。然而，筆者於理論建構完成後，做了周延且詳細的文獻探討，藉由對照比較本研究結果與既有的知識體系，以確保此理論植基於當今的知識體系中。本研究的初始文獻探討共分四大主題探討：失能老人、生活品質、生活品質的測量及老人的生活品質等。「失能老人」部分探討生命歷程的觀點、失能老人的特質、成功老化、護理研究中失能老人相關議題等。「生活品質」部分則涵蓋生活品質的成分、生活品質的動力性及調適性過程。「生活品質的測量」部分討論了既有發展出來的測量量表中有關生活品質的範疇。最後，「老人的生活品質」部分則探討政策面議題、老人的生活品質之組成、影響老人生活品質之因子、失能老人生活品質之相關性研究。

（六）研究方法

　　以下之研究方法乃陳述研究設計、哲思理念、時間規劃、倫理考量、參與者篩選、資料收集、資料分析及研究的信賴度或嚴謹度等議題。

研究設計

　　質性研究設計必須先確立研究者有興趣研究的主題及目的，配合研究者採用的哲思理念，然後再選擇合適的方法學進行資料的收集與分析。本研究的設計採紮根理論研究法，發展「與失能老人的生活品質」相關議題之實質性理論。本研究採用Straussian模式之紮根理論研究法，其中最基本的六項元素進行整個研究過程：理論抽樣、持續性比較分析、理論敏覺力、備註撰寫、確認核心概念及一個具解釋力的理論(Annells, 2003)。

哲思理念

Guba及Lincoln(1994)建議在選擇研究方法與設計之前，必須先了解該方法學相關的本體論、認識論及方法論，以區辦出「研究的典範」。首先，研究者需回答本體論的問題：「真相」的形式及本質是什麼？關於真相，可以了解什麼？然後，研究者需要接著回答認識論的問題：什麼是研究者及被研究者關係的本質？可以了解些什麼？最後，研究者需回答方法論的問題：研究者如何探求出他或她相信可以被了解的部分。根據Guba及Lincoln(2000)將基本的「研究典範」區分五派：實證主義、後實證主義、批判理論、建構論及參與性研究等。建構論學派強調「相對性的真相」是多重性的、可被理解的、有時會與社會真相衝突，具有可以建構的特性並且可以改變的；另外，強調知識是建立於研究者及參與者間的互動(Guba & Lincoln, 1994)；方法學上主要經由運用詮釋技巧及辨證的交替的比較及對比，萃取一個達成共識之建構的詮釋。由於建構論學派之「研究典範」較能符合筆者的哲思理念，故本研究採取此派立場進行研究。方法學上則以紮根理論研究法中Straussian模式來達成理論的建構。

時間規劃

研究的時間規劃端賴多重因素決定研究時間的長短。本研究屬於博士論文，研究計畫撰寫及倫理委員會審議進行8個月；資料收集與分析約12個月；論文撰寫約為10萬字，費時15個月。

倫理考量

本研究經由某大學倫理委員會審核通過。保障參與者的自我決定權、匿名保護權、資料的保密及問題查詢權。

參與者篩選

本研究的樣本為台灣某都會區，居住於社區中機構或家庭的失能老人之生活品質相關的事例或狀況。失能老人的定義為大於65歲，有一種或一種以上的慢性病，需要他人協助日常生活活動且無法獨立生活者。

資料收集

　　資料收集採「理論抽樣」，乃指以理論發展及資料分析為導向的選樣，根據如此，目的式的理論選樣，可以使資料內容達成最大變異性。「理論選樣」乃由每一事例或狀況逐漸堆疊而成，並非決定於選樣人數。樣本之選定乃植基先前的資料收集與分析。因此，樣本數的大小無法事先決定，必須達到「理論飽和」為止，即資料的收集所有類別均達飽和，沒有更新的資料呈現，類別的發展應具有足夠的資料與精確性。本研究最初的資料收集乃訪談一位住於某長期照顧機構的失能老人，經由此次訪談的資料分析其有關失能老人之生活品質相關的事例或狀況。再依此基礎，確認出可以增加變異的事例或狀況，來選擇下一個失能老人，一直到最後理論發展完成為止。本研究達到理論飽和點時，共訪談了28位失能老人。

資料分析

　　本研究的資料分析主要應用以下分析技巧，以發展一個實質性紮根理論。分析技巧有持續性比較分析、理論敏覺力及備註撰寫等。同時，也採用Strauss及Corbin(1990, 1998)的典範模式及條件／結果矩陣等分析技巧。

1. **持續性比較分析**：以持續性比較分析連結各原始資料經過譯碼後的關係，可以有系統地產生出一實質性理論。持續性比較分析包括於每項類別中比較每一個事例／狀況，統整類別及屬性，界定理論及撰寫理論(Strauss & Corbin, 1967)。筆者運用持續性比較分析於整個分析過程，作為理論抽樣的指引及發展出一個豐富具解釋力的綱要。

2. **敏覺力**：當收集、分析及編譯資料時，Glaser(1978)提出幾個問題可以協助研究者維持理論敏覺力：研究的資料是什麼？這事例是指向哪個類別？資料中實際發生了什麼？問題經歷什麼樣的社會心理過程或社會結構過程？從問題及過程裡了解了什麼？當理論編碼形成時，這些問題可以協助決定實質的方向及產生核心類別。筆者於研究過程中，將研究焦點及編譯資料後的重要類別，標示在明顯的地方，當新的一個事例出現時，則不斷地檢視以上問題，於是逐漸指引形成一個主要核心類別，即「失能老人尋求維護生活品質之過程」。

3. **譯碼**：指將研究的初始資料粹取其中有意義的意涵及概念。本研究對於資料的譯碼採用Straussian模式，分為開放譯碼(open coding)、主軸譯碼(axial coding)及選擇譯碼(selective coding)。

(1) 開放譯碼乃將資料分解成小片段，仔細檢視，比較其中相似與不同之處，經此種譯碼過程可確認出資料中的概念(concepts)、類別(categories)、屬性(properties)及面向(dimensions)(Strauss & Corbin, 1998)。理論建立的初始步驟是概念化。「概念」是指資料中被標示的現象，包含如事件、事物、行動／互動等抽象表徵。「類別」則是代表現象的概念；「屬性」能指出類別的特徵，以界定類別及給予意義；「面向」乃指「類別」當中一般「屬性」所產生變異的範圍(Strauss & Corbin, 1998)。

開放譯碼實例：

訪問者：目前你個人的生活品質如何？我現在讓你評一下分數，0分是你覺得不好、10分是很好，現在目前你自己覺得，你是在哪一個階段？

受訪者：我是在10分的。

訪問者：喔…這是怎樣說…能說清楚一點嗎？

受訪者：因為我在裡面（指護理之家）大家都對我很好！

以上實例中開放譯碼為：以實例之資料『我是在10分』所顯示的【概念】為最高的「生活品質的程度」；此「概念」屬於【次類別】中「量性生活品質的程度」的【屬性】之一；構成此【次類別】「量性生活品質的程度」共包含三個【面向】的「生活品質的程度」，即高、中、低程度之「生活品質的程度」；「量性生活品質的程度」又歸屬於【類別】「生活品質的程度」之一的【次類別】（表13-2）。

➕ 表13-2 失能老人生活品質的程度之階層

類別	次類別	面向
生活品質的程度	量性生活品質的程度	高程度生活品質（10~7分）
		中程度生活品質（4~6分）
		高程度生活品質（0~3分）
	質性生活品質的程度	好的生品質
		壞的生品質

訪問者：你自己認為這樣的生活品質能維持多久？

受訪者A：「唉…我是都想說…我不是都去台北拿藥，我跟女兒說：『啊…
媽媽如果想不開，死一死比較快活，不要…我不想活了…』我這樣跟我
女兒說，我女兒回答我說：『我…我就沒辦法去，不然去佛祖那兒不知
道有多好，就沒辦法去，不然你也已經輪迴了!』那時我想到真的很難
過！…沒辦法說，有時候痛到忍耐不住，沒辦法了」…「不過像這樣痛
我也是要維持下去，不然能怎麼辦呢？」

以上實例中開放譯碼為：以實例之資料『啊..媽媽如果想不開，死一死比
較快活，不要…我不想活了…』所顯示的【概念】為「表達負向想法」，是
屬於「表達己見」的【屬性】中之一的概念；「表達己見」此屬性在本研究
歸類為「彈性調整」的【次類別】中；「彈性調整」則歸屬「直接行動」的
【類別】中。實例之資料「不過像這樣痛我也是要維持下去，不然能怎麼辦
呢？」所顯示的【概念】為「忍耐」，是屬於【次類別】「情感調適策略」
的屬性之一；「情感調適策略」在本研究歸類為「心理調適」的【類別】中
（表13-3）。

⊕ 表13-3　失能老人維護生活品質的策略之階層

類別	次類別	屬性	概念
直接行動	彈性調整	表達己見	表達負向想法
心理調適	情感調適策略	忍耐	

(2) 主軸性譯碼乃依循所屬屬性及面向，將類別與其次類別連結的過程，以達成
對現象的解釋(Strauss & Corbin, 1998)。Strauss及Corbin(1990)主張的典範
模式(paradigm model)為筆者運用於研究中的主軸性譯碼。典範模式包含三
個要項：條件(conditions)、行動／互動(action/interactional strategies)、結果
(consequences)。「條件」是指依概念式的方法來分組所回答問題的為何？何
處？如何？何時？「行動／互動」則為個體或團體針對某種「條件」之下之
議題或問題、發生之事例及事件，所採取的策略或一般反應。「結果」則指
行動／互動後的成果(Strauss & Corbin, 1998)。筆者以開放譯碼分析第一、二

位參與者訪談資料後,開始依典範模式三個要項撰寫假設(hypothese),即關係陳述(a relational statement),來連結兩個或多個概念。這些假設因著後續資料的內容持續地被驗證及校正。不斷延展的研究問題及理論抽樣皆植基於這些假設。將多筆資料簡化成概念和關係的陳述,而這些概念和關係的陳述可用來解釋所觀察到的現象。

主軸性譯碼實例（以典範模式呈現）：

有關「生活品質的範圍」議題之最初三位訪談資料分析後之關係陳述:

生活品質（結果）乃相關於個人、他人、環境等層面（條件）；而個人層面與日常生活議題、身體議題及經濟議題相關（條件）。

有關「生活品質之範圍」議題之最後28位訪談資料分析後之關係陳述進化為:生活品質共含六大向度的範疇（結果）:身體、心理、社會、靈性、生活及環境等。

以下有關生活品質的範疇（條件）多具顯著意義（結果）:身體範疇包含身體舒適、具身體功能；心理範疇包含被尊敬、幸福的活著；社會範疇包含小孩有成就；靈性範疇包含能敬神；生活範疇包含:享受嗜好、執行日常生活活動、住於機構、被照顧；環境範疇包含安靜的環境。端賴個別性及經驗,這些影響可能增加或減少其生活品質（結果）。

(3) 選擇性譯碼是指統整與精鍊理論的歷程(Strauss & Corbin, 1998)。當決定出核心類別(core category)時,即是進行統整與精鍊理論的歷程。核心類別能連結其他類別,並且可以形成一個完整的解釋架構。本研究決定出核心類別為「失能老人尋求維護生活品質之過程」後,透過解釋性關係陳述,連結幾項主要類別,並朝精鍊理論的方向,發展不足的類別,以及刪除多餘的項目。

選擇性譯碼實例：

失能老人接受照護安置後的生活品質,於資料收集及分析未決定出核心類別時,共有三大類別:「照護安置的決定」、「照護的提供」及「維護生活品質」。於主軸性譯碼的過程確認「照護安置的決定」、「照護的提供」無法成為詮釋性基本社會心理過程,於是將此二類別歸為理論建構過程中的相關脈絡,因此「維護生活品質」變成為此研究的核心類別,經由繼續的資

料收集及分析，最後形成「失能老人尋求維護生活品質之過程」的理論，共包含四大類別：「生活品質的前提」、「心理調適」、「直接行動」、「生活品質的程度」。

4. **故事線**：故事線的撰寫乃指一些描述性的句子，指引出整個研究的一般意涵（Strauss & Corbin, 1998）。筆者從第一個訪談資料稿的分析開始，隨著撰寫「關係陳述」，也試著撰寫一小段描述性的故事，依資料的分析，逐漸修改故事的完整性，因此對探討議題有具體的描述，增加對理論的了解。

故事線撰寫實例：

以「失能老人尋求維護生活品質之過程」理論的故事線之一小段為例：

「在台灣的台中市，失能會衝擊一位老人的生活品質。生活品質是一個很主觀性的議題，會因人而異。因此，假如所經驗的生活品質符合老人主觀性的標準，比起無法符合者，將會傾向有較好的生活品質之程度。」

5. **圖表**：圖表的製作指描繪所分析概念之間關係的視覺圖像。筆者將每筆分析出的概念或類別逐一的建構成一統合性的圖譜，藉由圖譜的繪製，協助筆者不會迷失於龐大的資料中，且有助於確認各概念或類別間的相關性，以及發現分析時出現的邏輯漏洞。

圖表繪製實例：如圖13-1

以下圖表繪製實例，乃為本研究所形成最終一版「失能老人尋求維護生活品質之過程」的理論圖譜（圖13-1），其中融合了四大類別：「生活品質的前提」、「心理調適」、「直接行動」、「生活品質的程度」。實線箭頭代表指引方向，失能老人尋求維護生活品質之過程乃植基於「生活品質的前提」的條件下；失能老人在既有的條件下採取一些行動／互動策略（「心理調適」或「直接行動」）；最後呈現失能老人之「生活品質的程度」。虛線箭頭代表失能老人所採取策略的結果將會成為另一種條件，需要採取更進一步的策略，因此而達成某種生活品質的程度。虛線箭頭上「*」表示採取一些行動／互動策略的有效性，也因此有效性亦促成某種生活品質的程度。

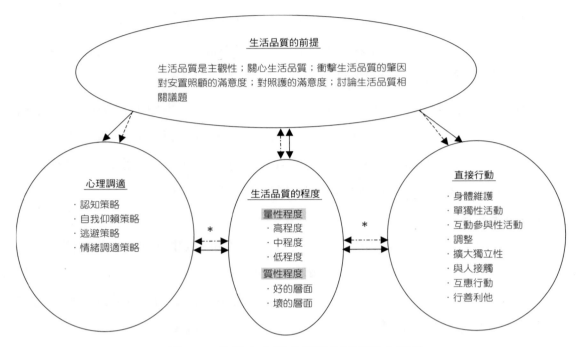

● 圖13-1　失能老人尋求維護生活品質之過程

6. **條件／結果矩陣**：Strauss(1993)強調人類是主動地調整所居住的環境、生活方式，以及進化其文化價值，但這些調整會受限於他們外在的物理及文化環境。因此，藉由條件／結果矩陣的分析工具，研究者可以檢視與資料有關的宏觀與微觀的條件，這些條件會相互交錯與彼此互動(Strauss & Corbin, 1998)。矩陣分析的結果可以作為理論抽樣的指引。

7. **備註**：備註指針對分析而撰寫的筆記。分為譯碼筆記(code notes)、理論性筆記(theoretical notes)及操作性筆記(operational notes)。譯碼筆記乃針對開放譯碼、主軸譯碼及選擇譯碼過程所撰寫之要點。理論性筆記指記錄研究者對於理論抽樣及相關議題的觀點。操作性筆記則記錄實際操作程序的說明及各式提醒內容。

(1) 譯碼筆記：開放譯碼實例：

　　2pm,03 October, 2005

　　　　有關第十二位訪談：此位失能老人對他的處境與遭遇感到難過，但仍試著接受自己的悲哀。對於中風後的生活感到憂傷。然而，這是無法挽回的事實，他也不想太多，也不談太多！雖然他是一位富裕的人，他仍然必須去

接受無法回到中風前的生活品質的悲傷。對於失去自己的嗜好、活動力、自由、親密感及關係等感到無比的難過。如此情緒調適策略讓他能夠面對既存的狀態。

(2) 理論性筆記實例：

2:15pm, 02 September, 2005

有關對「未來生活的期許」：我必須檢視個人對未來生活的期許是否影響一個人的生活品質。我試著以邏輯性的推測「假若個體有較好的生活品質，則個人對未來生活的期許應是傾向較樂觀或正向；反之，則傾向較悲觀或負向。」因此，下一理論性抽樣－應尋找具較低生活品質之程度的失能老人；檢視他們對未來生活的期許為何？這些期許如何影響其生活品質？

(3) 操作性筆記實例：

2pm, 06 September, 2005

基於理論形成階段及依關係陳述的指引，我必須訪談指引聚焦於確立假設陳述及故事性撰寫的流暢性。訪談指引為：所提供的照護環境是否影響你的生活品質？如何影響你？如何維護你的生活品質？這些策略對你有效嗎？為什麼有效？個人存款對你的生活品質是否有影響？為什麼？

● 研究的信賴度或嚴謹度

有關本研究的信賴度或嚴謹度乃依確實性、可轉換性、檢核性、契合性、確認性等逐項探討。另外，針對理論本身的評值則以研究歷程的充分性與研究發現的紮根性來做判斷。

1. **確實性**：研究者本身屬於該社區居民多年，並具有社區及長期照護之教學及臨床實務指導經驗約十年，在執行收案前已在該社區進行社區工作及家庭訪視多年，並曾經於每家長期照護機構進行至少八場音樂治療活動，因此對該社區及機構的住民有深入的了解及建立良好的關係。研究者在訪談前已接受過質性研究相關訓練8個月，並先至住民居住點尋找合適的研究參與者並口頭徵得同意正式訪談時間；第二次則進行研究主題、方向及同意書填寫說明；第三次為回收同意書回條並進行正式訪談，因此與研究參與者有良好的關係建立，讓研究參與者可以真實的表達出自我的想法及行為。

2. **可轉換性**：研究者依理論發展的需要，採取立意選樣在特定的時空及情境脈絡下，共收集了28位失能老人豐富的訪談資料，並已達資料飽和的程度，可以使研究結果在相近情境脈絡下可轉換其應用性。

3. **檢核性**：研究者從研究一開始即建立各種筆記，如訪談筆記、譯碼筆記、理論性筆記及操作性筆記、關係陳述筆記、短篇故事等。接續的訪談及分析訪談資料時皆植基於這些筆記，整個研究過程到結果呈現，乃經過一連串嚴密的查核過程。

4. **契合性**：研究者於訪談前與失能老人建立良好的關係。訪談時依當時受訪老人的身心狀況，調整訪談的地點、時間，引導詳盡描述有關生活品質的各種議題，契合於受訪老人的最真實狀況與歷程。訪談時除了採錄音方式，也記下當時情境與個案的主要想法及感受。

5. **確認性**：研究者曾經接受訪談及觀察的訓練，並熟知自己的價值觀及文化背景，資料收集時減少自己先入為主的觀念來評論他人之看法及行為。研究者於每一參與者資料收集完成後，再多次向接續參與者依分析內容的方向，深入討論，以獲得一致同意研究內容所呈現的主題方向，並逐步建立研究之「確實性」、「檢核性」及「契合性」，本研究之「確認性」也因此達成。

　　本研究採紮根理論研究法建立一理論，為了確立理論建立的嚴謹度，採取Strauss及Corbin(1998)建議應針對研究歷程的充分性與研究發現的實徵紮根性來做判斷。評值研究歷程的充分性包含以下七項準則：(1)最初樣本如何取得？理由為何？(2)出現哪些主要類別？(3)哪些事件、事例或行動指出這些主要類別？(4)理論抽樣是依據哪些類別進行的？在完成理論抽樣後，就驗證這些類別而言，資料的代表性如何？(5)有關概念間的關係的假設有哪些？這些假設如何被提出，是否被驗證？(6)資料中是否存在假設無法解釋的事例?如何說明這些不一致的情形？假設是否須做修正？(7)如何選出核心類別？為何選此核心類別？是突然或逐漸形成？是困難或容易？在什麼情況下可以做成最後地分析決定？

　　評值研究發現的實徵紮根性包含以下八項準則：(1)概念是從資料中產生出來的嗎?(2)這些概念是否具有系統性的關聯？(3)是否有許多概念上的連結？類別是否被充分發展？類別是否具概念的密度？(4)變異是否納入於理論中？(5)變異性下的情況

條件是否納於理論中？並加以解釋？(6)歷程是否納入考量？(7)理論性結果是否具有顯著意義？以及達到如何程度？(8)理論是否經得起時間的考驗，且成為相關的社會及專業團體的討論和意見交流的一環？

經由仔細檢視研究歷程的充分性之七項準則及評值研究發現的實徵紮根性之八項準則，提供研究者及讀者監測研究品質。

（七）研究結果

採紮根理論研究法的研究結果呈現包含：以概念組成的方式來闡明所發展出的實質性理論。本研究的核心類別，即「失能老人尋求維護生活品質之過程」，共發展出四大主類別及二十二項次類別；並以故事線、理論圖譜及基本的社會心理模式等呈現此理論完整的基本的社會心理過程。四大主類別的每項類別將逐一闡述次類別；每項次類別再分別細述其中的屬性及次屬性；在屬性的階層中將以適當的描述性原始資料呈現，佐證此屬性的內涵。

研究結果實例：

「擴展獨立性」是隸屬於本研究「失能老人尋求維護生活品質之過程」中主類別「直接行動」中的一項次類別，其中包含了三項屬性：能做自己想做的事、執行日常生活雜事及執行日常生活活動。以「執行日常生活活動」為例，參與者所謂的執行日常生活活動有自行如廁、進食、沐浴等。一位居家嚴重糖尿病併發視力障礙的女士，雖然眼睛幾乎看不清楚事物，仍一直盡力執行日常生活活動：

我喜歡自己洗澡，也喜歡自己洗衣服…我喜歡早餐時替自己準備一杯牛奶…每天大約下午四、五點左右，我也會先洗完澡，然後等後孩子們陸續回家…。

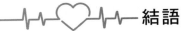
結語

　　在倡導以實證醫學或護理為基礎的今日，科學性研究如實驗性研究與類實驗研究等，多以片面觀點解析或控制變項來建立因果關係，比較無法對於人所處的真實世界提出完整性的考量，質性研究卻能彌補科學性研究欠缺之處。質性研究主要探討人類複雜的經驗，如探討人的行動、互動、觀點及經驗，旨在了解人類對現象或相關活動或互動之主觀經驗，亦考量整體社會文化脈絡對人類複雜經驗的影響。然而，因為質性研究多與社會情境脈絡相關，無法做廣泛性推論，但可以提供對人類複雜經驗完整性的了解。護理的對象是人，因此人的經驗常與所處的文化及社會脈絡下的價值觀息息相關，若能以質性系統性的研究方法，增加對人與情境脈絡相互關係的了解，護理人員更能依此研究結果提供更適切的全人護理措施。

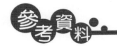

周雪靜(2007)・視病猶親—癌症病患的「好護士」觀點・*實證護理*，*3*(3)，188-193。

徐宗國(1997)・*質性研究概論*・高雄市：巨流。

黃玉苹(2006)・剖析現象學論點與其在護理研究中之應用・*護理雜誌*，*53*(2)，49-57。

楊政儀(2008)・質性研究與實證主義的關係・*護理雜誌*，*55*(5)，64-68。

廖梅花、吳芝儀(2001)・*質性研究入門：紮根理論研究方法*・嘉義市：濤石文化。

齊力、林本炫(2005)・*質性研究方法與資料分析*・嘉義縣：南華大學教育社會學研究所。

劉淑娟(2000)・嚴謹度現象學研究法・於陳月枝總校閱，*護理研究方法*（初版，21~57頁）・台北市：護望。

穆佩芬(1996)・現象學研究法・*護理研究*，*4*(2)，195-201。

穆佩芬(2000)・現象學研究法現象學研究法・於陳月枝總校閱，*護理研究方法*（初版，58-86頁）・台北市：護望。

Annells, M. (2003). Grounded theory. In Z. Schneider(Ed.), *Nursing research: Methods, critical appraisal and utilisation* (2nd ed.). Elsevier Pty Limited, Sydney.

Burns, N., & Grove, S. k. (2001)．*實用護理研究：指引、評論及運用*（陳佳敏、鄭靜瑜、曾月霞、顧雅利、謝惠玲、王靜枝、顏妙芬、林惠玲、郭素珍譯(2002)）．台中市：滄海。

Breuer, F., & Roth, W. M. (2003). Subjectivity and reflexivity in the social sciences: Epistemic windows and methodical consequences. Forum *Qualitative Sozial-forschung / Forum: Qualitative Social Research*. Retrieved from http://www.qualitative-research.net/fqs-texte/2-03/2-03intro-3-e.htm

Byrne, M. M. (2001). Evaluating the findings of qualitative research. *AORN Journal 73*, 703-6.

Creswell, J. W., & Poth, C. N. (2018). *Qualitative Inquiry and Research Design: Choosing Among Five Approaches* (4th ed.). Lodon: Sage Publications.

Cutcliffe, J. R., & McKenna, H. P. (1999). Establishing the credibility of qualitative research findings: The plot thickens. *Journal of Advanced Nursing, 30*, 374-80.

Flick, U., Kardoff, E., & Steinke, I. (2004). *A Companion to Qualitative Research*. Lodon: Sage Publications.

Glaser, B., & Strauss, A. (1967). *The discovery of grounded theory: Strategies for qualitative research.* New York: Aldine de Gruyter.

Glaser, B. G. (1978). *Theoretical sensitivity*. California: The Sociology Press.

Glaser, B. G. (1992). *Basics of grounded theory analysis*. Mill Valley, CA: Sociology.

Guba, E. G., & Lincoln, Y. S. (1994). Competing paradigms in qualitative research. In N. K. Denzin & Y. S. Lincoln (Eds.), *Handbook of qualitative research* (pp. 105-117). Thousand Oaks: Sage publications.

Guba, E. G., & Lincoln, Y. S. (2000). *Handbook of qualitative research.* Thousand Oaks: Sage Publications Inc.

McCallin, A. (2003). Grappling with the literature in a grounded theory study. *Contemporary Nurse, 15*(1-2), 61-69.

Pang, S. M. C., Wong, T. K. S., Wang, C. S., Zhang, Z. J., Chan, H. Y. L., Lam, C. W. Y., et al. (2004). Towards a Chinese definition of nursing. *Journal of Advanced Nursing, 46*(6), 657-670.

Primeau, L. (2003). Reflections on self in qualitative research: Stories of family. *The American Journal of Occupational Therapy, 57*, 9-16.

Sloan,L., & Quan-Haase, A. (2017). T*he SAGE Handbook of Social Media Research Methods*. Lodon: Sage Publications.

Strauss, A., & Corbin, J. (1990). *Basics of qualitative research: Grounded theory procedures and techniques*. Sage Publications Ltd. Newbury Park.

Strauss, A. (1993). *Continual permutations of action*. New York: Aldine De Gruyter.

Strauss, A., & Corbin, J. (1998). *Basics of qualitative research: Techniques and procedures for developing grounded theory*. Sage Publications, Inc. Thousand Oaks.

Thorne, S. (2008). *Interpretive Description*, California: Left Coast Press.

Wolf, Z. R. (2003). Exploring the audit trail for qualitative investigations. *Nurse Educator, 28*, 175-8.

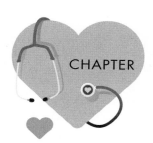

CHAPTER

穆佩芬｜編著

14 · 實證研究

本章大綱

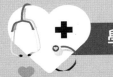

讀完本章後,讀者應能夠:

1. 了解實證護理的定義。
2. 了解JBI實證實務的模式。
3. 了解量性系統文獻回顧草案書寫方式。
4. 了解質性系統文獻回顧草案書寫方式。
5. 可說出量性研究的臨床四種研究問題形式。
6. 可說出質性研究的臨床兩種研究問題形式。
7. 了解5A的內容。
8. 了解臨床指引的功能。

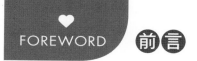

　　實證護理(evidence-based nursing)是一包含護理科學與藝術實踐的核心能力。應用以人為本的思維在照護過程中，基於理論思維，產生具應用性及嚴謹的實證結果，並以實踐智慧將實證證據應用於提供互為主體照護的過程中，展現出實證實踐的態度與能力。因此，護理照護可基於實證證據，進行護理評估、診斷，並提供高品質的關懷與療癒策略，以期個案得以達到健康與安適的狀態。

　　實證護理乃指整合現有的最佳證據、臨床護理經驗及其服務對象的個人、所屬家庭及社區之價值與喜好所作出的照護決策(Pearson, Field, & Jordan, 2007)。其是整合目前最佳的研究結果、臨床經驗與病患的喜好或價值觀。實證護理的目的乃提供臨床護理人員基於研究的實證資料，提供病患照顧、解決臨床問題、達到高品質的照顧並能創新(Grinspun, Virani, & Bajnok, 2001/2002)。

　　實證醫學的發展，起自Archie Cochrane呼籲醫學界對臨床隨機對照實驗(randomized controlled trial, RCT)在臨床應用的忽視，喚起醫學界對應用RCT結果的重視。於1940~1950年間，醫學界的臨床研究著重臨床隨機對照實驗的應用，開啟了實證醫學的發展。至1960~1970年間，有著大量隨機臨床對照實驗資料累積。1988年Sackett David於英國牛津大學正式成立實證醫學中心。自此，實證醫學或實證照護成為醫學相關教育中培養臨床照顧的核心能力之一。國立陽明大學之臺灣實證卓越中心(Taiwan Evidence Based Practice Center: A Joanna Briggs Center of Excellent)於2005年與澳洲Joanna Briggs Institute (JBI)接軌，著眼於健康照護實證的產生、實證的統合、實證知識轉換，與實證應用四個層面之實證的教育、研究與臨床實務上的促進與研發，也開啟台灣實證護理的推動。實證證據中最常見的研究方法是系統文獻回顧(systematic review)，其是一嚴謹的研究方法，將相同的研究題目之資料進行統合分析，所彙整出來的嚴謹的實證結果(National Council of State Boards of Nursing, 2009; Sackett, Straus, Richardson, Rosenberg, & Haynes, 2011)。系統文獻回顧之質性(meta-synthesis)與量性(meta-analysis)研究方法為臨床實證之最高等級的研究結果。進行系統文獻回顧的研究能力是產出臨床應用知識的重要研究能力與趨勢，經由系統文獻查證亦可建立臨床指引及實務應用的研發與落實。近年來具實證能力的護理人員在各醫療院所已可呈現應用實證能力，以文獻搜尋評析等技巧進行臨床問題的解決，甚至可以進行臨床指引的發展、實證的臨床

應用上均見成效。台灣護理學會及台灣專科護理師學會均在進階制度中增加了實證能力的認證。本文簡介實證護理的定義、實證照顧模式、實證系統文獻回顧研究方法，從研究到實證的過程，及臨床指引的應用。

14-1 | 實證護理

　　實證健康照顧乃是謹慎地、明確地、小心地採用目前文獻最佳證據，以作為照顧病人臨床決策之參考。將最佳文獻證據，醫護人員的臨床經驗，以及病人的喜好或價值觀三者相結合，並應用於臨床工作中。醫療決策或醫療政策乃是以病人為中心的觀點，Washburn (2001)指出，醫療照護系統必須是安全、有療效、有效率、以病人為中心、公平合理與及時的。

　　實證臨床的應用可以有許多層面，在臨床能力上，實證照護是一個思維與能力的培育，在照顧個案時，能謹慎地、明確地、小心地查詢並採用目前已經發表的文獻最佳證據，作為照顧病人臨床決策之參考。就如Glasziou & Haynes (2005)提出實證概念的養成過程包括七個階段(7A)，其包含兩個層面：(1)臨床工作者執行的影響要素：由注意到(aware)、接受(accepted)、可行(applicable)、有能力做(able)；(2)整合臨床工作者與病人的參與：開始做(acted on)、認同(agreed)、養成習慣(adhered to)。換言之，在護理照護過程中，實證證據放入照護的工作流程中，讓護理同仁在臨床照顧過程中能熟悉此概念，在臨床照顧實際應用上或在職教育上，能提供有實證基礎的護理照顧措施及方式，使臨床護理同仁能接受此思維方式與態度，進而將實證結果或臨床指引正確的應用在病人群體，醫護同仁也不斷的經由教育訓練培養實證照護執行能力。當考量到結合病人的喜好或價值觀時，醫護人員或個案開始實際進行實證的照顧或自我照顧，讓個案認同此實證基礎的照護理念，考量到病患接受實證照護措施的經驗，將病患的經驗與期望放入臨床照護決策的輔助工具，執行共享決策(shared decision making)。最後，讓病人實際的養成習慣，持續遵從實證醫學的照護方式。

14-2 | 實證實務的模式

Joanna Briggs Institute(JBI)為一推動實證的組織，提出其實證照護模式，其為一個由原創性健康實證研究到實證應用的循環過程，包括四大項：健康實證的產生、實證整合、實證轉換，及實證應用（圖14-1）。

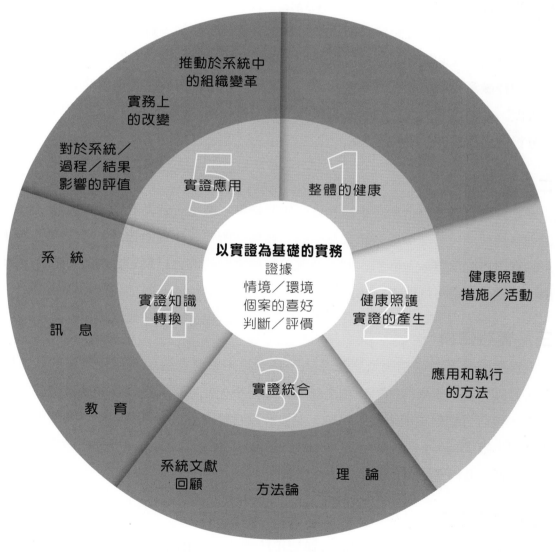

推動於系統中的組織變革

實務上的改變

對於系統／過程／結果影響的評值

系統

訊息

教育

系統文獻回顧　　方法論　　理論

實證應用

實證知識轉換

實證統合

整體的健康

健康照護措施／活動

健康照護實證的產生

應用和執行的方法

以實證為基礎的實務
證據
情境／環境
個案的喜好
判斷／評價

5　1　2　4　3

⊕ 圖14-1　JBI的實證健康照護模式

註：已獲得JBI授權得以翻譯刊登

一、健康實證的產生

證據的產生是作為執行實證過程或臨床決策的根本。在JBI的模式中，實證是信念的基礎，讓我們相信某些事物是真實的，也是專業人員追求論述基礎與照顧措施的本質性意義。JBI模式中提出四種類型的實證，依其功能而論，包括：實證的可行性(Feasibility)、實證的適用性(Appropriateness)、實證的意義性(Meaningfulness)及實證的有效性(Effectiveness)，簡稱FAME。實證的可行性乃指在臨床上特定的活動與措施是否在生理、文化或經濟上是有實用價值或合理的。實證的適用性乃指某活動與措施適合或貼切於該情境與脈絡。實證的意義性乃指個案經歷某活動、現象或措施的經驗意見價值觀或體驗。實證的有效性乃指所使用的照護措施達到預期效果的程度。此四種實證型態均有其獨特的系統文獻回顧的研究問題與研究資料的處理及分析，之後將會介紹。

二、實證整合

實證統合乃以整合所評析高品質的研究結果，產生有效力的結論。實證統合的過程包括理論、方法論及系統文獻回顧三個要件所組成。實證統合即是分析所有可用的實證研究文獻，並評析、判斷及統整這些文獻的統合結果對實務的有效性、適用性、意義性或可行性(FAME)。

三、實證轉換

實證轉換乃透過相關資訊及系統，將實證知識傳遞給病人及其家人、社區民眾、醫護人員、健康照顧機構和全球的照顧體系。此過程需發展可理解且可執行的訊息，包含目標對象所需要的訊息，並設計符合經濟效益所需要的訊息。例如：臨床指引、臨床指引教育素材等等。JBI提出實證知識的傳播有三項要件：教育訓練、訊息傳遞，及將實證傳遞至整個機構體系。

四、實證應用

實證應用乃是將最佳的實證證據應用於實務中。JBI提出三項要件：實務的改變、將實證嵌入系統組織性的改變，及評值實證的應用對於健康體系照護過程和健康成效的影響。實證的應用受到許多因素的影響，例如：照護系統對實證照護的能力、病人的喜好、系統內外在的資源等。

14-3　實證實務的研究方法

　　於實證應用面，由質性或量性的系統文獻回顧的研究證據及臨床指引，可作為醫療決策或護理介入措施決策的參考、設立臨床路徑或標準治療流程、醫療政策的決策或共識，或發展實證基礎的臨床指引。臨床實證證據因其研究設計有其應用時參考的等級，由下至上其等級為：動物實驗、個案報告、個案控制研究、世代研究、隨機控制研究／質性研究、系統文獻回顧、系統文獻回顧並進行資料萃取（meta-analysis或meta-synthesis）（圖14-2）。

　　系統文獻回顧的研究草案分為量性系統文獻回顧與質性系統文獻回顧。

一、量性系統文獻回顧的研究草案

　　量性系統文獻回顧的研究草案書寫內容依次為：(1)背景，(2)納入標準：參與者型態、介入措施的型態、測量結果的型態、研究設計的型態，(3)排除標準：參與者型態、介入措施的型態、測量結果的型態、研究設計的型態，(4)搜尋策略，(5)文獻回顧的方法：選擇研究的通過條件、評核研究的品質、文獻中收集資料的方法、統合資料的方法、開始資料的回顧、完成資料的回顧。

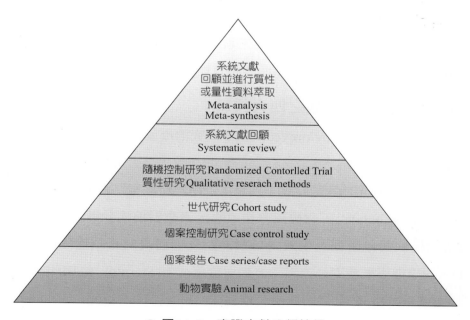

● 圖14-2　實證文獻分類等級

二、質性系統文獻回顧的研究草案

　　質性系統文獻回顧的研究草案書寫內容依次為：(1)背景，(2)納入標準：參與者型態、有興趣的現象、脈絡、研究設計的型態，(3)排除標準：參與者型態、有興趣的現象、脈絡、研究設計的型態，(4)搜尋策略，(5)文獻回顧的方法：選擇研究的通過條件、評核研究的品質、文獻中收集資料的方法、萃取及綜合資料的方法、開始資料的回顧、完成資料的回顧。

14-4　實證健康照護：從研究到實踐

　　Sackett, Richardson, Rosenberg, & Haynes (1997)指出實證照護有五個步驟(5A)：形成一個可以回答的臨床問題(asking)、搜尋資料獲得最佳證據(acquire)、嚴格評讀證據之效度與重要性(appraisal)、將臨床專業與病人價值觀相結合(apply)，及評估執行效果及效用(audit)。

一、形成一個可以回答的臨床問題

　　Sackett et al. (1997)主要在讓讀者知道文獻回顧(review)的性質及細節，提供回顧標準的指引。一個好的問題支持文獻的回顧，不好的問題有干擾回顧之危險。一個好的問題可反映出特定個案的照護優先順序及需求。臨床問題依研究問題的屬性大致有分兩種型式：量性研究的臨床問題和質性研究的臨床問題。

（一）量性研究的臨床問題之四大種類

1. 治療／預防的問題(therapy/prevention)：研究治療或預防方法的有效性。例如：提供接受心導管學齡期兒童認知行為的術前衛教，是否可緩減其焦慮？運動是否能改善罹患癌症兒童的疲倦程度？或是，服用阿斯匹靈是否可以預防中風？

2. 診斷問題(diagnosis)：研究檢查方法或臨床表徵對疾病診斷的有效性。例如：健康信念模式與健康促進模式對早期診斷乳癌病人的有效性(Ersin & Bahar, 2011)、居家血壓監測對高血壓的診斷與治療成效(Stergiou & Bliziotis, 2011)、預防壓瘡的危險評估量表的使用有效性(Pancorbo-Hidalgo, Garcia-Fernandez, Lopez-Medina & Alvarez-Nieto, 2006)。

3. 危害／病因問題(harm/etiology)：研究暴露的危害或疾病的原因。例如：居住在護理之家與醫院的老人其跌倒的危險因子為何(Deandrea et al., 2013)、停經婦女使用荷爾蒙治療是否會增加乳癌的機會。

4. 預後(prognosis)：建立疾病預後的預測模式。例如：憂鬱是罹患冠狀動脈病患的不良預後的危險因子嗎(Lichtman et al., 2014)、利用Ranson's criteria預測急性胰臟炎死亡率為何。

在建立量性研究問題時，我們常用PICO的概念來澄清及建構我們要問的問題。

- P (patient)：最重要人口學特性及因素，何種處置或暴露，及什麼場所。
- I (intervention)：處置，主要的處置護理介入措施、治療控制。
- C (comparison)：控制處置，與什麼治療相比較。
- O (outcome)：確認主要結果，以達臨床相關的結論。

（二）質性研究的臨床問題之二大種類

質性系統文獻回顧主要在調查個案所經歷的經驗性問題，是基於個人經驗的護理知識模式。其乃經由系統性的收集與分析所查詢出應用不同研究方法所發表之質性研究中的發現(findings)，並採用質性系統文獻研究方法來綜合這些發現的意涵。質性系統文獻回顧乃將所發表文獻中，針對相同的群體(P)、有興趣的現象(I)，及相同的脈絡(Co)之所有最佳的質性研究的研究結果進行統合分析。所包含的質性研究方法包括：現象學、詮釋現象學、紮根理論、民族誌、質性調查法、焦點團體、歷史性研究、觀察描述，及質性系統文獻回顧等(Sandelowski & Barroso, 2007)。

質性系統文獻回顧的假說乃基於詮釋建構論，其相信並沒有單一客觀的真實世界，真實世界是多元的、共在的、且可能不和諧不一致的。研究的原著者與系統文獻回顧的研究者創造或建構她們對現象特殊的了解。研究過程建構的現象被社會、文化及脈絡所影響且於此產生。

1. 質性系統文獻回顧(meta-data-analysis)：乃統合多種質性研究的結果，擴展對某一現象的知識的詮釋，進行「已發表的資料」的累積的(aggregatede)處理，應用描述現象學的原則(descriptive phenomenology)進行分析中的分析(analysis of analyses)，例如：罹患癌症兒童與青少年身體心象的經驗(Lee, Mu, Tsay, Chou, Chen, & Wong, 2012)、使用呼吸器病患的經驗(Tsay, Mu, Lin, Wang, & Chen, 2013)。

2. 專家意見(experts' opinion)：對新的議題，專家提出其知識或經驗的新觀點或看法。彙整多位專家所提的意見或看法，而有一整體的描述與彙整。例如：老人親善都市的政策與促進的專家意見；遺傳護理師的臨床能力的專家意見。

　　在建立質性研究問題時，我們常用PICo的概念來澄清我們要問的問題。

- P (Patient)：最重要人口學特性及因素，及什麼場所。
- I (Interest of phenomena)：有興趣現象與一明確的事件、經驗或過程有關。
- Co (Context)：所處的脈絡及情境。

二、查詢相關的研究證據

　　基於所提出的研究問題，設定納入標準與排除標準，於適合的資料庫中進行查詢相關的研究證據。納入標準：由PICO/PICo的定義盡可能的涵蓋所包含的所有可能性的關鍵字，並使用布林邏輯以及依照不同資料庫查詢的方式一一設定。國內常見的資料庫為：Medline、Pubmed、Proquest、Cochrane library、JBI ConNECT+、DARE、TRIP、MD consult、思博網…等。

三、嚴格評讀證據之效度與重要性

　　不同研究設計需要用不同之評估工具，每種質性或量性研究方法有其不同的證據強度（等級）。常見的量性研究採用牛津實證醫學中心2011年實證證據等級（表14-1），及Joanna Briggs Institute的證據等級。表14-2為JBI的治療有效性實證的等級。常見的質性實證證據等級則採用2014年JBI的質性研究意義性的實證等級，見表14-3。

● 表14-1　牛津實證醫學中心2011年實證證據等級

問　題	Step 1 (Level 1*)	Step 2 (Level 2*)	Step 3 (Level 3*)	Step 4 (Level 4*)	Step 5 (Level 5)
此問題多常見？	該地區及目前現況的隨機抽樣調查（普查）	符合該地區情況之調查的SR**	地區性非隨機抽樣**	個案系列研究**	n/a
此診斷或監測方式準確性如何？（診斷）	採用參考標準與盲法之橫斷式研究之SR	採用參考標準與盲法之單一橫斷式研究	不連續之研究，或研究並無採用一致的參考標準**	個案對照研究、或較差或無獨立參考標準的研究**	基於學理機轉的推理

⊕ 表14-1　牛津實證醫學中心2011年實證證據等級（續）

問題	Step 1 (Level 1*)	Step 2 (Level 2*)	Step 3 (Level 3*)	Step 4 (Level 4*)	Step 5 (Level 5)
如果不增加此治療，會發生什麼狀況？（預後）	起始世代研究的SR	起始世代研究	世代研究或有對照組之隨機試驗**	個案系列研究、個案對照研究，或預後品質較差的之事待研究**	n/a
執行此治療措施有幫助嗎？（治療效益）	RCT或單人交叉試驗之SR	單一RCT或具有顯著影響之觀察性研究	非隨機之控制試驗的世代研究／追蹤研究**	個案系列或個案對照研究、或癒後品質較差之世代研究**	基於學理機轉的推理
常見的傷害為何？（治療之傷害）	RCT的SR、嵌入型病例對照研究法之SR、有顯著結果之單人交叉試驗之SR、或有顯著影響的觀察性研究之SR	單一RCT或有顯著影響的觀察性研究	非隨機之控制試驗的世代研究／追蹤研究（藥物上市後之監測調查），以提供足夠數量來排除常見的傷害（針對長期傷害問題需有足夠的追蹤時間）**	個案系列、個案對照，或歷史對照研究**	基於學理機轉的推理
較少發生的傷害為何？（治療傷害）	RCT之SR或單人交叉研究之SR	RCT或有顯著影響的觀察性研究			
此（早期）檢測是否值得？（篩檢）	RCT之SR	RCT	非隨機之控制試驗的世代研究／追蹤研究**	個案系列、個案對照，或歷史對照研究**	基於學理機轉的推理

註：
1. *證據等級可能會因為研究的品質不夠精確、不夠直接（研究之PICO與研究問題之PICO不相符合），或因為研究設計之間不一致、或因為絕對效果量太小而被降低；也可能因研究有大的或較大的效果量而提高證據等級。
2. **系統性文獻回顧通常較優於單一研究結果。
3. SR：系統性文獻回顧。
4. RCT：隨機控制試驗。

摘自：OCEMB levels of Evidence Working Group*. "The Oxford 2011 Levels of Evidence" 並得授權得以翻譯刊登。

➕ 表14-2　JBI有效性實證等級

等　級	研究設計
等級1	實驗性研究設計(Experimental Designs)
等級1.a	隨機控制研究的系統文獻回顧
等級1.b	隨機控制研究與其他研究設計的系統文獻回顧
等級1.c	隨機控制研究
等級1.d	多個擬隨機控制研究
等級2	類實驗研究設計(Quasi-Experimental Designs)
等級2.a	類隨機控制研究的系統文獻回顧
等級2.b	類隨機控制研究與其他研究設計的系統文獻回顧
等級2.c	類隨機控制追溯性研究
等級2.d	前後測或歷史性／回溯性控制團體研究
等級3	觀察－分析研究設計(Observational-Analytic Designs)
等級3.a	可比較的世代研究的系統文獻回顧
等級3.b	可比較的世代研究及其他較低等級的研究設計的系統文獻回顧
等級3.c	有控制組的世代研究
等級3.d	個案控制研究
等級3.e	沒有控制組的觀察研究
等級4	觀察－描述研究設計(Observational-Descriptive Studies)
等級4.a	描述型研究系統文獻回顧
等級4.b	橫斷面研究
等級4.c	系列研究
等級4.d	個案研究
等級5	專家意見或臨床基礎研究(Expert Opinion and Bench Research)
等級5.a	專家意見的系統文獻回顧
等級5.b	專家共識
等級5.c	臨床基礎研究／單一專家意見

＊資料來源：Joanna Briggs Institute (2014). *New JBI Levels of Evidence*. Retrieved from http://joannabriggs.org/assets/docs/approach/JBI-Levels-of-evidence_2014.pdf

➕ 表14-3　JBI質性研究意義性實證等級

等　級	研究設計
1	質性或混合研究法的系統文獻回顧
2	質性或混合研究法的統合
3	單一質性研究
4	專家意見系統文獻回顧
5	專家意見

＊資料來源：Joanna Briggs Institute (2014). *New JBI Levels of Evidence*. Retrieved from http://joannabriggs.org/assets/docs/approach/JBI-Levels-of-evidence_2014.pdf

為了確認實證證據的重要性，將最佳的證據進行證據整合。量性研究的結果採用Cochrane所發展的RevMan或JBI所發展的MAStARI (Meta Analysis of Statistics Assessment and Review Instrument)分析軟體進行meta-analysis分析。質性研究的結果採用JBI所發展的QARI (Quality Assessment and Review Instrument)進行meta-synthesis分析。

四、將臨床專業與病人價值觀相結合

經由質性或量性證據整合，納入許多系統文獻回顧的嚴謹研究結果的實證數量，可以減少誤差，也提出臨床應用證據等級以呈現證據品質效度的層級。在該實證證據的臨床應用上能評估及了解個案的背景及社會文化的價值觀，其喜好與家庭與社會的支持系統，以及是否符合倫理等放入共享決策中。

五、評估執行效果及效用

評析執行過程與效用，審查上述四點的執行成效與品質，需勤記錄進行的情況與問題，培育臨床照顧者有能力將整合出的證據結果應用在適當的病人身上，並能依循這些新證據來改變照顧的習慣。

14-5 實證的相關資源及應用

護理人員之核心素養及科學性是改善護理照護品質及強化護理專業的重要能力。為了強化護理人員的核心角色與能力及護理人員技能，臨床指引的發展更視為關鍵。臨床指引乃是以系統性方法所發展的醫療照顧的建議，用來協助醫療健康人員與個案在特定的臨床情況下，決定採取適當之醫療照護。美國Institute of Medicine (1990)對好的臨床指引之規範包括：指引內容清楚、須說明其文獻查詢的策略、使用的參考資料，及建議的原理原則，並提供有效性、可信性、具有臨床應用性及彈性，此外，說明證據強度、結果可預期、跨領域共同參與指引的發展、並定期檢討。2009年，國立陽明大學臺灣實證卓越中心與衛生福利部合作，共同規劃及建構我國「實證護理繼續教育及發展臨床指引」之模式（穆、陳，2011）（見圖14-3）。此模式包括選用臨床常見的護理照顧問題，應用質性與量性系統文獻回顧

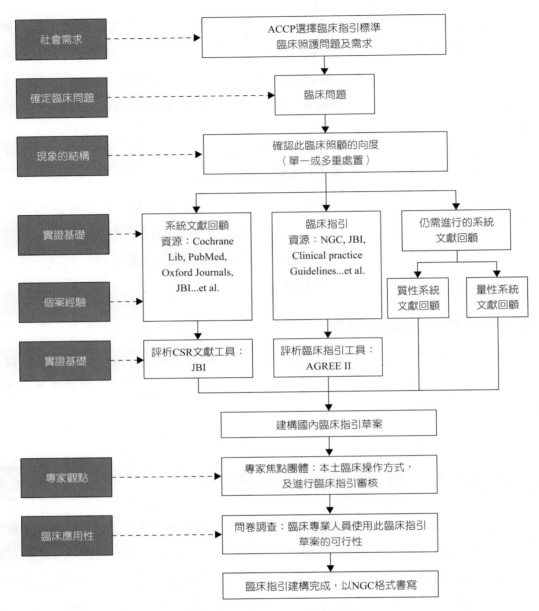

⊕ 圖14-3　臨床指引整合模式

及評析，以及參照已發表之臨床指引並進行評析，並涵蓋專家意見的焦點團體之資料，經統合以上結果發展該護理問題的初步臨床指引草案，並經將臨床指引草案經由相關醫護人員進行可行性問卷調查，建構一本土之臨床指引。此模式成功的展現如何整合國內外現況及考量本土實用面之專業情況，發展我國本土臨床指引。臨床指引的題目可以如建立臨床照護路徑，或單一護理照護過程。臨床指引品質的架構

之評析工具多採用AGREE II (Brouwers et al., 2010)量表。其主要監測臨床指引發展中潛在的偏差，以及推薦建議的內、外部效度，及操作之可行性。這過程包括：健康效益、有無副作用、醫療費用、和臨床指引相關議題。常見的臨床指引平台有：國家衛生研究院實證臨床指引平台、National Guideline Clearinghouse、Joanna Briggs Institute、Recommended Clinical practice guidelines、International network guidelines、CMA Infobase、SIGN、NICE、eGuidelines、Guideline Adviseory Committee⋯等。

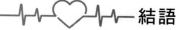 **結語**

　　實證護理將臨床實踐的專業精神與能力，於臨床實踐的過程中，將科學與藝術的結構性與功能性進行重塑與再現。在實證照護典範轉移與培育過程，建構實證證據、參考實證證據來改善照護品質，及實證臨床應用與政策建立上，除需考量到科學、技藝與實踐智慧的扣連與整合，也需考量到實證證據、病患價值觀與人倫倫理的扣連與整合。此外，人際間互為主體的經驗與互動，影響因子與危險因子的診斷，照顧過程的身體－心理－社會－文化的動態性與時間性的機轉、以及照顧的效能與效益亦需跨領域知識的合作，才能對以人為本的現象之整體性、脈絡、現象的機轉，以及得以改變的技巧有所掌握。本文簡介實證護理的定義，應用JBI實證模式說明實證照護的發展，並簡介質性與量性系統文獻回顧的研究方法與操作，及臨床指引的發展。因此，臨床護理同仁於照護病患或決策歷程可展現實證態度與能力，基於實證證據，進行護理評估與診斷，並提供個案高品質的關懷與療癒策略，以期個案得以達到健康與安適的狀態。

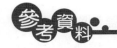

穆佩芬、陳玉枝(2011)‧*100 年實證護理繼續教育應用及推廣計畫期末報告*‧花蓮市：台灣實證健康照護中心。

Pearson, A., Field, J. & Jordan, Z. (2007)‧*護理與健康照護之實證基礎的臨床應用：洞悉研究經驗與專家意見*（穆佩芬、蔡淑鳳、石耀堂譯）‧台北市：愛思唯爾。（原著出版於2007年）

Brouwers, M. C., Michelle E., Kho, M. E., Browman, G. P., Burgers, J. S., Cluzeau, S., ⋯ Zitzelsberger, L., (2010). AGREE II: advancing guideline development, reporting and evaluation in health care. *CMAJ, 182*(18), 839-842.

Deandrea, S., Bravi, F., Turati, F., Lucenteforte, E., La, V. C., Negri, E. (2013). Risk factors for falls in older people in nursing homes and hospitals. A systematic review and meta-analysis. *Arch Gerontol Geriat, 56*(3), 407-15.

Ersin, F., & Bahar, Z. (2011). Effect of health belief model and health promotion model on breast cancer early diagnosis behavior: a systematic review. Asian Pacific journal of cancer prevention. *APJCP, 12*(10), 2555-62.

Glasziou, P., & Haynes, B. (2005). The paths from research to improved health outcomes. *ACP Journal Club, 142*(2), 8-10.

Grinspun, D., Virani, T., & Bajnok, I. (2001/2002). Nursing best practice guidelines: The RNAO project. *Hospital Quarterly, 5*(2), 56-60.

Institute of Medicine (1990). *Clinical Practice Guidelines: Directions for a New Program,* Edited by M. J. Field and K.N Lohr (eds.). Washington, DC: National Academy Press,

Lee, M. Y., Mu, P., Tsay, S. F., Chou, S. S., Chen, Y. C., & Wong, T. T. (2012). Body image of children and adolescents with cancer: A meta-synthesis on qualitative research findings. *Nursing & Health Science, 14*(3), 381-390.

Lichtman, J. H., Froelicher, E. S., Blumenthal, J. A., Carney, R. M., Doering, L. V., Frasure-Smith, N., ⋯ Wulsin, L. (2014). Depression as a risk factor for poor prognosis among patients with acute coronary syndrome: systematic review and recommendations: a scientific statement. *American Heart Association. Circulation, 129*(12), 1350-69.

National Council of State Boards of Nursing. (2009). *AN ANALYSIS OF NURSYS® DISCIPLINARY DATA FROM 1996-2006.* Retrieved from https://www.ncsbn.org/09_AnalysisofNursysData_Vol39_WEB.pdf

Pancorbo-Hidalgo, P. L., Garcia-Fernandez, F. P., Lopez-Medina, I. M., & Alvarez-Nieto, C. (2006). Risk assessment scales for pressure ulcer prevention: a systematic review. *Journal of Advanced Nursing, 54*(1), 94-110.

Pearson, A., Field, J., & Jordan, Z. (2007). *Evidence-based clinical practice in nursing and health care: Assimilating research, experience and expertise.* Oxford, UK: Wiley-Blackwell.

Sackett, D. L., Richardson, W. S., Rosenberg, W., & Haynes, R. B. (1997). *Evidence-based Medicine: how to practice and teach EBM.* New York: Churchill Livingstone.

Sackett, D. L., Straus, S. E., Richardson, W. S., Rosenberg, W., & Haynes, R. B. (2000). *Evidence-based medicine: how to practice and teach EBM.* New York: Churchill Livingstone.

Sandelowski, M., & Barroso, J. (2007). *Handbook for synthesizing qualitative research.* New York: Springer Publishing Company.

Stergiou, G. S., & Bliziotis, I. A. (2011). Home Blood Pressure Monitoring in the Diagnosis and Treatment of Hypertension: A Systematic Review. *American Journal of Hypertension, 24*(2), 123-134.

Straus, S. E., Richardson, W. S., Glasziou, P., & Haynes, R. B. (2011). *Evidence-based medicine: How to practice and teach EBM.* (4rd Ed.). Edinburgh: Churchill Livingstone.

Tsay, S., Mu, P., Lin, S., Wang, K., & Chen, Y. (2013). The experience of adult venti-
lator-dependent patients: a meta-synthesis review. *Nursing & Health Sciences*, *15*,
525-533.

Washburn, E. R. (2001). *Towards evidence-based health policy. Lancet, 357*(9269),
1698-700.

倫理與法律篇

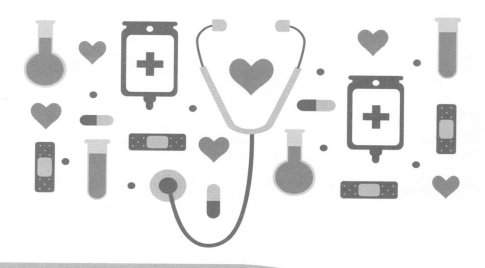

第十五章　研究的倫理與法律

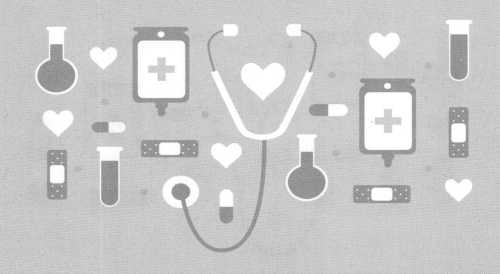

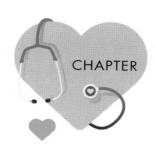

CHAPTER

邱子易｜編著

15・研究的倫理與法律

本章大綱

✚ Nursing Research Process and Practice

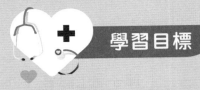

讀完本章後,讀者應能夠:

1. 了解研究倫理的基本概念。
2. 了解從事研究應有的倫理及法律思考。
3. 了解醫學研究或人體試驗的倫理問題及規範。
4. 了解從事護理研究應有的倫理考量,並應用於所從事的研究。

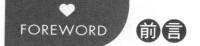

倫理(Ethics)，在英文字典中定義為moral principles; standards of behavior，源於古希臘字 "ethike" 和 "ethos" ，其原意為道德、習慣、習性和行為，是一抽象的概念；主要是探討人類「善」與「惡」的行為特質，也是一種統御個人行為的價值體系。倫理學是在研究人類行為的是非對錯，希望發現可以適用人類行為的原理或規則，以作為倫理判斷的準則及行為的規範。研究倫理則是指研究者在進行研究時必須遵守的行為規範。因人權意識的高漲，以及專業研究的普及，研究者應該確實了解研究倫理，以避免與研究對象及相關法律發生衝突，並提升專業研究的品質。

15-1 | 研究倫理之沿革

一、國際方面

歷史上對醫學研究中個案的人體試驗規範可追尋至1803年英國的博西普(Thomas Percival)試圖確立人體試驗的倫理規範，之後於1900年普魯士政府曾經發布規範人體試驗的行政命令，緊接著於1947年二次大戰盟軍軍事法庭建立的紐倫堡守則(The Nuremberg Code)奠定國際組織訂立的準則，這項規範也成為日後人體試驗倫理規範的基本原則。世界醫學會在1964年之赫爾辛基宣言(Declaration of Helsinki)中也加入了醫師執行人體試驗建議指引。1979年生物醫學及行為研究保護人體受試者之國家委員會(Nation Commission for the Protection of Human Subjects of Biomedical and Behavioral Research)，在「貝爾蒙特報告(Belmont Report)」中提出三項保護受試者於人體試驗研究中的基本倫理原則：尊重個人(respect for person)、行善(beneficence)和公平正義(justice)原則；此三項原則也是現今生命倫理學基本原則的前身。有關研究倫理的歷史沿革見表15-1。

➕ 表15-1 歷史沿革

年 代	事件／倫理規範
1803年	英國的博西普(Thomas Percival)試圖確立人體試驗的倫理規範
1900年	普魯士政府發布規範人體試驗的行政命令
1947年	1. 紐倫堡守則(The Nuremberg Code) 　(1) 1946年二次世界大戰盟軍第一軍事法庭案件「醫生之審判」(the Doctor's Trial)於德國紐倫堡審理,起訴被告納粹德國醫生在二戰期間進行不道德的人體試驗 　(2) 此案件之判決書經法官總結後共有十項原則,即為紐倫堡守則,是第一件有關人體試驗的國際倫理規範 　(3) 紐倫堡守則所樹立的倫理規範: 　　A. 受試者的知情同意 　　B. 受試者的利益 　　C. 研究者的責任和風險／利益評估等項目 2. 聯合國大會起草「公民權與政治權國際公約」
1948年	世界醫學會提出的「日內瓦宣言」
1964年	1. 世界醫學會提出「赫爾辛基宣言」 2. 宣言強調:「醫師向病人充分解釋後,必須要獲得病人自由地所給予的同意。」 3. 紐倫堡守則及赫爾辛基宣言皆要求研究者必須取得: 　A. 受試者的知情同意 　B. 人體試驗應以動物試驗或其他科學研究結果為基礎 　C. 人體試驗必須由合格的專業人員執行 　D. 試驗進行前應審慎評估研究風險和利益 　E. 試驗進行中受試者可自由退出試驗 　F. 研究者如在試驗中預見受試者可能受傷,應停止試驗等 4. 台灣的「藥品優良臨床試驗規範」將赫爾辛基宣言視為必須遵守的規範
1972年	1. 美國公共衛生署所執行之梅毒研究(the Tuskegee Syphilis Study)被揭發 2. 40年代美國阿拉巴馬州的Tuskegee研究人員對600名非洲裔低收入男性提供免費健檢,其中約400名證實感染梅毒,研究者隱瞞其罹病事實,但透過他們了解梅毒的自然史,並進行定期檢驗與死後解剖 3. 在1945年青黴素被發明可有效治療梅毒時,研究者仍蓄意拒絕施予治療
1979年	1. 美國提出貝爾蒙特報告(Belmont Report)是保護參與研究受試者的最高倫理原則及規範 2. 此乃由於Tuskegee梅毒研究長期濫用人類受試者被揭發所導致 3. 指出保護人類受試者的三個基本原則: 　(1) 尊重個人 (respect for person) 　(2) 行善 (beneficence) 　(3) 公平正義 (justice)

⊕ 表15-1 歷史沿革（續）

年 代	事件／倫理規範
1982年	1. 國際醫學組織委員會(CIOMS)和世界衛生組織(WHO)共同制訂的法規：「人體生物醫學研究之建議的國際準則」 2. 1993年準則修訂，名稱改為「人體生物醫學研究之國際倫理準則」 3. 準則共有十五條，涵蓋六個領域，分別是： 　(1) 受試者之知情同意 　(2) 受試者之挑選 　(3) 資料保密 　(4) 受試者遭意外傷害之賠償 　(5) 審查程序 　(6) 外國贊助之研究

＊資料來源：時國銘(2001)・「人體試驗之國際倫理規範：歷史的考察」・*應用倫理研究通訊*，第19期。

二、台灣方面

　　台灣於研究倫理發展方面，國家衛生研究院於1996年12月設立「國家衛生研究院論壇」，余玉眉教授則於2000年8月30日的論壇諮議會議中，提案成立「論壇生命暨醫學倫理委員會」，於2000年12月16日正式通過委員會的設立，現轉型為「論壇生命暨醫學倫理研議案」，持續國內的人體試驗委員會之功能（余、蔡，2003），且於2004年出版「人體試驗委員會常見問答集」手冊。此外，衛生福利部於2001年5月成立「醫學倫理委員會」研議尖端醫療、基因治療、生物科技倫理等，並推動相關政策及立法推動。規定醫院從2002年開始應設立臨床倫理委員會，列為醫院評鑑的評分項目之一。2007年成立台灣臨床研究倫理審查學會，以提升國內臨床試驗審查品質。

⊕ 15-2 | 研究倫理與法律

　　倫理是人性的基本要素。醫療專業的目的在維持及促進人類的健康及福祉，因此對於尊重生命是醫學倫理的基本要求。當前醫學生命倫理的領域，已不限於一般醫療倫理，更擴及研究倫理、安寧照顧、生殖基因醫學、移植醫學等議題。這種種議題各有其專業之領域，但其正本溯源的基礎，仍然在於對生命的尊重。

醫學倫理與法律規範，對於醫療專業人員而言，是一體兩面的。在法律上賦予醫療專業的義務繁多，善盡醫療義務，自然不必擔心法律問題。醫療法中與病人利義務相關的條文歸納見表15-2。

⊕ 表15-2　醫療法中病人權利與義務相關條文歸納

條　文	條文內容	備　註
第24條	就醫安全的保障	・個案醫療的權利 ・醫療人員的義務
第63條	知情同意手術	・個案決定醫療的權利 ・醫護人員的義務
第64條	知情同意檢查治療	・個案決定醫療的權利 ・醫療人員的義務
第65條	病理檢查結果告知	・個案了解醫療的權利 ・醫療人員的義務
第71條	病歷的要求提供	・個案了解醫療的權利
第72條	守密、隱私權的權利	・醫療人員的義務
第75條第2項	自動離院的決定	・個案配合醫療的責任
第75條第3項	醫囑離院的配合	・個案配合醫療的責任
第76條	取得證明書的權利	・個案醫療的權利 ・醫療人員的義務
第79條	知情同意人體試驗	・醫護研究人員的義務
第81條	病情處置用藥告知	・個案了解醫療的權利 ・醫療人員的義務

＊資料來源：全國法規資料庫(2018，1月24日)・*醫療法*・取自http://law.moj.gov.tw/

　　由表15-2得知，無論執行任何醫療行為包含醫學研究時，醫護人員及研究者應該善盡告知的義務。並具有個案或受試者之「知情同意」，才能進行醫療行為及研究，因為醫學倫理強調對於生命的尊重及病患自我決定的意願。由於目前實證醫學的發展，醫護人員或研究者應該客觀的分析風險，設計最適當的治療計畫或者研究設計。換句話說，在治療行為之前，必須告知治療行為的利弊及風險，取得知情後之書面同意。

　　除了告知義務外，醫護人員及研究者在執行醫護行為或研究時也必須有「注意義務」，在法律概念上，法律責任與注意義務有密不可分的關係。我國法院援用刑

法第14條指出過失為一應注意、能注意、而不注意。應注意是指在法律有注意義務；能注意是指行為人主觀條件上有遵守注意義務的能力；不注意則是指行為人在行為時未能發揮自己的注意能力採取必要預防措施（蔡，2003）。由此可知，無論在執行醫療措施或研究前、中、後，醫護人員或研究者皆需要注意其個案或受試者之變化並調整其計畫，以確保個案或受試者最大的利益及安全。

此外，醫療法第72條規定：「醫療機構及其人員因業務而知悉或持有他人之祕密，不得無故洩露。」及刑法第316條規定：「醫師、藥師、藥商、助產士、心理師、宗教師、律師、辯護人、公證人、會計師或其業務上佐理人，或曾任此等職務之人，無故洩漏因業務知悉或持有之他人祕密者，處一年以下有期徒刑、拘役或五萬元以下罰金。」由此可知，醫療人員負有守密義務。同時，洩密行為也構成民法第184條的侵權行為，必須對受害人負損害賠償責任，而且因洩密即屬於侵害他人隱私，依民法第195條規定，洩密者必須對受害人的精神上損害給予慰撫金（蔡，2003）。

15-3 ｜ 研究倫理與法律議題

一、案 例

基因產權爭議

二、背 景

馬偕醫院的林媽利醫師採集葛瑪蘭族原住民唾液，進行國科會補助之研究「南島民族的分類與擴散」跨領域研究計畫。

三、目 的

進行葛瑪蘭族原住民、巴宰、西拉雅和凱達格蘭等原住民族唾液DNA分析比對，追蹤研究台灣族群與東南亞國家及亞洲大陸族群的關係。

四、過 程

採集唾液前，林媽利研究團隊表示曾與部落長老及頭目溝通協調，並且取得當事人同意。但葛瑪蘭發展協會認為，林媽利未完整告知研究目的及接受採檢唾液者應有的權利。同時，林媽利研究團隊也未依「原住民基本法」取得部落會議同意，違反研究倫理，導致族人發函抗議，向國科會和原住民委員會舉發。

五、結 果

國科會召開學術倫理審議委員會，裁定林違反「醫學研究倫理」，同時國科會一併糾正馬偕醫院未確實執行「醫學研究倫理」審查。林媽利醫師在國科會派員見證下公開銷毀唾液檢體（李，2007）。

六、討 論

林媽利醫師案件於研究倫理考量上有兩點缺失。

(一)「充分告知，自願同意」

研究人員採取病人檢體的基本精神必須告知受試者相關研究內容，其內容應包括研究目的、要採怎樣的檢體、為何要採集檢體、做何用途、研究完成會以何種形式發表、有哪些資料會公布等。公布研究結果時也必須小心，須避免讓特定族群被貼上標籤。

(二) 未確實執行「醫學研究倫理」審查

根據世界醫學會赫爾辛基宣言，「*在實驗計畫中，有關人體試驗的每一個實驗步驟，皆應清楚陳述其實驗之設計與執行。此試驗計畫書必須交由一特別任命之倫理審查委員會，加以考查、評判及指導，如果適當，才予以核准。此倫理審查委員會，必須獨立於研究者、資助者、或任何其他不當影響力之外。此獨立委員會應遵守該研究實驗所在國的法律及規定。委員會應有權監測進行中的試驗。研究人員有責任向委員會提供實驗監測資訊，特別是任何嚴重不良事件。研究人員應向委員會提供資訊以供審查，包括其研究經費、試驗委託者、所屬機構，及其潛在的利益衝突，和受試驗者參與實驗之誘因*」（赫爾辛基宣言見附件一）。若醫院或研究者所屬之相關單位確實執行研究倫理審查，應可避免許多研究倫理案件之產生。

七、學術研究常見之倫理議題整理如下（見表15-3）

⊕ 表15-3　常見之倫理議題

議題	說明
作者群的排列	1. 第一作者(first author)：負責設計實驗、收集資料、解釋結果及撰寫初稿 2. 通訊作者(corresponding author)：負責主持或指導研究工作，並且保證整個研究工作及論文的品質、檢查論文撰寫是否有缺失、檢視資料是否正確、及保存論文所有資料以供他人檢視 3. 其他共同作者：參與實驗工作、提供討論意見及建議。 4. 不應列入作者排序者包含：研究經費支持者、未親身參與研究工作或討論者、未參與論文撰寫及校對者不得名列作者 5. 總而言之，對研究成果無貢獻卻名列作者是違反學術倫理
捏造(fabrication)	自行創造或是假造研究結果
篡改／選擇性呈現實驗成果 (falsification)	選擇性呈現實驗結果或數據以符合特定期望
抄襲(plagiarism)	未經同意或適當的標註使用他人之文章、圖片或結果。其內容包含使用網路資源
挪用研究經費	研究者擅自挪用研究經費於其他非研究事項
專利歸屬	研究專利權歸屬於研究者、研究機構、或贊助者之爭議

* 資料來源：行政院國家科學委員會(2004)．*近五年國科會處理違反學術倫理案件彙整表*．台北：行政院國家科學委員會。（附件二）

八、台灣處理違反學術研究倫理規範行為方式

　　一般而言，各大專院校針對違反學術研究倫理規範之行為，乃根據國家科學委員會的定義來進行懲處。國家科學委員會處理違反學術研究倫理案件是根據行政院國家科學委員會訂立的學術倫理案件處理及審議要點（附件三）。

15-4 人體試驗倫理規範

一、人體試驗相關的倫理規範

　　人體試驗相關的倫理規範來自三大要事：(1)1947年第二次世界大戰所建立的「紐倫堡宣言」(The Nuremberg Code)；(2)1964年世界醫學會在芬蘭赫爾辛基所公開的「赫爾辛基宣言」(Declaration of Helsinki)；(3)2001年國際醫學科學組織委員會和世界衛生組織所修訂通過的「人體生物醫學研究之國際準則」(International Code of Ethics for Biomedical Research Involving Human Subjects)。目前「人體生物醫學研究之國際準則」已成為世界各國共同遵守的倫理規範，其能整理如表15-4~15-7。

⊕ 表15-4　紐倫堡宣言

紐倫堡宣言
1. 受試者須在自願下同意同時具有同意的能力
2. 試驗本身必須能產生有利於社會的結果，而且無法以其他方法取代
3. 試驗必須有動物實驗的良好基礎而且經過設計
4. 試驗必須避免不必要的身體上和精神上之痛苦和損傷
5. 應禁止執行將會造成死亡或殘疾之傷害試驗
6. 試驗的危險程度，不可超過問題解決的重要性
7. 試驗必須有適當的準備和充足的設備，以保護受試者避免受到任何傷害
8. 只能由合格的科學人員執行試驗，在試驗過程中，應在各個階段提供最好的醫療照護
9. 在試驗過程中，受試者應可自由地要求退出試驗
10. 在試驗過程中，主持試驗者應忠實、小心的判斷

＊資料來源：謝金安、王湘齡(2001)．從紐倫堡守則審查ddI測試的醫學倫理問題．*應用倫理研究通訊*，*19*，39-45。

⊕ 表15-5　赫爾辛基宣言

赫爾辛基宣言
三大原則
1. 自主原則：受試者在被充分告知該項試驗的相關的資訊後，自行決定是否參加試驗，即「知情同意」
2. 行善原則：試驗的目的需是有益於受試驗者的，而且應受到研究者最大的保護
3. 公平正義原則：指分配的公正，包括資源分配、利益分配和風險分配。亦指必須公平地分配資源給所有的成員
其他原則
1. 涉及人體的生物醫學研究應以動物試驗或其他科學研究結果為基礎
2. 人體試驗計畫應事先通過倫理審查委員會的審查。該委員會需遵守試驗所在國的法規
3. 在人體進行的生物醫學研究應由合格的專業人員執行，並且應接受有關臨床醫學方面專家的指導監督
4. 所執行的試驗只有在試驗目的的重要性與受試者的內在風險性相稱時，才可合法進行
5. 試驗前應審慎評估試驗的風險和利益
6. 尊重受試者的隱私權
7. 研究者只能執行確信試驗所導致的損害可被檢出的試驗，若受試者可能受傷害，應停止試驗
8. 試驗前應詳細說明試驗的目的、方法、預期的受可能的風險及不適
9. 告知受試者有權拒絕參加試驗或自由退出試驗

＊資料來源：石慧瑩、吳瓊君(2001)·從赫爾辛基宣言審查ddl人體試驗·*應用倫理研究通訊*，*19*，46-55。

⊕ 表15-6　人體生物醫學研究之國際倫理準則

人體生物醫學研究之國際倫理準則
研究對象的知情同意
1. 研究者應取得研究對象的知情同意，若研究對象未具同意能力，則應取得其法定代人的同意
2. 在取得研究對象同意時，應以研究對象可以理解的語言說明
研究對象的挑選
1. 挑選個人或團體之研究對象應在責任與利益下正當分配
2. 應特別嚴格地保護易受傷害者權利與健康
3. 在任何情況下，都不應以懷孕或授乳期婦女為臨床研究的對象，除非其研究對胚胎或嬰兒的風險非常低，且其目的在獲取關於懷孕或授乳的知識
資料保密
1. 應建立研究資料之安全保密方法
2. 應告知研究對象，研究者之資料保密能力以及機密遭受侵害的預期結果
研究對象遭受意外傷害的補償
1. 研究對象因參與研究而受到物理性傷害時，應有資格獲得財物或其他援助，以補償其暫時或永久性損害或失能
2. 不應要求研究對象放棄求償權利

⊕ 表15-6　人體生物醫學研究之國際倫理準則（續）

人體生物醫學研究之國際倫理準則
審查程序 1. 所有以人做為研究對象的研究，應向倫理與科學委員會提出審查申請與許可 2. 所有研究必須獲得許可後才能進行研究
外國贊助的研究 1. 贊助者應依其本國標準提出研究計畫，倫理標準不應低於研究所在國家的標準 2. 取得研究許可後，研究所在國家應確認申請之研究符合自己國家的倫理需求

＊資料來源：時國銘(2001)．CIMOS/WHO國際倫理之審查．*應用倫理研究通訊*，*19*，56-62。

⊕ 表15-7　我國法律對人體試驗的規定

我國法律對人體試驗的規定
醫療機構人體試驗委員會組織及作業基準（附件四） **1. 組成人體試驗委員會** 　　委員會由試驗機構選任委員七人至二十一人，除有關醫事專業人員外，應有三分之一以上為法律專家、社會工作人員及其他社會公正人士 **2. 人體試驗計畫之申請** 　　申請文件如： 　（1）人體試驗計畫審查申請書 　（2）註明版本、日期之試驗計畫書及相關之文獻與附件 　（3）計畫書摘要、概要或試驗計畫流程圖 　（4）個案報告表、日誌卡與其他供受試者使用之問卷 **3. 人體試驗計畫之審查** 　　審查委員會需審查是否尊重自主之倫理原則，確保受試者接受充足之資訊、並未受脅迫或操控之情形下，自願參與試驗。 **4. 人體試驗計畫之審查重點** 　（1）計畫設計與執行適當性 　（2）潛在受試者之招募合乎倫理與程序 　（3）受試者之照護 　（4）受試者隱私之保護 　（5）受試者同意 **5. 決定之形成** 　　委員會或其各組審查案件非經討論，不得逕行決定 **6. 監督與管理** 　　有下列情形之一時，應即施行追蹤審查： 　（1）足以影響受試者權益、安全、福祉或試驗執行之計畫內容變更 　（2）因試驗執行或試驗產品發生未預期之嚴重不良反應，而採取之因應措施 　（3）出現影響試驗利害評估之事件或資訊 **7. 記錄** 　　委員會應保存書面所有資料至試驗結束後三年

⊕ 表15-7 我國法律對人體試驗的規定（續）

我國法律對人體試驗的規定
醫療法第78條 人體試驗之申請與審查：非教學醫院不得施行人體試驗。但醫療機構有特殊專長，經中央主管機關同意者可行

醫療法第79條
1. 注意義務和取得受試者同意：先取得接受試驗者之書面同意
2. 先行告知：
  （1）試驗目的及方法　　　　　（6）試驗有關之損害補償或保險機制
  （2）可能產生之風險及副作用　（7）受試者個人資料之保密
  （3）預期試驗效果　　　　　　（8）受試者生物檢體個人資料或其衍生物之保存與再利用
  （4）其他可能之治療方式及說明
  （5）接受試驗者可隨時撤回同意之權利

醫療法第80條 提出人體試驗報告：中央主管機關認有安全之虞者，醫療機構應即停止試驗；人體試驗施行完成時，繳交試驗報告給中央主管機關備查
醫療法施行細則第50條 教學醫院所提出之人體試驗計畫，應載明下列事項： 1. 試驗主題 2. 試驗目的 3. 試驗方法
其他人體試驗相關規定 1. 衛署醫字第0960223086號公告「人類胚胎及胚胎幹細胞研究倫理政策指引」（附件五） 2. 衛署醫字第0960223088號公告「人體研究倫理政策指引」（附件六） 3. 衛署醫字第0950206912號公告「研究用人體檢體採集與使用注意事項」（附件七） 4. 衛署醫字第1000263203號公告「醫療機構審查會得簡易審查案件範圍（附件八） 5. 新醫療技術人體試驗計畫接受試驗者同意書（附件九）

＊資料來源：衛生福利部(2003)·醫療機構人體試驗委員會組織及作業基準。

二、醫學研究倫理委員會(Institutional review board, IRB)之設立

研究者基本上在提出實行人體試驗計畫之前，為了確保受試者的安全與倫理考量，必須經過倫理委員會審查。英文名稱為Human Subject Research Ethics Committee/IRB，簡稱IRB。衛生福利部於2001年5月成立了醫學倫理委員會。IRB組織至少需要五名成員，成員內除了專業學科之專家外，也需要包含跨領域專家如：律師、倫理學家、非生物科學者等（戴，2007）。IRB最主要工作有兩項，一是必須確保研究活動所衍生的風險和其所帶來的預期利益；二是確認受研究者或受試者在決定參與研究實驗之前，受到充分知情的告知。換句話說，委員會需要審查研究計畫的重點在於：(1)是否將研究計畫所涉及的風險降至最低；(2)就研究計畫預期的利益而言，風險是否屬於合理範圍；(3)研究計畫所選擇的研究對象是否適當；(4)監督研究者是否取得受試者自主簽署的知情同意 (informed consent)文件（劉，2007）。

衛生福利部為了保障病人權益，維護醫療秩序及確保醫療品質，於2001年公告「醫療機構及醫事人員發布醫學新知或研究報告倫理守則」（衛生福利部，2002），其內容整理如下。

（一）發表醫學新知或研究報告（含特殊個案病例），應注意下列原則

1. 國內人體試驗（含臨床試驗）之結果，應於「人體試驗執行成果報告書」經行政院衛生署審核通過後，始得發表，其內容應包括主題、目的、方法（接受試驗者標準及數目、試驗設計及進行方法、試驗期限及進度）、可能產生的傷害等資料，並應註明其為試驗性質。
2. 在國內尚未使用之醫療技術、藥品及醫療器材，或國外人體試驗之結果，如經具學術公信力之期刊或機構認可，得引用轉述，但應註明其出處。
3. 非屬人體試驗之醫學新知或研究報告，如其結果已於國內、外醫學會報告，或已累積適當樣本數，經生物統計學或流行病學方法分析後，得發表之。但發表之內容，應依其性質，包括樣本數、適應症、禁忌症、副作用、併發症等完整資料。
4. 發布特殊個案病例，應以促進衛生教育宣導為目的。
5. 應先製作新聞稿等書面資料，避免專業資訊引述錯誤。

6. 應隔離血腥、暴露或屍體等畫面，對於涉嫌犯罪或自殺等病例，應避免描述其方法或細節。

（二）發表醫學新知或研究報告（含特殊個案病例），不得有下列各款情形

1. 藉新聞媒體採訪、參加節目錄音錄影或召開記者會等方式，暗示或影射招徠醫療業務或為不實宣傳。

2. 為招徠醫療業務，刻意強調如「國內首例」、「北台灣第一例」、「診治病例最多」、「全國或全世界第幾台機器」等用語。

3. 為招徠醫療業務，刻意強調醫療機構名稱或醫師個人經歷資料。

4. 未累積相當病例數，以生物統計學或流行病學方法分析，或未將研究結果先行發表於國內、外醫學會，即以醫學研究名義發表。

5. 未同時提供適應症、禁忌症、副作用及併發症等完整資料。

6. 引用醫學文獻資料，宣稱或使人誤認為其個人研究資料。

7. 為迎合窺視心理、譁眾取寵、提高新聞曝光率或招徠醫療業務，而發布特殊個案病例。

8. 宣稱施行未經核准之人體試驗。

9. 宣傳人體試驗之結果，或宣傳在國內尚未使用之醫療技術、藥品或醫療器材，而未強調其為研究階段或試驗性質，有誤導民眾之虞。

   醫療機構或醫事人員發表醫學新知或研究報告時，應遵守「醫療機構接受媒體採訪注意事項」。

15-5 | 送審研究流程

　　醫療護理人員在執行研究之前需依照其所屬單位需求送審其研究計畫，送審研究流程會因單位機關不同而有所差異。以下檢附中央研究院醫學研究倫理審查流程（圖15-1）。

中央研究院醫學研究倫理審流程

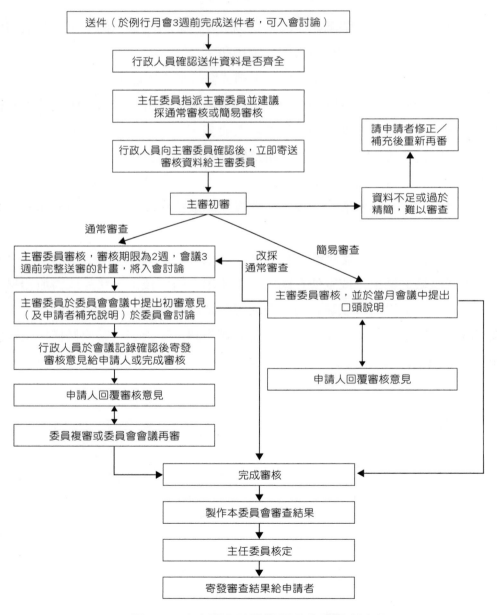

● 圖15-1　中央研究院醫學研究倫理審查流程

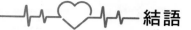 **結語**

　　研究倫理有如職業道德，研究設計之初，研究者需要同時衡量科學研究價值與人性尊嚴，研究實施的過程，遵守告知、知情同意、安全、隱私、誠信的原則，研究結果需客觀、正確分析及報導研究成果，及尊重智慧財產並且分享其智慧財產。因為醫學研究是可貴的，所以研究的對象更是研究者需要尊重的，在醫學及學術研究日漸普及的現今，如果研究者不遵守研究的倫理與規範，尊重研究對象尊嚴，研究的結果可能會危害學術教育的發展。唯有研究者與研究相關單位及團體共同重視研究倫理，如研究相關單位成立研究倫理審核委員會，並訂定研究倫理規範，研究者嚴謹的自行進行檢核研究倫理，方能提升我國的醫學研究品質。

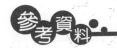

石慧瑩、吳瓊君(2001)・從赫爾辛基宣言審查ddl人體試驗・*應用倫理研究通訊，19*，46-55。

全國法規資料庫（2014，6月20日）・*醫療法*・取自http://law.moj.gov.tw/

余玉眉、蔡篤堅(2003)・*台灣醫療道德之演變：若干歷程及個案探討*・台北市：國家衛生研究院。

李宗祐（2007，8月23日）・*研究葛瑪蘭唾液 林媽利遭糾正*・取自http://n.yam.com/chinatimes/society/200708/20070823648830.html

時國銘(2001)・「人體試驗之國際倫理規範：歷史的考察」・*應用倫理研究通訊，第19期*。

時國銘(2001)・CIMOS/WHO國際倫理之審查・*應用倫理研究通訊，19*，56-62。

劉靜怡(2007)・「以人為對象」的研究和研究倫理委員會—以美國法制下之「言論出版自由」與「思想研究自由」為論述核心・*中研院法學期刊，3*，201-273。

衛生福利部(2001)・*醫療機構及醫事人員發布醫學新知或研究報告倫理守則*・取自http://mohwlaw.mohw.gov.tw/Chi/FLAW/FLAWDAT0202.asp

衛生福利部(2003)・*醫療機構人體試驗委員會組織及作業基準*・取自http://mohwlaw.mohw.gov.tw/Chi/FLAW/FLAWDAT0201.asp

謝金安、王湘齡(2001)・從紐倫堡守則審查ddI測試的醫學倫理問題・*應用倫理研究通訊，19*，39-45。

戴正德(2007)・醫學倫理與人文—用心，*醫療會更美好*・台北市：高立。

Peter, A. S. (2003)・*臨床生命倫理學*（蔡昌甫譯）・台北市：醫策會。

━━━━━ 附件一 ━━━━━

赫爾辛基宣言(Declaration of Helsinki)2013 中文版

序　文

第1條　世界醫學會已議定赫爾辛基宣言，此聲明應做為進行醫學研究時遵循之倫理原則。此醫學研究是指以人做為研究的對象，亦包括使用可辨識身分之人體組織或資料的研究。

- 研讀本宣言時應看全貌，不可斷章取義。應用本宣言作為倫理考量時，應同時參照各個條款、段落之相關內容、不可偏廢。

第2條　雖然本宣言是針對醫師為主，世界醫學會也鼓勵參與醫學研究的其他研究者，凡執行涉及人的研究時，皆應採循本宣言內的倫理原則。

一般原則

第3條　在其議定的日內瓦宣言，世界醫學會明確要求醫師：必須以病人之健康為首要考量；國際醫療倫理規章亦宣示：醫師應以其病人之最佳利益為考量，為其提供適切的醫療照護。

第4條　醫師之天職在於提升、維護病人（及參與其醫學研究中所有的研究對象）之健康、福樂、及權益。對此，醫師應本於其專業知識及良知，戮力以赴予以達成。

第5條　醫學之進步奠基於那些終須涉及以人作為對象的醫學研究。

第6條　以人做為實驗對象之醫學研究，其主要目的是要了解疾病的病因、病程、與影響，並改善預防、診斷、及醫治之各類介入（方法、步驟、療法）。即便對於目前已被證實為最佳之醫療介入，也應持續不斷地經由研究來評量其安全、效能、效率、就醫可近性、及品質。

第7條　醫學研究須依循倫理標準來進行，而這些標準足以提振及確保對所有身為研究對象的人之尊重，並維護其健康及權益。

第8條　雖然醫學研究的主要目的是欲產集新知，但絕不可藉此凌駕於研究對象個人權益之上。

第9條　參與醫學研究的醫師有責任保障其研究對象之生命、健康、尊嚴、身心健全、自決權、隱私、及個人資訊之保密。此種保護研究對象的天職，必然是參與研究的醫師及其他醫護人員責無旁貸的。即使事前已徵得其知情同意，也絕不能因此卸責而推給研究對象本人。

第10條　醫師於執行以人做為實驗對象的醫學研究之際，必須考量該國倫理、法律、管制之規範與標準，並考量國際上相關適用的規範與標準。任何國家或國際之倫理、法律、管制之要求，皆不應減損或排除本宣言內針對研究對象所闡述之保障。

第11條　對於可能傷害自然環境之醫學研究，吾人都須存有戒心、謹慎為之，盡可能減低此傷害。

第12條　凡涉及以人做為實驗對象之醫學研究，皆須由接受過適當的倫理及科學教育、訓練及適格的人員執行。若以病人或健康自願者作為實驗對象之醫學研究，亦須在勝任且適格的醫師或其它醫療專業人員的監督下進行。

第13條　對於某些因故未能充分與醫學研究的族群，仍應提供其適當的參與機會與途徑。

第14條　醫師於醫療照護時，容許有限度地結合醫學研究於其病人身上，但此理由必須是充分合理。例如，此醫學研究須具潛在的預防、診斷或治療的價值，且醫師合理地相信其病人並不會因參與此研究而導致其健康上有不良的影響。

第15條　若研究對象因參與試驗而導致傷害，研究團隊必須確保研究對象能得到適當合理的補償與醫療。

風險、負擔、受益

第16條　在醫療行為及醫學研究過程中，大多數的介入手段都涉及風險與負擔。

- 凡涉及以人做為實驗對象的醫學研究，唯有在其研究目的之重要性遠超過研究對象因此遭受的風險及負擔時，此研究方可為之。

第17條　凡是以人做為實驗對象的醫學研究，無論研究的對象是個人或是群體，此實驗可預計的風險與負擔都須事先加以審慎評估。如此的風險、負擔要與可預見的獲益相比，以較得失。無論是研究對象，或是那些未參與實驗但罹患相同病症、情境的人們，都可能因實驗結果而一同獲益。

- 實驗過程中，研究者必須採取種種措施以降低風險，且必須持續地監測、評量及記載風險的發生。

第18條　凡涉及以人做為研究對象的醫學研究，除非參與研究的醫師自信對於實驗可能發生的風險已充分評估且能有效掌控，否則不准參與執行。

- 一旦發現研究對象遭受的風險已超過其可獲得的潛在效益，或已有確實證據支持正面或有效益之結論時，研究醫師必須評量此實驗是否可以繼續下去、是否需要修正、是否必須立即停止。

易受傷害的群體與個人

第19條　某些群體或個人特別脆弱，他們受到不當傷害的機率較高。既使在相同的情況下，這些易受傷害的族群比其他人更易遭致額外的傷害。

- 所有的易受傷害族群，無論是個人或是群體，若參與人體研究，都應得到量身訂做般的特殊保護措施。

第20條　若醫學研究涉及易受傷害的族群，除非此研究能反映出這些族群的健康之需求或優先考量，或是研究主題是針對此特殊的族群而無法以其他族群取代之，且研究結果所產集的醫學知識、醫療行為、或醫療介入有可能讓這些族群獲益，否則此研究是缺乏倫理上的正當性。

科學要求與研究計畫方案

第21條　涉及以人做為研究對象之醫學研究，必須依循普遍被接受之科學原則，並奠基於對科學文獻及其它相關來源之資訊的完整理解。實驗室的基礎研究以及適當的動物實驗結果也都很重要。實驗動物之福祉也必須予以尊重。

第22條　凡涉及以人做為實驗對象之醫學研究，各個研究計畫書內必須載明研究設計與執行細節是否合理。此計畫書應納入相關倫理考量的說明，並應揭示如何服膺本宣言所揭櫫之倫理原則。研究計畫書中應包含相關資訊以說明此研究之經費來源、贊助者、服務單位機構、其它潛在利益衝突、給予研究對象的誘因、研究對象若因參與此研究而遭到傷害時可獲得的治療及／或補償。

- 若研究屬於臨床人體試驗，在計畫書中必須說明，當研究結束後，如何提供受試者適切的後續照護安排。

研究倫理委員會

第23條　執行醫學研究之前，研究者必須先送審研究計畫書，由相關的研究倫理委員會加以考量、評論、指導、及核准。此委員會的功能角色必須透明，必須能完全獨立運作，免於研究者、贊助者、及任何其它不當之影響。此委員會及委員必須適格，能有效執行其審查使命。委員會必須考慮該國或是研究進行所在國的法律、法規，以及相關適用的國際倫理規範與標準。但無論是遵從本國法律或是國際規範，皆不得藉此減損或排除本宣言所揭櫫之對於研究對象之保障。

- 委員會必須有權監測進行中的醫學研究。研究者必須向委員會提供監測資訊，特別是有關任何嚴重不良事件的資訊。除非事先經由委員會審查核可，研究計畫書的內容不得任意更動。研究結束後，研究者必須向委員會提交研究總結報告，內容應包括結果摘要與實驗結論。

隱私與保密

第24條　醫學研究過程中，必須極盡可能地採取防範措施，以保障研究對象之隱私及其個人資訊之機密。

知情同意

第25條　參與醫學研究的研究對象若屬於有行為能力之人，其參與必須是出於自願，且能完成知情同意的過程。雖然諮詢其家屬或社區領袖意見有時可能是適當的，但是無論如何，有行為能力之人必須能在自由意志下表達同意，方可讓其參與研究。

第26條　若研究對象是有行為能力之人，在知情同意的過程中，對於每一位有可能參與此醫學研究的潛在參與者，必須充分告知研究之目的、方法、經費來源、任何可能的利益衝突、研究者所屬單位機構、該研究可預見的效益及可能伴隨的潛在風險與不適、研究結束後如何提供受試者適切的後續照護安排、及任何其它與研究相關的重要事項。此外，必須告知這些潛在參與者他們有權拒絕參與研究、未來亦可隨時撤回同意而不會遭受不利後果或報復。當個別的潛在參與者需要特定資訊時，研究者應當特別留意此種需求，並留意提供這些資訊的方法。

- 在確認潛在參與者已了解上述資訊之後，醫師或其他適格之研究者必須取得潛在參與者在自由意志下做出的知情同意，並最好採取書面型式。若知情同意無法以書面表達，非書面型式之同意必須被正式地予以記錄，並有證人加以見證。
- 所有參與醫學研究的研究對象，對於有關此研究的發現與總結，都應由其自由選擇要被告知與否。

第27條　在取得研究對象的知情同意以參加醫學研究的過程中，醫師應特別注意此研究對象是否有依賴醫師之關係，或可能因脅迫壓力而為同意。在此情況下，應改由另一適格而完全獨立於上述關係外之第三者向研究對象取得其知情同意。

第28條　若可能參與之潛在研究對象欠缺行為能力時，醫師必須取得該研究對象之法定代理人的知情同意。若醫學研究之結果無直接加惠於此研究對象之可能，原則上不准納入此欠缺行為能力之人，除非符合下列各項要求：此研究是為了促進此類欠缺行為能力之人所代表的族群之健康而設計的；若以有行為能力人為研究對象則本研究無法執行；且此研究僅具極低風險及極輕負擔。

第29條　若潛在研究對象被認為是欠缺行為能力之人，但仍能表達參與醫學研究之意願時，醫師除了必須取得該研究對象之法定代理人的知情同意之外，亦

必須取得研究對象本人之同意。若此研究對象表達反對參與研究之意，則應予以尊重。

第30條　若因研究對象有身心障礙而無法表達是否同意（例如：昏迷的病人），則只有在造成他們無法表達知情同意的身心狀態本身就是所研究之族群之必要特徵時，方可核准此項醫學研究。此時，醫師必須取得該研究對象之法定代理人的同意。若無法定代理人在場而此醫學研究於時效上不能延誤時，可在未取得知情同意下進行之；但前提是研究計畫書必須已載明為何要收納此類研究對象之具體事由，且須先經研究倫理委員會審議核可。研究開始後，仍應於狀況許可時儘速補取得研究對象本人或其法定代理人的知情同意，由其決定是否繼續參與研究。

第31條　醫師必須全盤告知其病人，醫療照護中哪些部分與醫學研究有關。若病人拒絕參與研究或決定中途退出此研究，絕不可因此而妨礙其與醫師之關係。

第32條　若使用可辨識身分之人體組織或個人資料進行醫學研究時，例如，涉及生物資料庫或是類似的檢體庫之研究，正常情況下，醫師必須取得研究對象的同意後，方可採集、儲存、和／或再利用前述之研究材料。某些特殊情況下，取得知情同意是無法達成的或是不切實際的，此類非免除知情同意不可之醫學研究，唯有經研究倫理委員會審議核可後，方可進行。

安慰劑的使用

第33條　試驗一個嶄新的介入療法時，必須就其效益、風險、負擔、及療效，與最佳且已經驗證有效的介入療法互相比較。但有下列特殊情況之一時，不在此限：

- 目前尚無驗證有效的介入療法，醫學研究容許使用安慰劑或不予治療作為對照比較之用；研究方法上有重大且科學上的良好理由，必須使用安慰劑以確認此介入療法之療效及安全性，且研究對象不會因為接受安慰劑或不予治療而遭受額外的嚴重或不可恢復的傷害之風險。

- 此選項必須被謹慎引用且避免濫用。

試驗結束後的安排

第34條　在臨床人體試驗開始之前，贊助者、研究者，與試驗所在國的政府三方應提出試驗結束後的安排計畫。例如，在試驗當中，若介入治療對受試者之病情顯有助益，且受試者仍然需要持續接受此介入治療，不宜停止，計畫書則應載明試驗結束後將如何提供受試者後續的治療。在取得受試者知情同意的過程中，研究者必須將此資訊向受試者揭露。研究登錄、發表、公開試驗結果

第35條　凡涉及以人做為實驗對象的醫學研究，在收案第一位受試者之前，必須先完成公共資料庫之登錄，以供公眾查閱。

第36條　研究者、作者、贊助者、主編、及出版社對於所刊登的研究成果報告皆負有倫理義務。其中，研究者有責任公開以人做為實驗對象之研究結果，並對報告內容的完整性和正確性負責。所有相關人等對於發表論文皆應遵守公認之倫理準則。無論研究結果是正面的結論、負面的結論、或是無法定論的，皆應予以發表，或讓他人可公開取得。在出版之報告中，必須載明研究經費來源、所屬單位機構、及相關人員之利益衝突。凡違反本宣言所揭櫫之倫理原則的研究報告，皆應予以拒絕刊登。

臨床治療使用為經驗證有效的介入

第37條　在治療個別病人的過程中，若不存在已驗證有效的介入療法、或嘗試該療法後仍然無效者，醫師在諮詢過專家意見，且取得病人本人或其法定代理人之知情同意後，醫師得使用以其專業判斷認為有希望挽救病人之生命、回復其健康、或減輕其痛苦之未經驗證的介入療法。若條件許可，應將此未經驗證之介入療法列為醫學研究的標的，藉以評量其安全性及效力。在所有情形下，新資訊皆應予以記錄，並於適當時公開分享。

資料來源：江承恩、陸翔寧、劉宏恩(2014)·赫爾辛基宣言2013年版·*臺灣醫界*，*57*(4)，54-57。

附件二

近五年國科會處理違反學術倫理案件彙整表

一、近五年違反學術倫理之案例如下：

1. A君所提九十三年度專題研究計畫書，有多處大量抄錄甲、乙、丙三篇文章且隻字不改，未依學術慣例詳細引註，等同抄襲；計畫申請書即使是由學生所繕打，A君為計畫申請人仍應負全責，A君未對學生做適當的教導與訓練，已違反學術倫理。

2. A君及B君於甲雜誌發表之甲文抄襲C君於研討會所發表之乙文摘要，並有僅以一頁摘要和相關文獻即杜撰論文，同時未知會他人即於所發表之論文將他人列為論文之共同作者，向本會提供二次書面說明時亦前後說詞不一致，未誠實告知，A君及B君已嚴重違反學術倫理（其中，B君抄襲論文部分，係受A君交待，對抄襲部分應不知情，非蓄意抄襲，但有杜撰論文及未知會他人即於所發表之論文將他人列為論文之共同作者）。

3. A君所提九十二年度專題研究計畫申請書，研究計畫內容之研究方法與B君所提九十二年度專題研究計畫申請書之研究方法雷同，並未註明資料出處，已構成抄襲違反學術倫理；B君及C君所提兩件九十二年度專題研究計畫申請書，研究計畫內容部分之研究方法及背景說明雷同，B君所提計畫書內容已涵蓋C君所提計畫書部分，蓄意隱瞞及誤導為兩件計畫，已違反學術倫理；C君所提計畫書之全部研究內容為B君所提計畫書研究內容之一部分，並將B君列為其計畫之共同主持人，重複向本會申請補助，卻未於計畫書中敘明，有蓄意隱瞞之情事，已違反學術倫理。

4. A君及B君所提二件九十二年度專題研究計畫申請書，計畫內容雷同，B君所提計畫書已將A君列為共同主持人，而A君所提計畫書未將B君列為共同主持人，且依計畫申請書簽名日期判斷，B君之計畫書較先提出，故A君有重複向本會申請補助及誤導為兩件計畫之情事，已違反學術倫理規範。

5. A君於學術研討會演講之內容摘要與B君等七人發表之論文摘要，除濃度單位稍有不同外，其餘完全相同，且未引述出處；同時A君所提供該研討會之簡報資料，經查其中三個圖形係由B君等發表之論文內之圖形加以修改而成，並未註明出處且未經原作者之同意，已違反學術倫理（抄襲）。

6. A君執行本會八十九年度專題研究計畫所繳交之研究成果報告與B君、C君、D君及E君等四人之論文部分內容相同度極高，且所有圖形也幾乎相同，A君未於成果報告中詳細註記上述四人之貢獻，亦未註明資料來源，並將八十七年已發表之碩士論文

（該論文與本會八十七年度某專題研究計畫有關，且A君並非該論文之指導教授）作為其八十九年度專題研究計畫之成果報告，同一研究成果重複作為多人研究成果發表之用，已違反學術倫理規範。

7. A君所提研究計畫申請書內容與B君所提研究計畫申請書內容雷同，該二計畫均未將彼此互列為共同主持人，分別向本會不同學術處申請補助，顯有蓄意隱瞞之情事，同時B君對該二件計畫書雷同一事知情且同意A君抄襲其計畫申請書內容，已違反學術倫理規範。

8. A君及B君所提兩件研究計畫申請書內容雷同，研究經費亦完全相同，並互為共同主持人，僅將計畫名稱稍作修改，分別向本會不同學門申請專題研究計畫補助，未在計畫申請書中說明，有蓄意誤導為兩件計畫，已違反學術規範。

9. A君與B君發表於甲雜誌之甲文與乙期刊之乙文有四個圖表雷同，惟二篇論文之作者並不完全相同，C君為乙文之第一作者，但非甲文之作者，經審議結果，A君與B君二人發表之乙文未引述已發表之甲文，且未對本會補助計畫表示誌謝，對於乙文作者之排名未恰當而未加以更正。C君將A君及B君等人在國內之研究成果予以發表於乙文，但未引述已發表之甲文，且未直接參與實驗工作，卻為乙文之第一作者及通信作者，已違反學術規範。

10. A君所提計畫申請書中所列初步實驗結果圖表與他人已發表論文圖表雷同，經審議結果，確屬抄襲，已違反學術規範。

11. A君分別於不同國家發表之三篇論文涉及剽竊B君所公開發表之二篇論文，惟A君將自己發表之其中一篇論文列入個人著作目錄，向本會申請赴國外短期研究及專題研究計畫，已違反學術倫理。

12. A君發表於甲期刊之著作（已獲得本會優等研究獎勵費）涉及抄襲B君發表於乙期刊之著作，經審議結果，引用已發表論文之理論模型等作為論文之依據，未於論文中適當註記引用原著，且未列入參考文獻，已違反學術倫理規範。

13. A君發表於甲雜誌之著作涉及抄襲B君之博士論文，經審議結果，絕大部分係抄襲，並將發表之著作列為個人著作目錄，申請本會專題研究計畫，已違反學術倫理。

14. A君發表於期刊之著作（已獲得本會甲種研究獎勵費）涉及剽竊B君碩士論文，經審議結果，B君之論文未將A君列為指導教授，A君亦未於所發表之著作做適當註記及感謝，且學術研究成果不能贈與，已明顯違反學術規範。

15. A君申請研究獎勵費所附代表作之年表有兩大部分抄襲B君之著作，已違反學術倫理。

16. A君申請研究獎勵費之代表作係研討會論文，其中文獻探討部分有一半以上內容與B君及C君在國科會研究彙刊所發表之文章相近，惟未註明出處，且未將該文章列為參考文獻，未完全遵守學術倫理規範。

17. C君檢舉A君及原擔任C君之博士後研究B君發表之著作，襲用其實驗室研究構想，卻未對C君之貢獻作適當註記及感謝，A君及B君已違反學術倫理。

18. A君發表於期刊之著作涉及抄襲B君之著作，已嚴重違反學術倫理。

19. A君歷年著作（已獲得本會研究獎勵費）抄襲國外碩士論文及博士論文，已嚴重違反學術倫理。

二、以上案例經本會處理結果，除依情節輕重予以終身停權或停權若干年之處分外，已違反學術倫理之著作如已獲得本會研究獎勵者，並追回研究獎勵費。

附件三

行政院國家科學委員會學術倫理案件處理及審議要點

1. 立法目的

行政院國家科學委員會（以下簡稱本會）為處理與本會職掌有關之學術倫理案件，特訂定本要點。

2. 適用範圍

申請或取得本會學術獎勵、專題研究計畫或其他相關補助，疑有違反學術倫理行為者，適用本原則處理。

前項所稱違反學術倫理行為，指研究造假、學術論著抄襲，或其他於研究構想、執行或成果呈現階段違反學術規範之行為。

3. 受理原則

違反學術倫理案件之檢舉人應用真實姓名及地址，向本會提出附具證據之檢舉書。本會接獲化名或匿名之檢舉或其他情形之舉發，非有具體對象及充分舉證者，不予處理。

4. 本會收件窗口、處理原則及保障措施

本會學術倫理檢舉案件，交由本會綜合處統籌辦理。經初步認定可能違反學術倫理者，應組成專案學術倫理審議委員會審議。

本會進行前項審議程序時，就檢舉人之真實姓名、地址或其他足資辨識其身分之資料，應採取必要之保障措施。

本會對於檢舉案件在調查中以機密案處理之。

5. 專案學術倫理審議委員會之設置

專案學術倫理審議委員會（以下簡稱審議委員會）由七至九位委員組成，置主任委員一人，由本會副主任委員兼任之。審議委員，由本會主任委員就本會相關處室主管、各大學之專任教授、研究機構之專任研究員或律師選任之。

6. 檢舉案件與本會業務無關之處理

檢舉案件經認定其與本會業務無關者，應轉請相關權責單位處理。但被檢舉人適有申請案件在本會進行審查者，本會亦得為適當之處理。

7. 書面答辯及保障措施

審議委員會為調查前條檢舉案件，應通知被檢舉人提出書面答辯理由。

8. 審議委員會之開會及決議

　　審議委員會應有委員四分之三之出席始得開會，出席委員三分之二以上之同意始得就檢舉案件為處分之決議。

　　審議委員會開會時，必要時得邀請檢舉案件當事人或其所屬之單位主管列席說明。

9. 處分方式

　　審議委員會就違反學術倫理案件之調查結果，進行審議，如認定違反學術倫理行為證據確切時，得按其情節輕重對被檢舉人作成下列各款之處分建議：

（一）停權終身或停權若干年。

（二）追回全部或部份研究補助費用。

（三）追回研究獎勵費。

　　前項調查或處分之結果得為日後審議被處分人案件之參考。

　　違反學術倫理行為確定者，本會得視情況函轉相關機關參處。

10. 嚴重違反行為之處罰

　　嚴重違反學術倫理之研究數據造假或抄襲行為，應予終身停權。

11. 受補助單位之配合義務及責任

　　本會於處理違反學術倫理案件時，除直接調查或處分外，得視需要請被檢舉人所屬學校或研究機構協助調查，並提出調查結果及處分建議送交本會。

　　被檢舉人所屬學校或研究機構對於違反學術倫理案件因未積極配合調查或其他不當之處理行為，經審議委員會建議，本會得自次年度起減撥本會補助專題研究計畫管理費。

12. 處分之通知

　　檢舉案件成立之處分，應以書面通知檢舉人、受處分人及其所屬單位，並要求該受處分人所屬單位提出說明，檢討改進，及將對被處分人違反學術倫理行為之懲處情形副知本會。

13. 檢舉案件不成立時之處置

　　無確切證據足資認定被檢舉人違反學術倫理時，應將調查結果以書面通知檢舉人，並得分別通知被檢舉人及其所屬單位。

14. 施行日期

　　本要點經提本會主管會報通過後施行，修正時亦同。

━━━━━━━━━━━━━━ **附件四** ━━━━━━━━━━━━━━

醫療機構人體試驗委員會組織及作業基準

第一章　總則

一、為提升醫療機構人體試驗委員會之功能，建立獨立之審查機制，以確保受試者之權益，並增進人體試驗計畫審查之效率，特訂定本基準。

二、為保障受試者權益，施行人體試驗之醫療機構（以下簡稱試驗機構）應依本基準之規定組成人體試驗委員會（以下簡稱委員會）為必要之審查。

前項委員會，試驗機構得以倫理委員會或其他適當名稱定之。

三、委員會審查人體試驗計畫，應考量尊重自主之倫理原則，確保受試者接受充足之資訊、並經理性思考、於未受脅迫或操控之情形下，自願參與試驗。

受試者為無自主性或自主性較低者，應予以加強保護。

四、委員會審查人體試驗計畫，應考量善益之倫理原則，以試驗潛藏之危險性不超出其可能之益處為準，保護受試者不受不必要之傷害，並促成其福祉。

五、委員會審查人體試驗計畫，應考量正義之倫理原則，確保受試者具公平參加試驗及受平等對待之機會，不得以未來不可能分享試驗成果之群體為施行試驗之對象。

第二章　人體試驗委員會之組成及召開

六、委員會置委員七人至二十一人，其中一人為主任委員，一人為副主任委員，均由試驗機構選任之，並報請中央衛生主管機關備查。

前項委員除有關醫事專業人員外，應有三分之一以上為法律專家、社會工作人員及其他社會公正人士。委員中應有二人以上為非試驗機構內之人員，並不得全部為單一性別。

七、委員會得分設若干組，每組置委員五人至九人，其中一人為召集人，均由試驗機構就委員會委員聘兼之。其中非醫事專業委員應有一人以上，並有至少一人為非試驗機構內人員。

八、委員任期為二年，連聘得連任。但每次改聘人數以不超過委員總人數二分之一為原則。

九、委員會及其各組召開審查會議，應有半數以上之委員出席。但委員會及其各組應出席委員，均不得少於五人。委員出缺未達前項應出席人數時，試驗機構應即補聘之。補聘之任期至該期委員會委員任期屆滿時為止。

十、會議主席由主任委員或其指定之委員擔任。非醫療專業委員若全部未出席，不得進行會議；非試驗機構內委員若全部未出席時，亦同。

十一、委員會應獨立於試驗機構執行職務。試驗機構應編制足夠之專任或兼任人員，依下列規定辦理委員會之相關事務：

（一）人員之職務及其義務、責任應明定之。

（二）人員應簽署保密協定。

（三）應有供人員處理事務及儲存檔案之處所。

十二、試驗機構應明定委員之遴聘資格及專業資歷等必要條件，並公開之。委員應經講習。

十三、委員有下列情形之一者，當然解聘：

（一）任期內累計無故缺席三次以上或超過應出席次數三分之一以上。

（二）負責審查案件，因可歸責事由致會議延期，累計三次以上。

（三）嚴重違反利益迴避原則。

十四、中央衛生主管機關對委員之姓名、職業及與試驗機構之關係，得以公開。

十五、利害關係人或主管機關得調閱委員自委員會支領費用之記錄、憑據。

十六、試驗機構應訂定委員會會議之程序，並公佈之。

十七、委員於會議時，應遵守下列利益迴避原則：

（一）於下列情形應離席，不得參與討論、表決：

1. 受審試驗計畫之主持人、共同或協同主持人或委託人為委員之本人、配偶或三親等以內之親屬。

2. 受審試驗計畫之主持人、共同或協同主持人與委員為另一申請或執行中之專題研究計畫之共同或協同主持人。

3. 受審之試驗計畫為整合計畫或其子計畫，而委員為該整合計畫或其子計畫之主持人、共同或協同主持人。

4. 其他經委員會決議應離席者。

（二）於下列情形得不離席，但不得參與表決：

1. 受審試驗計畫之主持人、共同或協同主持人為委員最近五年內，曾指導博碩士論文之學生或博士後研究員。

2. 受審試驗計畫之主持人、共同或協同主持人或委託人曾為委員之博碩士論文或研究計畫指導者。

3. 受審試驗計畫之主持人、共同或協同主持人為委員之同系、所、科同仁。

4. 其他經委員會決議不得參與表決者。

（三）委員與試驗機構或試驗計畫委託人之下列關係，應揭露之：

1. 聘僱關係。但試驗機構內人員，毋須揭露。

2. 支薪之顧問。

3. 財務往來狀況。

4. 本人、配偶與三親等以內之親屬對試驗機構或試驗計畫委託人之投資。

（四）依委員之特殊專業知識及經驗，若其迴避將致委員會難以為適當之決定時，得經委員會決議毋須為第一款及第二款之迴避，但應於會議記錄載明之。

（五）第一款及第三款之委託人為法人或團體時，委員與該委託人之關係得依與其負責人之關係認定之。

第三章　人體試驗計畫之申請與審查

十八、計畫主持人應檢具下列文件，經由委員會審查：

（一）人體試驗計畫審查申請書。

（二）註明版本、日期之試驗計畫書及相關之文獻與附件。

（三）計畫書摘要、概要或試驗計畫流程圖。

（四）個案報告表、日誌卡與其他供受試者使用之問卷。

（五）若試驗涉及試驗中之產品，應提供所有該試驗中產品安全性、藥理、製藥、毒理學之數據摘要，及該試驗中產品最新臨床試驗摘要（如最新版之試驗主持人資料或手冊、已發表之數據或該產品特性之摘要）。

（六）計畫主持人之最新履歷。

（七）召募潛在受試者之方法。

（八）取得並記錄受試者同意之流程敘述。

（九）提供予潛在受試者之書面與其他形式之資訊。需註明版本及日期，並以潛在受試者能理解之語文為之；必要時，得以他種語文為之。

（十）以潛在受試者能理解之語文所書寫之受試者同意書，並註明版本及日期；必要時，得以他種語文為之。

（十一）對於受試者各種補償之聲明，包括費用支出及醫療照顧。

（十二）相關損害賠償及保險之說明。

（十三）同意遵守赫爾辛基宣言之聲明。

（十四）相關倫理問題之敘述。

（十五）曾在中央衛生主管機關或其他人體試驗委員會提出相同計畫，其審查單位對該計畫所做之重要決定。如為不核准或要求修改試驗計畫書之決定，應檢附不核准之理由或要求修改之內容。

十九、委員會或其各組應依下列規定之程序進行審查：

（一）應依提出之案件準時召開會議。

（二）會議開始前，主席應先請委員揭露第十八條之相關事項。

（三）會議召開前，應給予委員充分時間預先審閱相關資料。

（四）計畫主持人、共同或協同主持人或試驗委託人得列席說明試驗計畫，或就特定議題進行解釋。

（五）委員會於審查案件時，得邀請倫理、法學、特定醫學領域或其他領域之專家，或病患團體代表等，擔任獨立諮詢人員到場或以書面陳述意見，並簽署保密協定。

（六）委員得直接與到場陳述者進行討論。

二十、審查重點應包括下列項目：

（一）計畫設計與執行方面：

1. 試驗機構之適當性，包括其醫事人員、設施、及處理緊急狀況之能力。

2. 計畫主持人的資格及經驗之適當性。

3. 試驗設計與目的之合理關聯性、統計方法（包括樣本數計算）之合理性及依最低受試者人數達成妥適結論之可能性。

4. 預期風險與預期效益相較之合理性。

5. 選擇對照組之合理性。

6. 受試者提前退出試驗之條件。

7. 暫停或中止全部試驗的條件。

8. 監測與稽核試驗進行之規定是否充足；是否組成資料安全監測委員會。

9. 試驗結果之報告或發表方式。

（二）潛在受試者之招募方面：

1. 潛在受試者所存在之母群體特性（包括性別、年齡、教育程度、文化、經濟狀態及種族淵源）。

2. 最初接觸與招募進行之方式。

3. 將全部資訊傳達予潛在受試者之方式。

4. 受試者納入條件。

5. 受試者排除條件。

（三）受試者之照護方面：

1. 對受試者心理及社會層面之支持。

2. 為試驗目的而取銷或暫停標準治療之合理性。

3. 試驗期間及試驗後，提供受試者之醫療照護。

4. 試驗過程中，受試者自願退出時，將採取之步驟。

5. 試驗產品延長使用、緊急使用及恩慈使用之標準。

6. 於受試者同意下，通知受試者家庭醫師之程序。

7. 計畫結束後，提供受試者繼續取得試驗產品之計畫。

8. 參加試驗對受試者財務狀況之可能影響。

9. 受試者之補助及補償。

10.受試者因參與試驗而受傷、殘障或死亡時之補償與治療。

11.賠償及保險之安排。

（四）受試者隱私之保護方面：

1. 記載可能接觸受試者個人資料（包括其醫療記錄及檢體）之人。

2. 為確保受試者隱私和個人資訊安全所採之措施。

（五）受試者同意方面：

1. 取得受試者同意之相關程序。

2. 提供受試者或其合法代理人完備之書面或口頭資料。

3. 將不能行使同意者納入試驗之理由。

4. 於試驗期間，確保受試者及時得到與其權利、安全與福祉相關之最新資訊。

5. 於試驗期間，接受受試者或其代理人之詢問或投訴並予以回應之機制。

二十一、下列案件，委員會或其各組得訂定快速審查程序進行審查：

（一）經中央衛生主管機關公告得快速審查者。

（二）經核准之試驗計畫，於核准有效期間內之微小變更者。

二十二、快速審查得由主任委員或召集人指定委員一人至二人為之，不受第九點規定之限制。前項快速審查案件，委員得代表委員會或其各組行使通常審查程序中之各項職權，但不得為不核准之決定。不核准之決定應經通常審查程序，由委員會或其各組決議之。　快速審查之結果應提報委員會或其各組報告核備。

第四章　決定之形成

二十三、委員會或其各組審查案件非經討論，不得逕行決定。決定前，主席宜主動詢問非醫療專業委員之意見。

二十四、委員會或其各組應於會議開始前預定議決方式；未預定者，以多數決為原則。以表決方式決定時，應記錄其正、反、廢票之票數。

　　　　未直接參與討論之委員不得參與決定。

二十五、審查結果，得為下列之決定，並於決定之日起，十四日內書面通知申請人：

　　　　（一）核准。

　　　　（二）修正後複審。

　　　　（三）不核准。

　　　　（四）中止或終止原核准之計畫。

二十六、經中央衛生主管機關公告禁止施行之人體試驗，委員會或其各組不得為核准之決定。

二十七、經為核准之決定，應作成決定書載明下列事項：

　　　　（一）試驗計畫之完整名稱、版本（含修正版本）及日期。

　　　　（二）其他審查文件之名稱、版本（含修正版本）及日期。

　　　　（三）申請人姓名。

　　　　（四）試驗機構名稱。

　　　　（五）決定之日期及地點。

　　　　（六）決定之內容，包括核准期等。

　　　　（七）其他附帶之建議。

　　　　（八）後續定期追蹤之程序及要求。

　　　　（九）主任委員或召集人之簽名。

二十八、作成修正後複審之決定時，應明確記載應修正之處，並通知申請人複審之程序。

二十九、作成不核准之決定時，應詳細說明不核准之理由。

第五章　監督及管理

三十、委員會應建立監督機制，追蹤審查經核准試驗之執行進度。報經中央衛生主管機關核准者亦同。必要時，委員會或其各組得決定試驗結束後之追蹤審查期間。

三十一、委員會或其各組為執行監督，應於決定書載明與申請人間之持續溝通方式。

三十二、追蹤審查應辦理下列事項：

（一）訂定追蹤審查之委員人數及審查程序。

（二）依試驗計畫特性與不良反應發生狀況，訂定追蹤審查之期間，且追蹤審查，每年不得少於一次。

三十三、有下列情形之一時，應即施行追蹤審查：

（一）足以影響受試者權益、安全、福祉或試驗執行之計畫內容變更。

（二）因試驗執行或試驗產品發生未預期之嚴重不良反應，而採取之因應措施。

（三）出現影響試驗利害評估之事件或資訊。

三十四、追蹤審查之決定應通知申請人，並載明原決定之變更、中止或終止，或確認原決定仍然有效。

三十五、申請人於中止或終止試驗時，應向委員會或其各組通知其中止或終止試驗之原因，以及試驗結果。

三十六、申請人於試驗完成時，應將執行情形及結果以書面通知委員會或其各組，並由試驗機構依規定報請中央衛生主管機關核備。

第六章　記錄

三十七、委員會應規定各種文件記錄及通訊紀錄之建檔與存檔管理之程序，並規定接觸或擷取使用各種文件、檔案與資料庫之權限與程序。

三十八、委員會應保存書面程序、委員名單、委員職業及聯繫名單、送審文件、會議記錄、信件、及其他臨床試驗相關資料至試驗結束後三年，且可供衛生主管機關隨時調閱。

第七章　附則

三十九、試驗機構未組成人體試驗委員會或其人體試驗委員會經中央衛生主管機關認定不得審查人體試驗計畫者，得委託其他醫療機構之人體試驗委員會審查。

四十、經中央衛生主管機關認可之聯合人體試驗委員會，接受試驗機構委託審查人體試驗計畫，準用本基準之規定。

附件五
人類胚胎及胚胎幹細胞研究倫理政策指引

1. 人類胚胎及胚胎幹細胞研究（以下簡稱胚胎及其幹細胞研究），應本尊重及保障人性尊嚴、生命權之原則及維護公共秩序善良風俗為之。

2. 胚胎及其幹細胞研究應遵守政府有關法令之規定。

3. 胚胎及其幹細胞研究不以下列方式為之：
   （一）使用體細胞核轉植技術製造胚胎並植入子宮。
   （二）以人工受精方式，製造研究用胚胎。
   （三）製造雜交體。
   （四）體外培養已出現原條之胚胎。
   （五）繁衍研究用胚胎或將研究用胚胎植入人體或其他物種之子宮。
   （六）繁衍具有人類生殖細胞之嵌合物種。
   （七）以其他物種細胞核植入去核之人類卵細胞。

4. 胚胎及其幹細胞來源，應為無償提供之自然流產、符合優生保健法規定之人工流產、人工生殖剩餘胚胎，或以體細胞核轉植製造且尚未出現原條之胚胎或胚胎組織。

5. 胚胎及其幹細胞來源之取得，應於事先明確告知同意事項，經提供者完全理解後，依自由意願簽署書面同意書後為之。

6. 以人類卵細胞進行體細胞核轉植研究，應為依法施行人工生殖之剩餘卵細胞，且經受術夫妻或捐贈人書面同意；或經告知成年婦女並取得其書面同意捐贈之卵細胞。前項卵細胞之提供者，應具行為能力，且不得與計畫主持人有職務上之關係。

7. 胚胎及其幹細胞研究計畫應經研究機構倫理委員會或委託其他機構之研究倫理委員會審查通過後為之。前項審查，應注意下列事項：
   （一）研究計畫須符合促進醫療與科學發展、增進人類健康福祉及治療疾病之目的。
   （二）難以使用其他研究方法獲得成果。
   （三）計畫內容具備科學品質並符合倫理要求。

附件六

人體研究倫理政策指引

1. 人體研究應以增進人群之福祉為目的，本尊重受研究者之自主意願，保障其隱私與健康權之原則為之。

2. 人體研究除法令規定外，凡以研究為目的，取得、分析、調查人體之組織或個人之行為、理念、生理、心理、社會、遺傳，以及醫學有關資訊之過程均屬之。

3. 人體研究應就最大之可能，以明確度可理解之方式，告知受研究者有關事項，並取得其書面之同意後為之。

    前項告知內容至少必須包括研究之目的與期程、研究主持人之姓名、研究機構之名稱、研究經費之來源、研究內容之大要、受研究者之權益與研究人員之義務、保障受試者個人隱私之機制、合理範圍內可預見之風險及造成損害時得申請之補救措施、相關問題之聯絡人姓名及其聯絡之方式等。

4. 人體研究應本最佳之科學實證與假設規劃，在資料取得、分析處理與成果運用之過程中，非經受研究者同意，均不得揭露其個人隱私資料；並應盡最大之可能管控風險發生；對於研究過程中可能導致之損害，應有包括損害補救措施在內之妥善因應計畫。

5. 研究取得之材料，不得作為原始告知及書面同意以外之用途，其有作為其他研究用途之必要者，應另行依第三點之規定，取得受研究者同意。

6. 人體研究不得以未成年人或弱勢者作為對象。但顯有助益於其集體或個別權益，經告知其法定代理人或最適關係人，並取得其書面同意者，不在此限。

7. 研究機構應設倫理委員會或委託其他機構之倫理委員會，負責人體研究倫理事項審查。

    委員會之成員，至少應有三分之一以上為法律專家及其他社會公正人士，並應有二人以上為機構外人士。

    委員會對審查通過之人體研究，計畫執行過程與研究成果備查負有監督責任。

8. 人體研究所可能衍生之商業利益，應告知受研究者，並以書面為必要之約定。

附件七

研究用人體檢體採集與使用注意事項

1. 為確保研究用檢體之正當採集及使用，保障檢體提供者之權益，並促進科學之正當發展，特訂定本注意事項。

   採集檢體供研究使用，除依法令規定外，依本注意事項為之。

2. 本注意事項用詞定義如下：
   （一）檢體：指與人體分離之細胞、組織、器官、體液或其衍生物質（含遺傳物質），包括剩餘檢體、採集自胎兒或屍體之檢體。
   （二）檢體提供者：指接受檢體採集之人。
   （三）檢體使用者：指直接使用檢體、指示他人使用檢體或依與檢體提供者間之契約等特定關係而得使用檢體之人或機構。
   （四）檢體保管者：指保存檢體之人或機構。
   （五）編碼：以數字或英文字母等代碼，取代檢體提供者姓名、身份證字號、病歷號等可供辨識個人資訊之作業方式。
   （六）去連結：於檢體編碼後，將代碼與檢體提供者可供辨識個人資訊之對照資料完全永久消除之作業方式。
   （七）剩餘檢體：係指病理檢驗、醫事檢驗或研究剩餘之檢體。

3. 採集與使用檢體應先提具研究計畫書，並經人體試驗委員會或其他類似之倫理委員會（以下簡稱倫理委員會）審核同意，始得為之。

   以剩餘檢體進行研究，應於使用前提具研究計畫送倫理委員會審核。

4. 檢體之採集與使用不得違背醫學倫理，並應注意防制對人類、特定族群及生態環境之危害。

5. 採集檢體供研究使用，除法律有規定者外，應告知檢體提供者下列事項，並取得其同意：
   （一）檢體採集之目的及其可能使用範圍與使用期間。
   （二）檢體採集之方法、種類、數量及採集部位。
   （三）檢體採集可能發生之併發症與危險。
   （四）檢體提供者之權益與檢體使用者、保管者之義務。
   （五）研究之重要性。
   （六）被選為參與者的原因。
   （七）預期之研究成果。
   （八）合理範圍內可預見之風險或不便。

（九）保障檢體提供者個人隱私的機制。

（十）檢體提供者得拒絕參與研究，並得隨時退出研究，及其退出之程序。檢體提供者之拒絕或退出，不影響其應有之醫療照顧。

（十一）研究檢體所得資訊對檢體提供者及其親屬或族群可能造成的影響。

（十二）檢體保管者與檢體使用者。

（十三）檢體是否有提供、讓與或授權國內或國外之他人使用檢體之情形。

（十四）剩餘檢體之處理情形。

（十五）研究經費來源及所有參與研究之機構。

（十六）其他依各研究計畫之需要，與檢體採集、病歷檢閱、追蹤檢查檢驗或病情資訊相關之重要事項。

以剩餘檢體供研究使用，除前項第二款及第三款外，其餘告知事項仍應告知檢體提供者，取得同意。

前二項告知與同意應以書面為之，並輔以口頭告知，務使檢體提供者明瞭其內容。

6. 採集胎兒之檢體，需經其母親同意。

檢體提供者為未滿七歲之未成年人，由其法定代理人代為同意；滿七歲以上之未成年人，應由法定代理人與檢體提供者共同同意；檢體提供者為無意思能力者，由法定代理人代為同意，無法定代理人時，由最近親屬代為同意；屍體檢體之提供應得其最近親屬或本人生前之書面同意。

前項最近親屬範圍如下：

（一）配偶。

（二）成年之直系血親卑親屬。

（三）父母。

（四）兄弟姊妹。

（五）祖父母。

（六）曾祖父母或三親等旁系血親。

（七）一親等直系姻親。

最近親屬書面同意得以一人行之；最近親屬意見不一致時，依前項各款先後定其順序。前項同一順序之人，以親等近者為先，親等同者，以同居親屬為先，無同居親屬者，以年長者為先。

7. 採集與使用檢體可能衍生其他如商業利益等權益時，檢體使用者應告知檢體提供者並為必要之書面約定。

前項檢體採集自胎兒、屍體、未成年人或無意思能力者時，檢體使用者應告知前點規定得為同意之人，並為必要之書面約定。

8. 當研究成果可合理預期對可辨識之檢體提供者個人健康有重大影響時，檢體使用者經倫理委員會審核，且檢體提供者選擇知悉時，檢體使用者應告知並協助提供必要之相關諮詢。

前項之倫理委員會審查，應考量檢體提供者健康危害的程度，與預防及治療成本效益等因素。

9. 檢體使用者應在檢體提供者所同意或依法得使用之範圍內使用檢體。

使用檢體如逾越前項範圍，應依第三點、第五點及第七點規定辦理審查及告知程序。

10. 除法律有規定者外，檢體提供者得拒絕接受採集、終止檢體使用之同意或變更所同意之使用範圍。但檢體與個人資料已去連結者不在此限。

檢體提供者拒絕檢體之採集或使用，應不影響其醫療或個人之權益。

11. 檢體保管者或檢體使用者應妥善保存及管理檢體。

檢體使用完畢或檢體提供者終止檢體使用之同意時，應確實銷毀檢體，非經檢體提供者事前之書面同意，不得繼續保存。但檢體已去連結者不在此限。

12. 檢體保管者與檢體使用者應尊重並保護檢體提供者之人格權。

對於因檢體採集、保存、使用所知悉之檢體提供者秘密、隱私或個人資料，不得無故洩漏。

檢體保存及處理過程應以編碼、去連結或其他匿名方式為之。

檢體使用者將檢體所得資訊提供予第三人或公開其資料時，應以無從識別檢體提供者個人資料之方式處理。

13. 非經倫理委員會之審查，確保檢體提供者及我國民眾之權益及安全，檢體不應讓與或授權國外使用。

14. 具下列情形之一者，得不受第五點與第七點規定之限制，但應依第三點規定經倫理委員會審查通過後，始得為之：

（一）難以辨認檢體提供者身分。

（二）因無法追蹤或聯絡等原因，難以重新取得檢體提供者同意。

（三）本注意事項修正頒行前，已可公開取得之檢體。

15. 依本注意事項採集之檢體使用於教學時，準用第十二點之規定。

附件八

醫療機構審查會得簡易審查案件範圍

一、機構審查會受理案件審查，應先綜合評估研究目的、研究性質、收集資料、資訊或檢體之適當性與侵害程度等事項，判斷以一般審查或簡易審查方式為之。

案件未高於生理、心理、社會最低風險且符合下列之一者，審查會得訂定簡易審查程序進行審查：

（一）自體重 50 公斤以上之成年人，採集手指、腳跟、耳朵或靜脈血液，應考慮健康情形、採血步驟、採血量及採血頻率；採血總 八週內 超過 320 毫升，每週採血 超過二次，且每次採血不得超過 20 毫升。

（二）以下列非侵入性方法採集研究用人體檢體：

1. 以 損傷外形的方式收集頭髮或指甲。

2. 收集因 照護需要而拔除之恆齒。

3. 收集排泄物和體外分泌物，包括汗液。

4. 非以套管取得唾液，但使用非刺激方式、咀嚼口香糖、蠟或施用檸檬酸刺激舌頭取得唾液。

5. 以一般洗牙程序或低於其侵犯性範圍之程序採集牙齦上或牙齦內之牙菌斑及牙結石。

6. 以刮取或漱口方式，自口腔或皮膚採集黏膜或皮膚細胞。

7. 以蒸氣吸入後收集之痰液。

8. 其他非以穿刺、皮膚切開或使用器械置入人體方式採集檢體。

（三）以下列 床常規使用之非侵入性方法收集資 。使用醫療器材（含適應症）者，須經中央衛生主管機關核准上市。前開方法不包括使用游離輻射、微波、全身麻醉或鎮靜劑。

1. 使用於受試者體表或一段距離之感應器，不涉及相當能量的輸入或侵犯受試者隱私。

2. 測量體重、感覺測試。

3. 核磁共振造影。

4. 心電圖、腦波圖、體溫、自然背景輻射偵測、視網膜電圖、超音波、診斷性紅外線造影、杜卜勒血流檢查及心臟超音波。

5. 依受試者年齡、體重和健康情形之適度運動、肌力測試、身體組織成分評估與柔軟度測試。

6. 其他符合本款規定之非侵入性方法。

（四）使用臨床常規治療或診斷之資料、文件、記錄、病理標本之研究。前開資料不含人類後天性免疫不全病毒 (HIV) 陽性患者之病歷。

（五）以研究為目的蒐集之錄音、錄影、數位或影像資料。前開資料不含可辨識及可能影響受試者工作、保險、財務及社會關係之資料。

（六）研究個人或群體特質或行為（包括但不限於感覺、認知、動機、認同、語言、溝通、文化信仰或習慣和社會行為），或涉及調查、訪談、口述歷史、特定族群、計畫評估、人為因素評估或品質保證方法等。前開研究不含造成個人或族群歧視之潛在可能者。

（七）追蹤審查已通過的計畫：

1. 當(1)不再收錄新受試者；(2)所有受試者均已完成所有相關的研究試驗；(3)受試者仍須長期追蹤。

2. 沒有增加新受試者，且沒有新的危險性。

3. 剩餘的研究僅限於資料分析。

（八）經核准之試驗計畫，於核准有效期間內之微小變更者。

二、下列案件範圍不得以簡易審查為之：

（一）醫療法第八條所稱人體試驗。

（二）人體生物資料庫管理條例所稱生物醫學研究。但不含去連結檢體之生物醫學研究。

（三）以未成年人、受刑人、原住民、孕婦、身心障礙、精神病患及其他經審查會訂定或判斷受不當脅迫或無法以自由意願做決定者為研究對象。

（四）其他經中央主管機關公告不得以簡易審查為之者。

三、非醫療機構審查會準用本規定。

附件九

新醫療技術人體試驗計畫接受試驗者同意書

計畫名稱：			
執行單位：	電話：		
主持人：	職稱：		
自願接受試驗者姓名：	性別：	年齡：	病歷號：

通訊地址：

電話：

一、試驗目的及方法：

二、可能產生之副作用及危險：

三、預期試驗效果：

四、其他可能之治療方法及說明：

五、參加本人體試驗計劃接受試驗者個人權益將受以下保護： 　□ 本計畫執行機構將維護接受試驗者在試驗過程當中應得之權益。 　□ 試驗所得資料可因學術性需要而發表，但接受試驗者之隱私（如：姓名、照片…等）將予絕對保密。 　□ 受試者於試驗過程中可隨時撤回同意書，退出試驗。 　□ 除施行人體試驗前，為確定診斷對受試病患所為之常規性醫療服務，得收取費用外，施行人體試驗之一切醫療費用及該人體試驗計畫未解除列管前之相關追蹤診療費用，均應免費。

試驗計畫主持人簽名：	日期：

六、本人已經詳閱上列各項資料，有關本試驗計畫之疑問業經計畫主持人詳細予以解釋，本人了解在試驗期間本人有權隨時退出試驗，本人同意接受為本人體試驗之自願受試者。	
自願接受試驗者（或法定代理人）簽名：	日期：

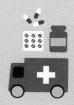

國家圖書館出版品預行編目資料

護理研究過程與實務／胡月娟, 彭孃慧, 劉新莉,
劉紋妙, 林麗鳳, 鐘淑英, 李復惠, 郭慈安,
林夷真, 周雪靜, 穆佩芬, 邱子易編著. --
第四版. -- 新北市：新文京開發出版股份
有限公司, 2022.11
　面；公分

ISBN　978-986-430-891-0（平裝）

1.CST: 護理研究

419.612　　　　　　　　　　　　111018404

護理研究過程與實務（四版）　　（書號：B321e4）

總　校　閱	胡月娟			
編　著　者	胡月娟　彭孃慧　劉新莉　劉紋妙　林麗鳳			
	鐘淑英　李復惠　郭慈安　林夷真　周雪靜			
	穆佩芬　邱子易			
出　版　者	新文京開發出版股份有限公司			
地　　　址	新北市中和區中山路二段 362 號 9 樓			
電　　　話	(02) 2244-8188（代表號）			
F　A　X	(02) 2244-8189			
郵　　　撥	1958730-2			
第　三　版	西元 2019 年 06 月 01 日			
第　四　版	西元 2022 年 11 月 20 日			

New Wun Ching Developmental Publishing Co., Ltd.

New Age · New Choice · The Best Selected Educational Publications — NEW WCDP

新文京開發出版股份有限公司

NEW
WCDP 新世紀・新視野・新文京 — 精選教科書・考試用書・專業參考書